高职高专护理专业规划教材
总主编　王维利

护理应用解剖学

HULI YINGYONG JIEPOUXUE

主　编　朱晓红　胡捍卫
副主编　孙宗波　杨治河
编　者　（以姓氏笔画为序）
　　　　丁　丁（安徽医学高等专科学校）
　　　　邢永超（淮北职业技术学院）
　　　　孙宗波（皖北卫生职业学院）
　　　　朱晓红（安徽人口职业学院）
　　　　李友余（滁州城市职业学院）
　　　　杨治河（滁州城市职业学院）
　　　　张　磊（皖西卫生职业学院）
　　　　张从会（皖西卫生职业学院）
　　　　胡捍卫（安徽人口职业学院）
　　　　黄焱平（安徽医学高等专科学校）

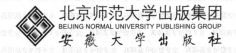

北京师范大学出版集团
BEIJING NORMAL UNIVERSITY PUBLISHING GROUP
安徽大学出版社

图书在版编目(CIP)数据

护理应用解剖学/朱晓红,胡捍卫主编. —合肥:安徽大学出版社,2015.7
高职高专护理专业规划教材
ISBN 978-7-5664-0952-2

Ⅰ.①护… Ⅱ.①朱…②胡… Ⅲ.①护理学－高等职业教育－教材 ②人体解剖学－高等职业教育－教材 Ⅳ.①R47 ②R322

中国版本图书馆 CIP 数据核字(2015)第 127482 号

护理应用解剖学

朱晓红　胡捍卫　主编

出版发行：	北京师范大学出版集团
	安 徽 大 学 出 版 社
	(安徽省合肥市肥西路 3 号 邮编 230039)
	www.bnupg.com.cn
	www.ahupress.com.cn
印　　刷：	合肥远东印务有限责任公司
经　　销：	全国新华书店
开　　本：	184mm×260mm
印　　张：	19.25
字　　数：	463 千字
版　　次：	2015 年 7 月第 1 版
印　　次：	2015 年 7 月第 1 次印刷
定　　价：	55.00 元

ISBN 978-7-5664-0952-2

策划编辑：李　梅　武溪溪　　　　　　　装帧设计：李　军
责任编辑：武溪溪　李　栎　　　　　　　美术编辑：李　军
责任校对：程中业　　　　　　　　　　　责任印制：赵明炎

版权所有　侵权必究

反盗版、侵权举报电话：0551－65106311
外埠邮购电话：0551－65107716
本书如有印装质量问题，请与印制管理部联系调换。
印制管理部电话：0551－65106311

编写说明

受安徽大学出版社之邀,安徽医科大学护理学院携手全省高校护理学院(系)、医学专科院校护理系的教师和部分医院临床高级护理人员,共同编写了这套护理学专科专业教材。编写这套教材的目的很明确:一是为安徽省护理专业的教材建设打下基础;二是为安徽省护理专业教师提供一个教学交流的平台;三是为安徽省护理学科"十二五"规划的完成与发展做出贡献。编写全程都做了精心的设计。本套教材的编写思路和要求如下:

● **态度知识技能并重** 学做人——是教育的基本要求,也是职业教育的重点;尊重他人与自己、认知社会与职业,提高学生的情商反映在教学的每一个环节;教师有责任以课堂教学为平台、以教材为媒介,帮助学生提高情商,帮助学生认知护理专业的职业价值;这在每册教材的每一章学习目标和内容中都有所体现。学知识——是学生的主要任务;能提高学生获取知识的积极性是优秀教材的特性之一;本套教材期望通过新颖活泼的编写方式来予以体现。学技能——是学生应用知识从事护理职业的关键。技能按其性质和表现特点,可区分为动(操)作技能和智力技能(如归纳、演绎、分析、写作之类)两种。护理专业学生的操作技能培养与教材中操作原则、流程的编写密切相关,而智力技能涉及教材内容编写的方方面面,我们强调在教材编写中,注意各种技能之间的相互影响,努力以学生已形成的技能来促进其新技能的形成,即技能正迁移;在教材内容编写中做到明确、准确、精确、有意义、有逻辑、有系统,前后呼应,融会贯通,避免学生已形成的技能阻碍了新技能的形成,即技能负迁移,这是本教材努力追求的。

● **编写体例新颖活泼** 学习和借鉴优秀教材特别是国外精品教材的写作思路、写作方法以及章节安排;摒弃传统护理专业教材中知识点表述按部就班、理论讲解抽象和枯燥无味的弊端;学习和借鉴优秀人文学科教材的写作模式,风格清新活泼。抓住学生的兴趣点，让教材为学生所用，便于学生自学，尤其是避免学生面对教材、面对专业课程产生畏难情绪。

● 注重人文知识与专业知识的结合　教材中适当穿插一些有趣的历史和现实事例；注重教材的可读性，改变专业教材艰深古板的固有面貌，以利于学生在学习护理专业知识的同时，提高其人文素质素养，起到教书育人的作用。

● 以学生及职业特征为本　现代教育观和职业教育规范要求我们教师在编写这套教材时，努力做到以学生为中心，以学生未来从事的护理职业特征为本，并且考虑到医疗卫生改革的现状和临床护理发展变化的趋势。在教材编写中多设置提问、回答等互动环节，为学生参与教学提供必要条件；教材发挥的作用是在学生听教师授课的同时，还要自己动手、动脑；强调锻炼学生的思维能力以及运用知识解决问题的能力。

● 与时俱进更新教材内容　将最新的知识吸收到教材中。教材中用到的示意图、实物图、实景图、流程图、表格、思考题等都要注重其前沿性，让学生开拓知识视野。

目前，我国护理学已由原来医学一级学科下设的二级学科增列为国家一级学科，这为我国护理专业的发展提供了很好的契机。在这套教材出版后，我们期望全体参加编写教师仍然能保持团队合作的精神，安徽医科大学护理学院愿意继续携手安徽省医学院校护理专业各学科教师，以校际学科教研组的形式开展学科学术研究和教学合作与交流，共同讨论使用本套教材时发现的问题与解决问题的方法，为这套教材再版做好准备。

王维利

2015 年于合肥

前言

伴随着卫生事业的快速发展，卫生职业教育的研究也日渐深入。护理教育工作者以传统的医学教育模式为基础，在教学实践中不断探索适应护理专业岗位特点和护理专业知识结构需要的新的教学模式和教学内容。护理应用解剖学是将人体解剖学的基础知识与护理实践过程中应用解剖学的特点有机整合而成的一门科学。本教材把解剖学知识与临床具体应用结合起来，旨在使学生的基础理论知识和临床应用能力都能得到提高，为提高临床操作的准确性和成功率奠定基础，以适应人们不断增长的健康服务需求。

在教材的编写过程中，编者本着"基础理论适度、够用，注重技术应用能力培养，提高学生综合素质"的编写原则，注重与护士执业资格考试内容相结合，重点突出护理应用的相关知识和技能，以提高临床实用性和学生的动手能力。全书除绪论外，分为九章，各章按人体系统安排内容。各章内容分为系统解剖学和护理应用解剖学两部分。护理应用解剖学知识是在系统解剖学知识的基础上，讲述与临床工作密切关联的体表标志、体表投影、局部层次等内容，并结合临床常用的诊疗、护理操作技术，从解剖学知识应用的角度，研究器官的位置、形态、结构、毗邻，阐述操作的定位、局部层次的结构特点与操作的关系以及操作的失误与防范的办法。

本教材将人体解剖学知识与临床护理技术融为一体，能增强学生的学习兴趣，提高学习效果。为吸取近年来护理应用解剖学教学和实验研究的成果，进一步充实和完善教学内容，编者还在每章节设计了"案例"、"知识链接"及"练习题"

等,阐述与教材内容相关的知识点以及临床新技术、新方法应用等方面的知识,以帮助学生早日了解临床、开阔视野、启发思维。编者期望这种尝试能使学习者不再感到解剖学枯燥无味、难学难记,在掌握解剖学知识的同时,能应用它指导临床实践,提高工作能力。

  本教材在编写过程中,得到了安徽医科大学与各参编院校的大力支持和帮助,同时,在编写过程中参考了人体解剖学、护理应用解剖学等方面的书籍、资料及最新的研究成果,在此对原作者一并表示衷心感谢。由于编写水平有限,所以书中难免有遗漏与错误,恳请广大读者予以指正,使本教材在框架和内容方面日趋完善。

编 者

2015 年 5 月

目 录

1 绪 论

一、护理应用解剖学的定义和地位 …………………… 1

二、人体器官的组成和系统的划分 …………………… 2

三、人体解剖学姿势和基本术语 ……………………… 2

四、护理应用解剖学发展简史 ………………………… 5

五、学习护理应用解剖学的基本观点和方法 ………… 6

附 1 护理应用解剖学基础内容 ………………………… 7

练习题 ………………………………………………… 8

9 第一章 运动系统

第一节 骨和骨连结 …………………………………… 11

一、概述 ………………………………………………… 11

二、躯干骨及其连结 …………………………………… 14

三、颅骨及其连结 ……………………………………… 21

四、上肢骨及其连结 …………………………………… 25

五、下肢骨及其连结 …………………………………… 30

六、骨性标志与护理应用 ……………………………… 37

第二节 骨骼肌 ………………………………………… 40

一、概述 ………………………………………………… 40

二、躯干肌 ……………………………………………… 42

三、头肌 ………………………………………………… 48

四、颈肌 ………………………………………………… 49

五、上肢肌 ……………………………………………… 50

六、下肢肌 …………………………………………………………………… 53
　　　七、肌性标志与护理应用 …………………………………………………… 56
　附2　肌肉注射的解剖学基础与护理应用 ………………………………………… 60
　练习题 ……………………………………………………………………………… 62

第二章　消化系统

第一节　内脏学概述 ………………………………………………………………… 66
　　　一、内脏的概念 ……………………………………………………………… 66
　　　二、内脏的一般形态和结构 ………………………………………………… 67
　　　三、胸部的标志线和腹部的分区 …………………………………………… 67
第二节　消化管 ……………………………………………………………………… 68
　　　一、口腔 ……………………………………………………………………… 68
　　　二、咽 ………………………………………………………………………… 73
　　　三、食管 ……………………………………………………………………… 74
　　　四、胃 ………………………………………………………………………… 75
　　　五、小肠 ……………………………………………………………………… 76
　　　六、大肠 ……………………………………………………………………… 78
　附3　消化管置管术的解剖学基础与护理应用 …………………………………… 81
第三节　消化腺 ……………………………………………………………………… 84
　　　一、肝 ………………………………………………………………………… 84
　　　二、胰 ………………………………………………………………………… 88
　附4　肝脏穿刺术的解剖学基础与护理应用 ……………………………………… 89
第四节　腹膜 ………………………………………………………………………… 90
　　　一、腹膜的配布和功能 ……………………………………………………… 90
　　　二、腹膜与腹腔脏器、盆腔脏器的关系 …………………………………… 91
　　　三、腹膜形成的结构 ………………………………………………………… 91
　附5　腹膜腔穿刺术的解剖学基础与护理应用 …………………………………… 94
　练习题 ……………………………………………………………………………… 96

第三章　呼吸系统

第一节　呼吸道 ……………………………………………………………………… 101
　　　一、鼻 ………………………………………………………………………… 101
　　　二、喉 ………………………………………………………………………… 103

    三、气管和主支气管 ………………………………………… 106
  第二节 肺 ……………………………………………………… 107
    一、肺的位置和形态 ………………………………………… 107
    二、肺内支气管和支气管肺段 ……………………………… 108
  第三节 胸膜 …………………………………………………… 110
    一、胸膜的概念 ……………………………………………… 110
    二、胸膜的分部及胸膜隐窝 ………………………………… 110
    三、胸膜与肺的体表投影 …………………………………… 111
  第四节 纵隔 …………………………………………………… 112
    一、纵隔的概念与境界 ……………………………………… 112
    二、纵隔的分区与内容 ……………………………………… 112
  附6 胸膜腔穿刺术的解剖学基础与护理应用 ……………… 112
    练习题 ………………………………………………………… 114

116 第四章　泌尿系统

  第一节 肾 ……………………………………………………… 117
    一、肾的形态 ………………………………………………… 117
    二、肾的构造 ………………………………………………… 118
    三、肾的位置 ………………………………………………… 118
    四、肾的被膜 ………………………………………………… 118
    五、肾的血管与肾段 ………………………………………… 119
  第二节 输尿管 ………………………………………………… 120
    一、输尿管的位置 …………………………………………… 120
    二、输尿管的形态 …………………………………………… 120
  第三节 膀胱 …………………………………………………… 120
    一、膀胱的形态 ……………………………………………… 121
    二、膀胱壁的构造 …………………………………………… 121
    三、膀胱的位置 ……………………………………………… 122
  第四节 尿道 …………………………………………………… 122
  附7 耻骨上膀胱穿刺术的解剖学基础与护理应用 ………… 123
    练习题 ………………………………………………………… 124

126 第五章 生殖系统

第一节 男性生殖系统 ……………………………… 127
 一、内生殖器 ……………………………………… 127
 二、外生殖器 ……………………………………… 131
 三、男性尿道 ……………………………………… 132
附 8 男性尿道置管术的解剖学基础与护理应用 ……… 133
第二节 女性生殖系统 ……………………………… 134
 一、内生殖器 ……………………………………… 134
 二、外生殖器 ……………………………………… 137
第三节 乳房和会阴 ………………………………… 138
 一、乳房 …………………………………………… 138
 二、会阴 …………………………………………… 140
附 9 阴道后穹穿刺术的解剖学基础与护理应用 ……… 140
 练习题 ……………………………………………… 141

144 第六章 脉管系统

第一节 心血管系统 ………………………………… 145
 一、概述 …………………………………………… 145
 二、心 ……………………………………………… 147
附 10 胸外心脏按压术的解剖学基础与护理应用 …… 156
 三、肺循环的血管 ………………………………… 157
 四、体循环的动脉 ………………………………… 158
附 11 指压止血术的解剖学基础与护理应用 ………… 171
 五、体循环的静脉 ………………………………… 174
附 12 浅静脉干穿刺术的解剖学基础与护理应用 …… 181
第二节 淋巴系统 …………………………………… 183
 一、概述 …………………………………………… 183
 二、淋巴管道 ……………………………………… 184
 三、淋巴器官 ……………………………………… 186
 四、人体各部的淋巴引流 ………………………… 187
 练习题 ……………………………………………… 193

第七章 感觉器 …… 196

第一节 视器 …………………………………………………… 197
一、眼球 ……………………………………………………… 197
二、眼副器 …………………………………………………… 200
三、眼的血管 ………………………………………………… 203
附13 泪道冲洗术的解剖学基础与护理应用 …………… 203
第二节 前庭蜗器 ……………………………………………… 204
一、外耳 ……………………………………………………… 205
二、中耳 ……………………………………………………… 206
三、内耳 ……………………………………………………… 208
四、声波的传导 ……………………………………………… 210
附14 耳镜检查术的解剖学基础与护理应用 …………… 211
第三节 皮肤 …………………………………………………… 211
一、皮肤的结构 ……………………………………………… 212
二、皮下组织 ………………………………………………… 213
三、皮肤的附属器 …………………………………………… 215
附15 皮肤年龄性变化的解剖学基础与护理应用 ……… 216
练习题 ……………………………………………………… 218

第八章 神经系统 …… 220

第一节 概述 …………………………………………………… 221
一、神经系统的组成 ………………………………………… 221
二、神经系统的活动方式 …………………………………… 222
三、神经系统的常用术语 …………………………………… 223
第二节 中枢神经系统 ………………………………………… 224
一、脊髓 ……………………………………………………… 224
二、脑 ………………………………………………………… 227
三、脑和脊髓的被膜、血管及脑脊液循环 ………………… 243
附16 椎管穿刺术的解剖学基础与护理应用 …………… 249
第三节 周围神经系统 ………………………………………… 251
一、脊神经 …………………………………………………… 251
二、脑神经 …………………………………………………… 260

三、内脏神经 ………………………………… 267
第四节 神经系统的传导通路 ……………………… 272
　　一、感觉传导通路 ……………………………… 272
　　二、运动传导通路 ……………………………… 276
　　附17 神经系统常用反射检查的解剖学基础与护理应用 …… 279
　　练习题 ………………………………………… 282

285 第九章 内分泌系统

第一节 甲状腺 …………………………………… 286
　　一、形态和位置 ………………………………… 286
　　二、结构和功能 ………………………………… 287
第二节 甲状旁腺 ………………………………… 287
第三节 肾上腺 …………………………………… 287
　　一、形态和位置 ………………………………… 287
　　二、结构和功能 ………………………………… 287
第四节 垂体 ……………………………………… 288
　　一、形态和位置 ………………………………… 288
　　二、分部和功能 ………………………………… 288
第五节 松果体 …………………………………… 289
　　附18 甲状腺大部切除术后并发症的解剖学基础与护理应用 …… 289
　　练习题 ………………………………………… 291

293 参考文献

绪 论

学习目标

掌握 人体器官的组成和系统的划分;人体解剖学姿势、方位、轴和面等术语。
熟悉 护理应用解剖学的定义和地位;人体解剖学的分科。
了解 护理应用解剖学的基本观点和方法;护理应用解剖学发展简史。

一、护理应用解剖学的定义和地位

1.人体解剖学　人体解剖学是医学各学科的先修课,是研究正常人体形态结构的科学。开设这门课程的目的在于使医护生理解和掌握正常人体形态结构的知识,为学习其他基础医学和临床医学课程奠定坚实的基础。"解剖"一词含有"剖割"、"切开"的意思。人体解剖学也是一门比较古老的学科,但直到现在,这种持刀剖割的方法仍是研究人体形态结构的基本方法之一。人体解剖学可分为系统解剖学和局部解剖学。

2.系统解剖学　按人体功能系统阐述各器官形态结构的科学称"系统解剖学",一般所言的"解剖学"就是指系统解剖学。

3.局部解剖学　在系统解剖学的基础上,按人体结构的部位,由浅入深,侧重研究各局部组成结构的形态及毗邻关系的学科称"局部解剖学"。

由于研究的角度、手段和目的不同,所以人体解剖学又可分出若干门类:从临床应用角度研究人体形态结构的称"临床解剖学";运用X线技术研究人体器官形态结构的称"X线解剖学";通过X线计算机断层成像、超声或磁共振成像等的应用,研究人体断层形态结构的称"断层解剖学";在研究解剖学知识的基础上,着重阐明护理实践过程中准确应用解剖学知识的"护理应用解剖学"等。

4.护理应用解剖学　将人体解剖学的基础知识与护理实践过程中应用解剖学的特点有机整合而成的一门科学称"护理应用解剖学"。

现代临床实践和护理应用中涉及众多解剖学的知识,医护生只有正确掌握人体的形态结构,才能进一步认识和掌握生命活动的过程、疾病发生发展的规律;只有把解剖学的知识与现代临床实践、护理应用紧密结合起来,才能进一步认识和掌握护理应用和操作的规律和特点,科学有效地运用人体解剖学的知识为防病、治病和护理服务,同时,促进人类健康水平的提高。护理应用解剖学是医护生打开医学、护理大门的"金钥匙",是一门重要的医学基础课。

二、人体器官的组成和系统的划分

人体结构和功能最基本的单位是细胞。形态相似、功能相近的细胞被细胞间质结合在一起,形成组织。人体有4种基本组织,即上皮组织、结缔组织、肌组织和神经组织。几种不同的组织能组成具有一定形态并完成一定生理功能的器官,如胃、肺、肾、心、脑等都是器官。若干个功能相关的器官联合起来,共同完成某一特定的连续性生理功能,即形成系统。人体有九大系统:运动系统、消化系统、呼吸系统、泌尿系统、生殖系统、脉管系统、感觉器、内分泌系统和神经系统。消化系统、呼吸系统、泌尿系统和生殖系统的大多数器官都位于体腔内,并借一定的孔道与外界相通,总称"内脏"。

人体的器官虽然各有其形态结构特征和特定的功能,但它们是互相联系和互相影响的,并在神经—体液的调节下,形成完整统一的人体,以进行正常的生命活动。

人体按外形可分为头、颈、躯干和四肢4个部分(绪图1)。头的前部称"面",颈的后部称"项"。躯干部可分为胸部、腹部、盆部和会阴。四肢分为上肢和下肢,上肢又分肩、臂、前臂和手等,下肢又分臀、股、小腿和足等。

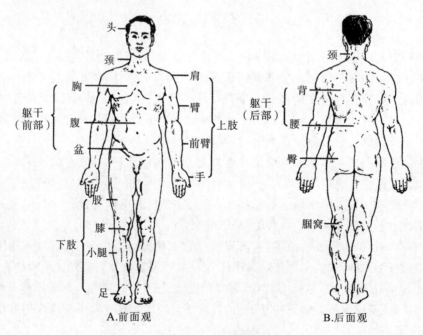

A.前面观　　　　　　　　　　　B.后面观

绪图 1　人体的分部

三、人体解剖学姿势和基本术语

在日常生活中,人体各部与器官结构的位置关系不是永恒不变的。为正确描述人体器官的形态结构和位置关系,必须使用统一的标准和描述用语,以便统一认识,避免错误。解剖学姿势、方位术语、轴和面等概念和术语是人为规定的学习解剖学必须遵循的标准。

(一)解剖学姿势

解剖学姿势是指人体直立,两眼向前平视,上肢下垂,下肢并拢,手掌和足尖向前。描述人体的任何结构时,均应以此姿势为标准,即使观察的客体、标本或模型是俯卧位、仰卧位、横位或倒置,或只是身体的一部分,也仍应按人体解剖学姿势进行描述(绪图2)。

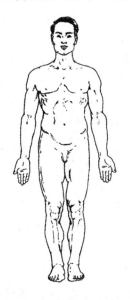

绪图2 解剖学姿势

(二)方位术语

按照人体解剖学姿势,又规定了以下表示方位的术语(绪图3)。

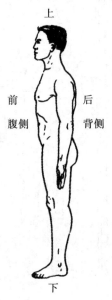

绪图3 人体方位术语

1. 上和下 "上"和"下"是描述器官或结构距颅顶或足底的相对远近关系的术语。按照解剖学姿势,近颅者为上,近足者为下。如眼位于鼻的上方,而口位于鼻的下方。在比较解剖学上常用"颅侧"和"尾侧"作为对应名词。

2. 前和后 "前"和"后"是指距身体前、后距离相对远近的名词。距身体腹侧面近者为前,而距身体背侧面近者为后。前、后也可分别称为"腹侧"和"背侧"。

3. 内侧和外侧 "内侧"和"外侧"是描写人体各局部或器官、结构与人体正中矢状面相对距离大小的术语。近正中矢状面者称"内侧",反之,称"外侧"。如眼位于鼻的外侧、耳的内侧。在前臂和小腿,常将内侧分别称"尺侧"和"胫侧",外侧分别称"桡侧"和"腓侧"。

4. 内和外 "内"和"外"是描述空腔器官相互位置关系的术语,近内腔者为内,远离内腔者为外。如心位于胸腔内、心包腔外,血管壁由内向外分为内膜、中膜和外膜3层等。

5. 浅和深 "浅"和"深"是描述与体表相对距离关系的术语,距体表近者为浅,远离体表而距人体内部中心近者为深。

6. 近侧和远侧 在四肢,近躯干附着点为近侧,远离躯干附着点为远侧。

(三) 轴

人体可设计互相垂直的3种轴,即垂直轴、矢状轴和冠状轴(绪图4)。

1. 垂直轴 上下方向,与地面垂直且与人体长轴平行、水平线垂直的轴,称"垂直轴"。
2. 矢状轴 前后方向,与地面平行且与人体长轴垂直的轴,称"矢状轴"。
3. 冠状轴 左右方向,与地面平行且垂直于矢状轴和垂直轴的轴,称"冠状轴"。

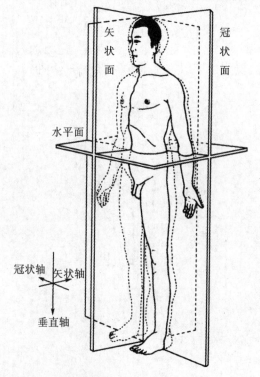

绪图4 人体的轴和面

(四)面

人体可设计互相垂直的3种面,即矢状面、冠状面与水平面(绪图4)。

1. **矢状面** 沿前后方向将人体分成左、右两部分的纵切面,称"矢状面"。其中,通过人体正中线的矢状面,称"正中矢状面",将人体分成左、右对称的两半。

2. **冠状面** 从左右方向将人体分成前、后两部分的纵切面,称"冠状面"。

3. **水平面** 与矢状面和冠状面相互垂直且与地面平行的面,称"水平面",又称"横切面"。

在描述器官的切面时,以器官自身的长轴为标准,与其长轴平行的切面称"纵切面",与其长轴垂直的切面称"横切面",而不用"冠状面"、"矢状面"和"水平面"来描述。

四、护理应用解剖学发展简史

"护理应用解剖学"概念的形成起始于20世纪90年代。在临床应用解剖学研究的影响和引导下,在护理学科发展的推动下,长期从事护理专业解剖学教学的解剖工作者与临床护理人员合作,开展与护理技术操作、专科护理技术操作、生活护理及护理诊断有关的应用解剖学的研究,取得了丰硕的成果,促进了护理应用解剖学的形成。护理应用解剖学现已成为临床解剖学的重要组成部分。

"护理"来源于拉丁语,原为养育、保护、照料等意。护理的起源可追溯到公元前5 000年,那时人类就已经知道生病或受伤的处理及协助其他受伤同伴。迄今为止,护理学大约经历上古时期护理、中世纪护理、文艺复兴时期护理、护理学的诞生和发展等几个阶段。

①医学之父、古希腊名医Hippocrates(前460—前377年)开始正确地描述头骨。

②公元前221—前200年出现的著作《黄帝内经》中记载了人体形态结构。

③古希腊人Claudius Galenus(129—200年)以动物解剖为基础,指出了血管内流动的是血液,而非以前所说的空气,他还初步描述了神经分布的特点。

④1247年,南宋人宋慈著《洗冤集录》,详细记载了全身骨骼的名称、数目、形状,还附有检骨图。

⑤1543年,比利时人Andreas Vesalius在进行大量人体解剖的基础上,写出了划时代的7卷解剖学著作——《人体构造》,奠定了现代解剖学的基础。

⑥1665年,英国物理学家Robert Hooke用Leeuwenhoek发明的显微镜观察一小片软木切片时,发现软木是由许多蜂窝状的小格子组成的,他将其称为"cella"。这是人类第一次发现细胞,由此开创了组织学时代,此后,生物学家就用"cell"(源于拉丁文"cella")一词描述生物体的基本结构。

⑦清朝人王清任(1768—1831年)在解剖30余具尸体的基础上,著述了《医林改错》,修正了许多解剖学内容。

⑧1867年,我国近代第一代西医黄宽在博济医学堂承担解剖学、生理学教学期间,第一次在中国使用尸体进行解剖教学。

⑨1893年,北洋医学堂开设了"人体解剖学"课程,至此,解剖学在中国才成为一门独立的学科。

⑩1932年,电子显微镜问世,标志着形态学研究进入到细胞和亚细胞水平,随后,又步入分子水平。

⑪20世纪80年代,著名的临床解剖学家钟世镇教授等提出了解剖学研究应与临床学科密切结合的倡议,使解剖学这门古老的学科焕发出新的活力。在广大解剖学工作者的响应和努力下,围绕临床各学科的解剖学研究得到了广泛开展,尤其是随着医学科学的发展,新技术、新手段的应用为解剖学的研究开拓了新的领域,如临床解剖学、断层解剖学、显微外科解剖学、介入解剖学、护理应用解剖学等。

⑫1994年,美国Colorado大学运用计算机技术将人体断层标本图像进行数字重建,建立了世界上第一个数字虚拟人。随后,我国也开展了此项研究,取得了丰硕的成果。

十几年来,"护理应用解剖学"作为一门课程受到重视,并被视作护理专业的重要课程。一些本科院校护理专业在系统解剖学教学结束之后,还单独安排护理应用解剖学的教学,或将护理应用解剖学融合到局部解剖学中进行教学,把系统解剖学的基础知识与护理实践过程中应用解剖学的特点有机整合,直接开设"护理应用解剖学"。后者在高职高专护理职业教育中是一种创新,也是一种尝试。因此,"护理应用解剖学"是一门既古老又年轻的学科。

五、学习护理应用解剖学的基本观点和方法

人体解剖学是一门形态科学。要准确地认识和理解人体形态结构,学习时必须运用理论与实际相结合的观点、形态和功能相互联系的观点、局部与整体相统一的观点、进化发展的观点、理解和记忆并重的观点,以及现代教育技术和解剖学传统学习方法相结合的观点,才能学得好、记得牢。

1. 理论与实际相结合的观点　学习的目的是为了应用,学习人体解剖学是为了更好地认识人体,从而为学习医学理论和实践服务。人体解剖学是一门实践性很强的形态学科,名词多,形态描述也多。学习人体解剖学,首先,必须做到文字和图形相结合,两者并重,以建立初步形体印象,帮助理解和记忆;其次,把理论和实验结合起来,通过对实物的观察、辨认、识别和活体触摸,建立形体概念,形成形象记忆;再次,还要注重理论知识与临床应用相结合,学习理论知识是为临床服务的,在学习过程中适度联系临床应用,可激发学生的学习兴趣,深化对某些结构的认识。

2. 形态与功能相互联系的观点　人体每一个器官都有其特定的功能,器官的形态结构是功能的物质基础,功能的变化影响器官的形态结构,器官形态结构的变化也必将导致功能的改变。如人的上、下肢与四足动物的前、后肢为同源器官,功能相似,形态结构相仿。劳动的出现,使得前、后肢功能逐渐分化、演变,人的上肢成为握持工具,是能从事技巧性劳动的器官,下肢则成为支持体重和维持直立的器官,上、下肢的形体功能有着明显的差异。坚持锻炼,可使人肌肉发达、骨骼粗壮;长期卧床,则会导致肌肉萎缩、骨质疏松。因此,在学习的过程中,将形态与功能相互联系起来,有利于更好地记忆和理解解剖学知识。

3. 局部与整体相统一的观点　人体是由众多器官或局部组成的一个有机的统一整体,任何一个器官或局部都是整体不可分割的一部分,它们在结构和功能上,既互相联系又互相影响。局部的改变或损伤不仅影响到相邻的部分,而且影响到整体。我们学习人体解剖学需要从器官和局部着手,既要始终注意各器官、局部相互间的联系以及它们在整体中的地位

和作用,又要从整体的角度来认识器官与局部,防止片面、孤立地认识器官与局部。例如,脊柱的整体功能体现在各个椎骨和椎间盘的形态上,某个椎间盘的损伤可能影响脊柱的运动甚至整体形态。因此,在观察和学习中既要善于从局部联想到整体,从表面透视到内部,同时,也要注意从整体的角度理解个别器官和局部,借以更深刻地把握整体与局部的关系。

4.进化发展的观点　人类是由灵长类动物经过长期进化发展而来的,是种系发生的结果。尽管现代人与动物有着本质上的差异,但从器官以及细胞和分子水平上看,仍然保留着灵长类动物的基本特征,与脊椎动物有着许多共同之处。而人体的个体发生反映了种系发生的过程。现代人仍在不断地发展变化,人出生以后也在不断地发展。不同年龄、不同社会生活、不同劳动条件等,均可影响人体的形态结构的发展。不同性别、不同地区、不同种族的人,以至于每一个个体均可有差异。运用种系发生和个体发生的知识,全面而系统地探讨人体的由来及其发生、发展规律,可加深对人体结构的理解。以进化发展的观点研究人体形态结构,可以更好地认识人体。

5.理解和记忆并重的观点　理解有助于记忆,记忆又可促进理解。人体解剖学内容多、名词多,这是其学习的一大特点。这一特点决定了初学者必须花一定的时间去背诵和记忆,因此,适度的强化记忆以记住人体解剖学名词及相对应的结构是必需的。但是,在记忆之前,学习者还应该先理解记忆内容,即先建立起逼真的立体形态,联系实际进行记忆。

6.现代教育技术和解剖学传统学习方法相结合的观点　现在是信息时代,Internet网络、局域网及精品课程资源网等平台提供的学习资源很丰富。应用现代教育技术,如课件、网络课程和素材库等,应用自我学习的方法,并与人体解剖学传统学习方法结合起来,可以取得事半功倍的效果。

附1　护理应用解剖学基础内容

护理应用解剖学以人体局部层次结构为纲,以基础护理和专科护理等操作项目为主线,阐述与人体有关的解剖学部位、局部层次结构和毗邻关系等。其基础内容有:

1.表面解剖　表面解剖学主要描述人体表面骨性标志和肌性标志、人体主要结构和器官的体表定位及体表投影,对于确定技术操作的部位、深度甚至时间的选择都至关重要。

2.与护理技术操作有关的解剖学　学习与各种操作有关的应用解剖学知识,有利于选择最佳的操作部位,提高操作的准确性和成功率,同时,避免损伤毗邻的重要器官,如对各种穿刺操作经过的层次、深度、角度、方向及失误防范的描述,对各种插管经过的途径、深度、局部结构对操作影响的描述等,对于减少失误、避免损伤都有重要意义。

3.与护理诊断有关的解剖学　随着护理学科的发展,护理诊断日益受到重视。正确建立护理诊断需要掌握多学科的基本知识。生命体征和神经反射的解剖学基础对于危重患者的诊断、护理及预后,心血管系统、呼吸系统和神经系统疾病患者的护理,都有重要意义。

4.与生活护理有关的解剖学　与生活护理有关的解剖学内容以及不同体位的应用,对配合诊疗、促进患者康复、预防和减少并发症有重要意义。

练习题

一、名词解释
1. 器官 2. 内脏 3. 解剖学姿势 4. 矢状面

二、单项选择题
1. 人体结构和功能的基本单位是(　　)。
   A. 细胞核　　B. 细胞组织　　C. 组织　　D. 器官　　E. 系统
2. 心是一个(　　)。
   A. 细胞　　B. 组织　　C. 器官　　D. 内脏　　E. 系统
3. 关于解剖学姿势，描述错误的是(　　)。
   A. 身体直立　　B. 上肢下垂　　C. 两眼平视正前方
   D. 掌心向内　　E. 两足并拢，足尖向前
4. 下列解剖学方位术语中，叙述错误的是(　　)。
   A. 近腹者为前
   B. 距皮肤近者为浅
   C. 近颅者为上
   D. 近空腔脏器的内腔者为内侧
   E. 在四肢，距肢根部较近者为近侧
5. 下列通过人体互相垂直的假想轴线中，错误的是(　　)。
   A. 垂直轴　　B. 矢状轴　　C. 冠状轴　　D. 腹背轴　　E. 水平轴
6. 将人体分成左右对称两半的切面是(　　)。
   A. 矢状面　　B. 冠状面　　C. 水平面　　D. 正中矢状面　　E. 横切面

三、简答题
1. "系统解剖学"和"局部解剖学"的定义是什么？
2. 试述人体的器官和系统的组成及人体的分部。
3. 谈一谈学习护理应用解剖学的基本观点和方法。

(朱晓红)

第一章 运动系统

案例

案例1 患者,女性,32岁,因"坠伤后腰部疼痛不能活动3小时"入院。患者于3小时前不慎从3m高处坠下,臀部着地,即感到腰部疼痛,不能站立及活动。体格检查:患者神志清醒,痛苦面容,腰部未见明显畸形,压痛明显,第11胸椎体棘突叩痛(+),双下肢肌力0级,痛觉消失。经X线检查及CT辅助检查,拟诊断:第11胸椎体骨折合并脊髓损伤。

问题:
1. 成人脊柱由哪些椎骨组成?
2. 椎骨是如何连结构成脊柱的?
3. 椎骨骨折为什么会损伤脊髓?

案例2 患者,男性,25岁,足球运动员,因比赛中右下肢外侧面被对方球员撞击受伤而就诊。检查中发现:患者右膝关节内侧明显肿胀,当用一只手按在伤膝外侧,并将小腿和足用力外展时,疼痛加剧;使患者屈膝,把食指和拇指分别放在膝关节内侧和外侧,轻轻来回转动足跟,食指下方有"咔哒"响声;患者胫骨前后向移动范围大于正常。诊断:右膝关节扭伤。

问题:
1. 膝关节的关节面由什么构成?
2. 从上述情况看,患者右膝的什么结构受到损伤?
3. 膝关节主要做哪些运动?参与这些运动的主要肌肉有哪些?

学习目标

掌握 骨的一般形态、构造和主要骨性标志;躯干骨的组成;上肢和下肢各骨的名称、位置;颅骨的组成,鼻旁窦的名称、位置;骨连结的概念,关节的基本结构;椎间盘的特点,脊柱及胸廓的整体观;肩关节、肘关节、腕关节、髋关节、膝关节和踝关节的组成、特点和运动形式;骨骼肌的分类;膈、肋间内、外肌的位置、形态和作用;胸锁乳突肌、背阔肌、胸大肌、三角肌、肱二头肌、臀大肌、梨状肌、股四头肌、小腿三头肌的位置和作用；躯干、头颈、四肢的肌性标志。

熟悉 运动系统的组成和功能；骨的分类；各部椎骨的特征；上肢和下肢各骨的主要形态结构特点；颅部主要孔裂的位置、名称；椎骨的连结方式；骨盆的形态、构成、特点及性别差异；骨骼肌的结构、起止和作用；背肌、胸肌的名称、位置和作用；腹直肌鞘、白线的构成，腹股沟管的位置、构成及内容；咀嚼肌的名称、位置和作用；前臂肌的分群及各肌群的作用；髋肌、小腿肌的分群及各肌群的作用。

了解 骨的化学成分和物理特性；肋的一般形态和结构；腕骨、跗骨的排列顺序；新生儿颅骨的特征；骨连结的分类；躯干骨的连结形式；颅骨的连结形式；骨骼肌的辅助结构；腹肌前外侧群各肌的名称、位置、层次及作用；表情肌的配布及作用；手、足肌的分群和作用；上、下肢重要的局部结构。

运动系统由骨、骨连结和骨骼肌 3 部分组成。全身的骨借骨连结相连形成骨骼，构成人体的支架（图 1-1）。骨骼肌附着于骨的表面，与骨骼共同完成对人体的支持、保护和运动等功能。在运动过程中，骨起着杠杆作用，关节为运动的枢纽，骨骼肌为运动的动力器官。

人体有些部位的骨和肌，常在人体表面形成能看到或触摸到的隆起或凹陷，称为"体表标志"。它们能作为确定内脏器官的位置、判定血管和神经走行、选取手术切口的部位以及穿刺、注射等定位的依据。

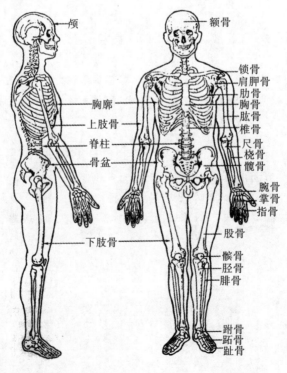

图 1-1 人体骨骼

第一节　骨和骨连结

一、概　述

骨是坚硬并具有一定形态的生命器官。成人骨共计 206 块。

(一)骨的分类

1. 根据所在的位置分类　根据所在的位置,骨可分为颅骨、躯干骨和四肢骨。

(1)颅骨(29 块)

①脑颅骨。脑颅骨包括额骨、顶骨、枕骨、颞骨、筛骨和蝶骨。

②面颅骨。面颅骨包括上颌骨、鼻骨、泪骨、颧骨、腭骨、下鼻甲、下颌骨、犁骨和舌骨。另外,有 3 对听小骨位于颞骨内。

(2)躯干骨(51 块)

①椎骨。椎骨包括颈椎、胸椎、腰椎、骶骨和尾骨。

②胸骨。

③肋。

(3)四肢骨(126 块)

①上肢骨。上肢骨包括锁骨、肩胛骨、肱骨、尺骨、桡骨、腕骨、掌骨和指骨。

②下肢骨。下肢骨包括髋骨、股骨、髌骨、胫骨、腓骨、跗骨、跖骨和趾骨。

2. 根据形态分类　根据形态,骨可分为长骨、短骨、扁骨和不规则骨 4 种。

(1)长骨　长骨呈长管状,多位于四肢,如肱骨、股骨等。长骨分为一体两端,体细长称为"骨干",其内有较大的髓腔,容纳骨髓;两端膨大称为"骺",其表面有光滑的关节面,面上附有一层关节软骨。

(2)短骨　短骨短小,呈立方状,如手的腕骨和足的跗骨等。

(3)扁骨　扁骨呈板状,主要构成颅腔、胸腔和盆腔的壁,对其内部器官起保护作用,如顶骨、胸骨和肋骨等。

(4)不规则骨　不规则骨形状不规则,如椎骨、颞骨和上颌骨等。

(二)骨的构造

骨主要由骨质、骨膜和骨髓 3 部分构成(图 1-2)。

1. 骨质　骨质由骨组织构成,分为骨密质和骨松质。骨密质分布于骨的外表面,耐压性强。骨松质位于骨的内部,呈海绵状。如脑颅骨的内、外两层骨密质,分别称为"内板"和"外板",中间的骨松质称"板障",有板障静脉通过。

2. 骨膜　新鲜骨的表面除关节面外都覆有骨膜。骨膜由致密结缔组织构成,含有丰富的神经、血管和淋巴管,对骨的营养、生长和损伤后的修复都具有重要的作用。

3. 骨髓　骨髓是位于髓腔和骨松质间隙内的软组织,富含血管,可分红骨髓和黄骨髓 2 种。红骨髓有造血的功能,胎儿和婴幼儿的骨髓都是红骨髓,约从 6 岁开始,随着年龄的增长,长骨髓腔内的红骨髓逐渐被脂肪组织替代,成为黄骨髓。正常情况下,黄骨髓已不具备造血功能,但当体内大量失血时,它仍可能转化为红骨髓而恢复造血功能。髂骨、胸骨和椎骨等处终生保持着具有造血功能的红骨髓,因此,当临床上需要检查骨髓的造血功能时,常选择髂骨和胸骨等处穿刺抽取骨髓。

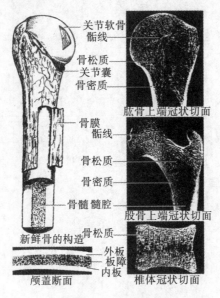

图1-2 骨的构造

> **知识链接**
>
> **骨髓穿刺术的护理应用要点**
>
> 骨髓穿刺的目的不同,临床上所选择穿刺的部位也有所不同,一般常采用的部位有胸骨、棘突、髂前上棘、髂后上棘、髂结节等,此外,还可选择股骨、胫骨和肱骨近端。穿刺目的如为受髓,以胸骨、髂骨较为适宜;如为供髓,多选髂骨或椎骨的棘突。患者取何体位依所取穿刺部位不同而异,可取坐位、仰卧位、侧卧位等。
>
> 骨髓穿刺所选穿刺部位应考虑:骨密质相对薄、骨松质量相对多、所存骨髓量相对较多,若骨松质量多且较疏松,则该部位所受张力和重力较小;所取穿刺部位多能在体表清楚触及,固定较方便,周围重要器官少,安全性相对大;穿刺进针点要有一定的宽度,且位置表浅。

(三)骨的化学成分和物理特性

骨的化学成分是由1/3的有机质和2/3的无机质组成。有机质主要是骨的胶原纤维,它使骨具有韧性和一定的弹性;无机质主要是钙盐,它能使骨坚硬。骨的化学成分可因年龄、营养状况等因素的影响而变化。幼儿的骨中有机质的比例较成人高,骨的弹性和韧性相对较大,易发生变形,不易发生骨折。因此,幼儿应注意养成良好的坐、立姿势,以避免骨的变形。老年人的骨则相反,无机质的成分多于有机质,在外力作用下易发生骨折。

(四)骨连结

骨与骨之间的连结装置称"骨连结"。骨连结可分为直接连结和间接连结2种。

1. 直接连结　骨与骨之间由致密结缔组织、软骨或骨直接相连,其间没有腔隙(图1-3)。此类连结运动性很小或完全不能运动,如脑颅骨之间的缝、椎体之间的椎间盘和骨性连结。

2. 间接连结　间接连结也称"关节",是骨与骨之间借膜性的结缔组织囊相连,在相对的骨面之间具有间隙。此类连结多具有较大的活动性,是骨连结的最高分化形式。

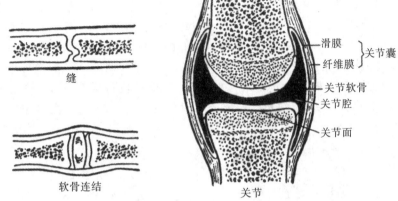

图1-3　骨连结的分类和构造

(1) 关节的结构

①关节的基本结构。每个关节都具有关节面、关节囊和关节腔等基本结构(图1-3)。

a. 关节面。关节面是组成关节的各相关骨的相邻触面,关节面上覆盖有透明软骨,称"关节软骨",其表面光滑、有弹性,不但能减少关节运动时的摩擦,还能缓冲外力的冲击。

b. 关节囊。关节囊是结缔组织构成的囊,分内、外两层:外层为纤维膜,由致密结缔组织构成,厚而坚韧,两端附着于关节面的周缘及其附近的骨面上,并与骨膜相延续;内层为滑膜,由疏松结缔组织构成,薄而柔软,内面光滑,能分泌滑液至关节腔内,起润滑关节、减少运动时的摩擦的作用。关节囊的厚薄和松紧度决定关节的稳固性和灵活性。

c. 关节腔。关节腔是关节软骨与滑膜围成的密闭腔隙,内含少量滑液。关节腔内为负压,对维持关节的稳定性起一定作用。

②关节的辅助结构。关节除上述基本结构外,还有韧带、关节盘和关节唇等辅助结构。

a. 韧带。韧带是连于相邻两骨之间的致密结缔组织束,分为囊内韧带和囊外韧带2种。韧带具有加强关节的稳固性和限制关节过度运动的作用。

b. 关节盘。关节盘是位于两关节面之间的纤维软骨板,其周缘附于关节囊,可使两骨关节面间互相适应,增加关节的稳固性与灵活性,如膝关节的半月板。

c. 关节唇。关节唇是附着于关节窝周缘的纤维软骨环,可加深关节窝,增大关节面,并可增加关节的稳固性。

(2) 关节的运动　关节基本上是沿着3个互相垂直的轴运动,各个关节的运动形式和运动范围不同。关节的运动形式有以下4种。

①屈和伸。关节围绕冠状轴运动。两骨之间的角度变小为屈,变大为伸。

②收和展。关节围绕矢状轴运动。骨向正中矢状面靠近为收,远离为展。

③旋内和旋外。关节围绕垂直轴运动。骨的前面转向内侧为旋内,转向外侧为旋外。

④环转。环转是屈、展、伸和收4种动作的连续运动。运动时,骨的近端在原位转动,远端做圆周运动。

二、躯干骨及其连结

(一)躯干骨

躯干骨包括椎骨、胸骨和肋,共51块。

1. 椎骨　成人椎骨有26块,即颈椎7块、胸椎12块、腰椎5块、骶骨1块和尾骨1块。

(1)椎骨的一般形态　椎骨由前方的椎体和后方的椎弓组成(图1-4)。椎体呈短圆柱状,椎弓呈半环形,连于椎体后外侧,椎弓与椎体共同围成椎孔。全部椎骨的椎孔连成椎管,容纳脊髓。椎弓与椎体相连结的部分称"椎弓根",上下相邻两个椎骨的椎弓根围成的孔称"椎间孔",孔内主要有脊神经通过。椎弓的后部称"椎弓板",从椎弓板上发出的突起有7个:正中向后伸出的1个棘突,向两侧伸出的1对横突,向上方和下方各伸出的1对分别是上关节突和下关节突。

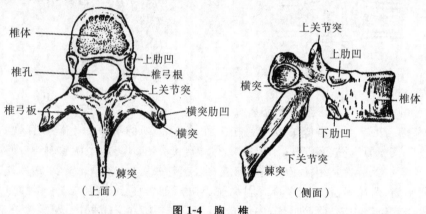

图1-4　胸　椎

(2)各部椎骨的主要特征

①颈椎。颈椎椎体较小,椎孔相对较大,横突根部均有横突孔(图1-5)。第1颈椎又称"寰椎"(图1-6),呈环形,无椎体和棘突,由前弓、后弓和2个侧块组成。第2颈椎又称"枢椎"(图1-7),从椎体向上方伸出1个指状突起,称"齿突"。第7颈椎棘突较长,又称"隆椎"(图1-8),稍低头时,很容易在体表触及,是计数椎骨序数的重要标志。

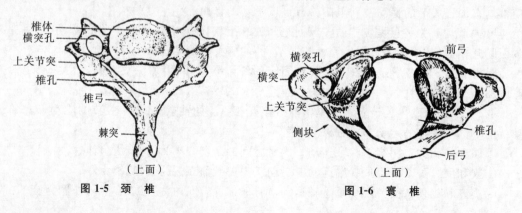

图1-5　颈　椎　　　　　图1-6　寰　椎

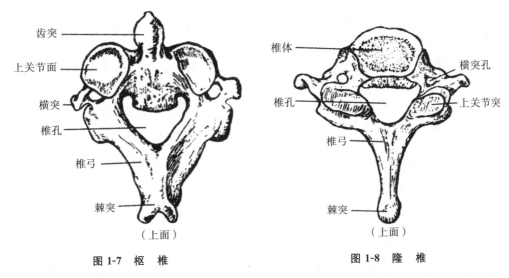

图1-7 枢椎　　　　　　图1-8 隆椎

②胸椎。椎孔相对较小,棘突细长并向后下方倾斜,呈叠瓦状,椎体两侧的后方和横突末端的前方均有与肋相连结的关节面,称"上肋凹"、"下肋凹"和"横突肋凹"(图1-4)。

③腰椎。椎体较大,棘突呈长方形板状,矢状位几乎水平向后伸(图1-9)。棘突间隙较宽,临床上腰椎穿刺即从较宽的腰椎棘突间隙进针。

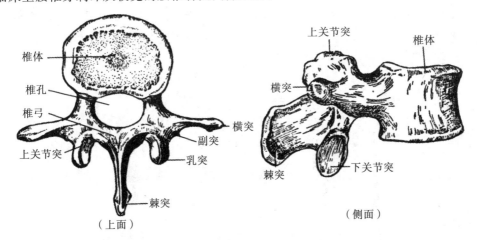

图1-9 腰椎

④骶骨。成人骶骨由5块骶椎融合而成,呈倒三角形,底朝上,与第5腰椎相接,底前缘的中间向前突出,称"骶骨岬",尖向下,接尾骨。骶骨的前面光滑微凹,有4对骶前孔;后面粗糙隆凸,有4对骶后孔,骶骨两侧面的上部各有1个关节面,称"耳状面"。骶骨内有纵行的骶管,上通椎管,前后分别与骶前孔和骶后孔相通,下口呈三角形,称"骶管裂孔"。骶管裂孔两侧各有1个向下突起的骶角,体表可以触及,是骶管麻醉时确定进针部位的标志(图1-10)。

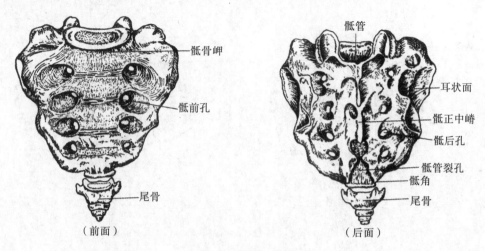

图 1-10 骶骨和尾骨

⑤尾骨。尾骨由3～4块退化的尾椎融合而成，体形较小，上部与骶骨相接，下部游离于肛门的后上方(图1-10)。

2.胸骨　胸骨是细而长的扁骨，位于胸前壁正中，自上而下由胸骨柄、胸骨体和剑突3个部分组成(图1-11)。胸骨柄上宽下窄，其上缘中部微凹，称"颈静脉切迹"。胸骨柄和胸骨体连结处稍向前凸，称"胸骨角"，可在体表扪及，两侧平对第2肋，是在胸前壁计数肋和肋间隙的重要标志。胸骨体是呈长方形的扁骨，外侧缘接第2～7肋软骨。剑突薄而细长，末端游离。

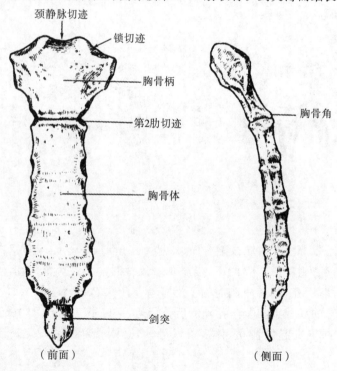

图 1-11 胸 骨

3.肋　肋呈细长弓状，由肋骨和肋软骨两部分构成，共12对(图1-12)。肋骨内面近下缘处有一浅沟，称"肋沟"，肋间神经与肋间后血管行于其中。

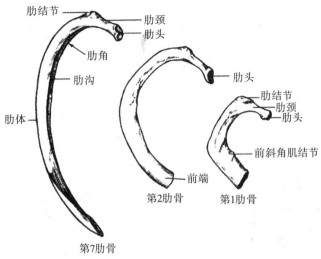

图1-12　肋　骨

（二）躯干骨的连结

1.脊柱　成人脊柱由24块椎骨、1块骶骨和1块尾骨及骨连结构成。

（1）椎骨的连结　椎骨之间借椎间盘、韧带和关节等相连结。

①椎间盘。椎间盘是连结相邻两个椎体之间的纤维软骨盘，由髓核和纤维环构成。其中央部是一种富有弹性的胶状物，称"髓核"，周围部称"纤维环"，由多层呈同心圆排列的纤维软骨构成（图1-13）。椎间盘坚韧而有弹性，它既能牢固连结椎体，又容许椎体之间有少量运动。纤维环的后外侧部较薄弱，当纤维环破裂时，髓核容易向后外侧脱出，突入椎间孔或椎管，压迫脊神经根或脊髓，引发相应的症状，临床上称"椎间盘突出症"。因脊柱腰部负重及活动度最大，故椎间盘突出症多发生在腰部。

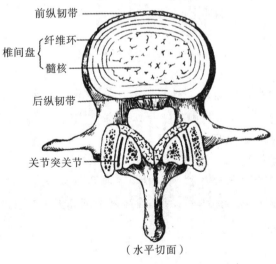

图1-13　椎间盘

②韧带。连结椎骨的韧带有长、短2类(图1-14)。

长韧带接近脊柱全长,共有3条,即前纵韧带、后纵韧带和棘上韧带。前纵韧带和后纵韧带都较宽阔,前纵韧带位于椎体和椎间盘的前面,有限制脊柱过度后伸的作用;后纵韧带位于椎体和椎间盘的后面,有限制脊柱过度前屈的作用。棘上韧带附着于各棘突末端,细长而坚韧,但从第7颈椎以上则变薄增宽,成为膜状的项韧带(图1-15)。

短韧带连结相邻的两个椎弓之间。其中,黄韧带连于上、下两个椎弓板之间,协助围成椎管的后壁;棘间韧带连于上、下两个棘突之间,较薄弱,它前接黄韧带,后续棘上韧带。因此,腰椎穿刺时,穿刺针由浅入深,需依次经过棘上韧带、棘间韧带和黄韧带。

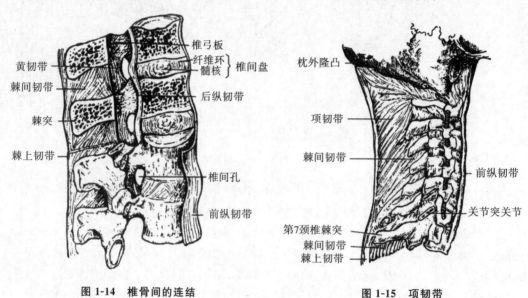

图1-14 椎骨间的连结　　　　　　图1-15 项韧带

③关节。相邻椎骨的上、下关节突构成关节突关节,运动幅度很小(图1-13)。寰枢关节由寰椎和枢椎构成,以齿突为轴,可使寰椎连同头部做旋转运动。寰枕关节由寰椎侧块和枕髁构成,可使头做前俯、后仰和侧屈运动。

(2)脊柱的整体观

①前面观。椎体自上而下逐渐增大,从骶骨耳状面以下又渐次缩小。这与脊柱承受的重力有关。

②后面观。椎骨棘突纵行排列于后正中线(图1-16)。颈椎棘突短,末端分叉,近水平位,但第7颈椎棘突较长而突出;胸椎棘突长,斜伸向后下方,呈叠瓦状排列;腰椎棘突呈板状,水平伸向后方,棘突间隙较宽。

③侧面观。脊柱有4个生理性弯曲,即颈曲、腰曲、胸曲和骶曲(图1-16)。颈曲、腰曲凸向前,是在出生后发育过程中相继形成的;胸曲、骶曲凸向后,在胚胎时期已形成。脊柱生理性弯曲增大了脊柱的弹性,在行走和跳跃时,有减轻对脑和内脏器官冲击与震荡的作用。

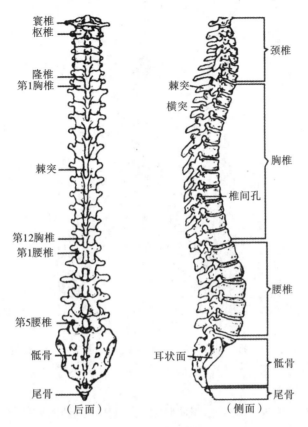

图 1-16 脊 柱

(3)脊柱的功能　脊柱除具有支持体重、传递重力、缓冲震动、保护脊髓和内脏等功能外,还有很大的运动性。虽然相邻两椎骨间的运动幅度很小,但整个脊柱的运动幅度较大,其中,以颈部和腰部运动幅度最大。脊柱的主要运动有前屈、后伸、侧屈、旋转和环转。

2. 胸廓　胸廓由 12 块胸椎、12 对肋、1 块胸骨及骨连结构成。

(1)肋的连结

①肋椎连结。肋的后端主要以肋椎关节与 12 块胸椎相连(图 1-17)。

②胸肋连结。第 1～7 肋软骨的前端与胸骨相连;第 8～10 肋软骨的前端依次连于上位肋软骨的下缘,形成肋弓(图 1-18);第 11～12 肋前端游离于腹壁的肌层中。

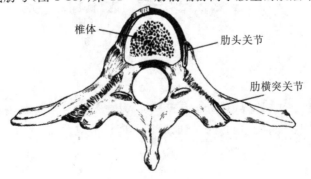

图 1-17　肋椎关节

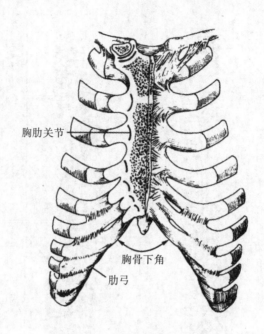

图1-18 肋前端的连结

(2)胸廓的形态 成人胸廓呈前后略扁的圆锥形(图1-19)。胸廓上口较小,自后上方向前下方倾斜,由第1胸椎、第1肋和胸骨柄上缘围成,是颈部与胸腔之间的通道。胸廓下口较大,由第12胸椎、第12肋、第11肋的前端、肋弓和剑突围成。两侧肋弓之间的夹角称"胸骨下角"(图1-18),中间夹有剑突。相邻两肋之间的间隙称"肋间隙"。

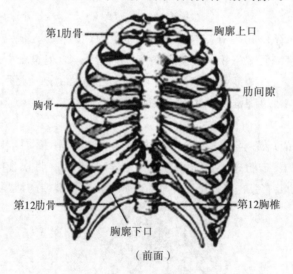

(前面)

图1-19 胸廓

(3)胸廓的功能 胸廓除具有保护、支持功能外,主要参与呼吸运动。吸气时,在肌的作用下,肋前端上抬,胸骨抬高并前移,胸廓前后径和横径都增大,胸腔容积扩大,有助于吸气;呼气时则相反。

> **知识链接**
>
> **胸廓形态的临床意义**
>
> 胸廓的形态和大小与年龄、性别、体型及健康状况有密切关系。新生儿的胸廓呈圆桶状,前后径和横径相近。成年人的胸廓呈扁圆锥形,前后径小于横径。老年人则因肋的弹性减退、运动减弱,胸廓变得更扁而长。成年女性的胸廓比男性略短而钝圆。运动员由于经常锻炼,胸肌和肺发育良好,胸廓较为宽短;身体瘦弱或胸肌和肺发育不良者,胸廓扁平、狭长。佝偻病患儿因缺乏钙盐而骨质疏松,骨骼易变形,致胸廓前后径增大,胸骨明显突出,形成"鸡胸"。患肺气肿者,因胸廓各径线都增大而成为"桶状胸"。

三、颅骨及其连结

(一)颅骨

1. 颅骨的组成　颅骨由23块大小不一、形态各异的骨头组成(中耳的3对听小骨未计入),位于脊柱上方,分为脑颅骨和面颅骨(图1-20)。

(1)脑颅骨　脑颅骨位于颅骨的后上部,主要由8块骨头组成,包括额骨、左右顶骨、枕骨和顶骨外下方的左右颞骨、位于颅底中央的蝶骨以及蝶骨中部前方的筛骨。它们共同围成颅腔,容纳、支持和保护脑。

(2)面颅骨　面颅骨位于颅骨的前下部,由15块骨组成,其中,成对的骨有上颌骨、腭骨、颧骨、鼻骨、泪骨及下鼻甲,不成对的骨有犁骨、下颌骨和舌骨。面颅骨构成颜面的支架,并围成眶、骨性鼻腔和骨性口腔,支持和保护感觉器官。

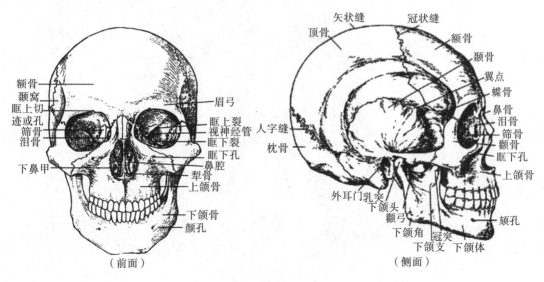

图1-20　颅　骨

2.颅骨的整体观

(1)颅顶面观　颅盖骨之间借缝紧密相连。额骨与顶骨之间的缝称为"冠状缝";左右顶骨之间的缝称为"矢状缝";顶骨与枕骨之间的缝称为"人字缝"。

新生儿颅骨的特点是骨化尚未完全,骨与骨之间的间隙由结缔组织膜封闭,称为"颅囟"(图1-21),其中,重要的是位于矢状缝前方和后方的前囟和后囟。前囟大致呈菱形,一般于婴幼儿1~2岁时闭合;后囟呈三角形,于婴幼儿出生后不久即闭合。通过对颅囟的观察,可了解婴幼儿生长发育情况和颅内压变化情况。

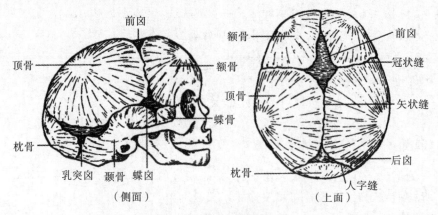

图1-21　新生儿颅骨(示囟)

(2)颅底内面观　颅底内面凹凸不平,呈阶梯状,与脑的形态相适应(图1-22),由前向后为颅前窝、颅中窝和颅后窝,其中,颅前窝最浅,颅后窝最深。颅前窝借筛板上的筛孔与鼻腔相通,颅中窝有垂体窝、视神经管、眶上裂、圆孔、卵圆孔和棘孔,颅后窝有枕骨大孔、舌下神经管内口、颈静脉孔以及横窦沟、乙状窦沟等。颅底内面的沟、管、孔、裂中有神经或血管通过。

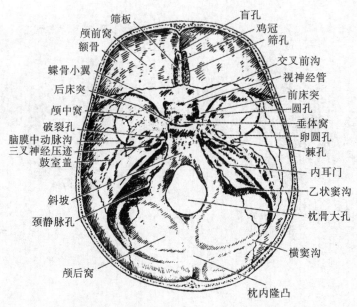

图1-22　颅底内面

(3) 颅底外面观　颅底外面分前、后 2 个部分(图 1-23)。前部较低,其中部为一水平骨板,称"骨腭",分隔口腔和鼻腔。骨腭前方及两侧的马蹄形隆起称"牙槽弓"。后部有枕骨大孔、枕髁、颈静脉孔、颈动脉管外口、茎突、茎乳孔和乳突等。枕骨大孔的后上方有一粗糙隆起,称"枕外隆凸",是一个重要的骨性标志。乳突前方的凹窝称"下颌窝",窝前方的横行突起称"关节结节"。

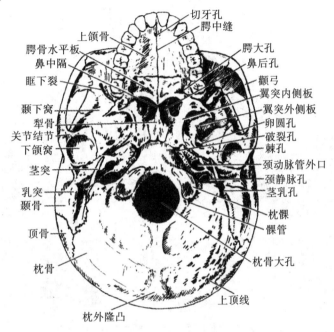

图 1-23　颅底外面

(4) 颅侧面观　颅侧面中部有外耳门,其向内通外耳道。外耳门向前有一弓形骨桥,称"颧弓"。颧弓上方大而浅的凹窝称"颞窝"。颞窝内侧壁由额骨、顶骨、颞骨和蝶骨 4 骨构成,4 骨交汇处称"翼点"(图 1-20)。此处骨质较薄,其内面有脑膜中动脉前支通过,外伤骨折时,易损伤该血管使之出血,引起硬脑膜外血肿。

(5) 颅前面观　颅前面上外部的深窝为眶,中部有骨性鼻腔,下部有骨性口腔(图 1-20)。

①眶。眶容纳视器,为尖向后内侧的四棱锥形,眶尖有视神经管,其内有视神经通过。

②骨性鼻腔。骨性鼻腔位于面部中央,上邻颅腔,下邻口腔,两侧邻筛窦等。腔正中有骨性鼻中隔,将鼻腔分为左、右 2 个部分(图 1-24)。它们前方共同的开口称"梨状孔",后方有两个鼻后孔通向鼻咽部。鼻腔外侧壁有 3 块向下突起的骨片,自上而下分别称"上鼻甲"、"中鼻甲"和"下鼻甲",各鼻甲下方的间隙分别称"上鼻道"、"中鼻道"和"下鼻道"(图 1-25)。

③鼻旁窦。在鼻腔周围的颅骨内,具有与鼻腔相通的含气空腔,称"鼻旁窦"(图 1-25)。鼻旁窦共 4 对,位于同名的颅骨内,分别是额窦、筛窦、蝶窦和上颌窦。上颌窦位于上颌骨内,是容积最大的鼻旁窦。

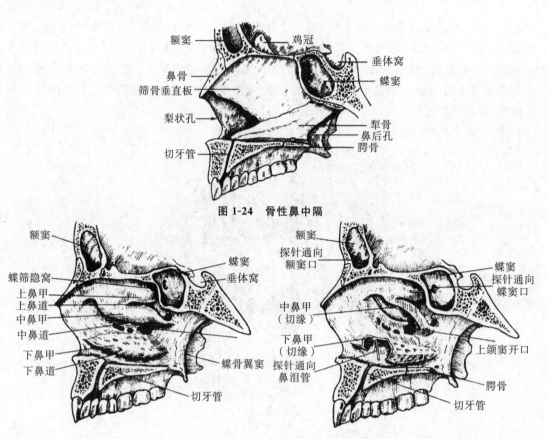

图 1-24 骨性鼻中隔

图 1-25 鼻腔外侧壁

（二）颅骨的连结

颅骨之间多数以致密结缔组织或软骨相连，不能运动，只有下颌骨与颞骨之间以颞下颌关节相连。

颞下颌关节又称"下颌关节"，由下颌骨的下颌头与颞骨的下颌窝和关节结节组成（图1-26）。关节的特点是关节囊松弛，囊内有关节盘。该关节属于联合关节，两侧关节同时运动，可使下颌骨上提、下降和向前、后、侧方运动。当张口过大时，下颌头有可能滑到关节结节的前方，造成颞下颌关节脱位。

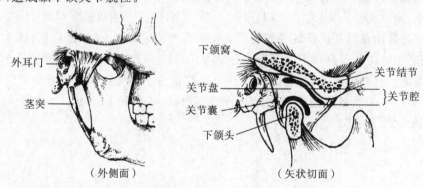

图 1-26 颞下颌关节

四、上肢骨及其连结

(一)上肢骨

上肢骨包括锁骨、肩胛骨、肱骨、尺骨、桡骨和手骨。

1.**锁骨** 锁骨位于胸廓前上方,呈"～"形弯曲,全长均可摸到(图1-27)。锁骨内侧2/3凸向前,外侧1/3凸向后。锁骨外、中1/3交界处易发生骨折。锁骨内侧端粗大,称"胸骨端",与胸骨柄组成胸锁关节。锁骨外侧端扁平,称"肩峰端",与肩胛骨的肩峰组成肩锁关节。

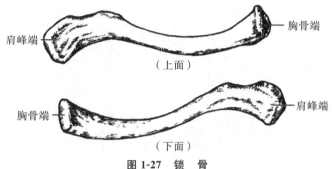

图1-27 锁骨

2.**肩胛骨** 肩胛骨位于胸廓后面的外上方,为三角形扁骨,可分二面、三角和三缘(图1-28)。肩胛骨前面微凹,称"肩胛下窝",后面上方有一横行隆起的骨嵴,称"肩胛冈",肩胛冈的上、下分别称"冈上窝"和"冈下窝",冈的外侧端扁平,称"肩峰",是肩部的最高骨点,可在体表摸到。上角在内上方,平对第2肋,下角平对第7肋,可在体表摸到,可作为计数后部肋骨序数的标志。外侧角粗大,有一朝向外侧的浅凹,称"关节盂",参与肩关节的构成。

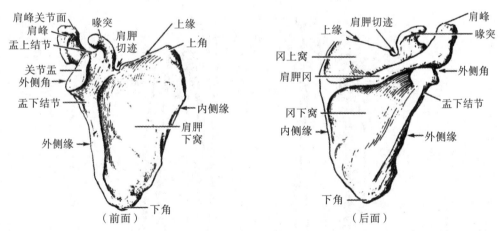

图1-28 肩胛骨

3.**肱骨** 肱骨位于臂部,是典型的长骨,分一体和两端(图1-29)。其上端内上方膨大呈半球形的肱骨头,与肩胛骨的关节盂形成肩关节。上端外侧一个较大的隆起,称"肱骨大结节",是肩部最外侧的一个骨点。上端与肱骨体交界处较细,称"外科颈",是较易发生骨折的部位。肱骨体中部前外侧面有隆起的粗糙骨面,称"三角肌粗隆"。三角肌粗隆的后下方有一条自内上斜向外下的浅沟,称"桡神经沟",桡神经紧贴此沟经过,因而肱骨中部骨折易损伤桡神经。肱骨下端较宽扁,末端有 2 个关节面:内侧的称"肱骨滑车",与尺骨相关节;外侧的较小,呈球形,称"肱骨小头",与桡骨头相关节。滑车的后上方有一深窝,称"鹰嘴窝",下端两侧各有一突起,分别称"内上髁"和"外上髁",均可在体表摸到。内上髁后面有尺神经沟,有尺神经通过,此段骨折易损伤尺神经。

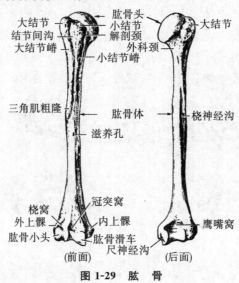

图 1-29 肱骨

4.尺骨 尺骨位于前臂的内侧,上端大,下端小,体呈三棱柱状(图 1-30)。尺骨上端前方有半月形的关节面,称"滑车切迹",与肱骨滑车构成肱尺关节。滑车切迹后上方的突起称"鹰嘴",可在体表摸到。尺骨下端细小,有球状膨大的尺骨头,其后内侧有向下的突起,称"尺骨茎突",可在体表摸到。

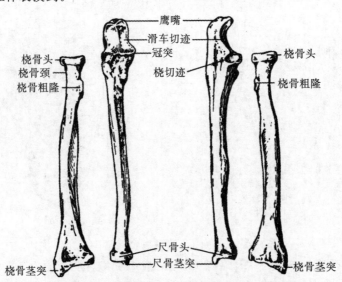

图 1-30 尺骨和桡骨

5.桡骨 桡骨位于前臂的外侧,与尺骨平行排列,上端小,下端大,体为三棱柱状(图 1-30)。桡骨的上端有短圆柱状的桡骨头,头上面有关节凹,与肱骨小头构成肱桡关节,头下方略细,称"桡骨颈"。桡骨下端粗大,下端外侧向下的突起称"桡骨茎突",可在体表摸到。桡骨下端的下面有腕关节面,参与构成桡腕关节。

6.手骨 手骨包括8块腕骨、5块掌骨和14块指骨(图1-31)。腕骨均属于短骨,分远、近两列。由外侧向内侧,近侧列依次是手舟骨、月骨、三角骨和豌豆骨;远侧列依次是大多角骨、小多角骨、头状骨和钩骨。掌骨由外侧向内侧依次排列为第1~5掌骨,每块掌骨都分底、体、头3个部分。指骨由近侧向远侧,分别称为"近节指骨"、"中节指骨"和"远节指骨"。掌骨和指骨均属于长骨。

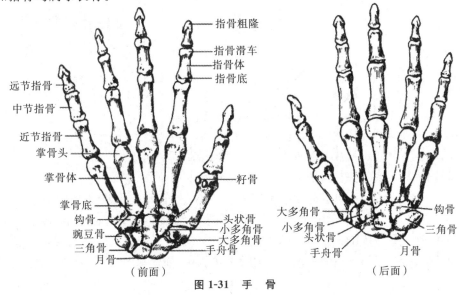

图1-31 手 骨

(二)上肢骨的连结

上肢骨的连结主要有胸锁关节、肩锁关节、肩关节、肘关节、前臂骨连结和手关节。

1.胸锁关节 胸锁关节由胸骨的锁骨切迹和锁骨的胸骨端等构成(图1-32),是上肢骨与躯干骨之间唯一的关节。

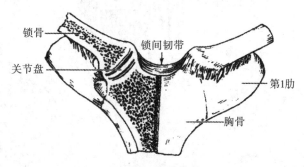

图1-32 胸锁关节

2.肩锁关节 肩锁关节由肩胛骨的肩峰与锁骨的肩峰端构成,属微动关节(图1-33)。

3.肩关节 肩关节由肩胛骨的关节盂和肱骨头构成(图1-33)。肩关节的特点是肱骨头大,关节盂小而浅,关节囊薄而松弛,关节囊的上部、前部、后部均有韧带或肌肉加强,而下部最为薄弱,因此,肩关节易发生前下方滑脱,形成肩关节脱位。关节囊内有肱二头肌长头腱通过。

肩关节是人体运动幅度最大、最灵活的关节,可做屈、伸、收、展、旋内、旋外和环转运动。

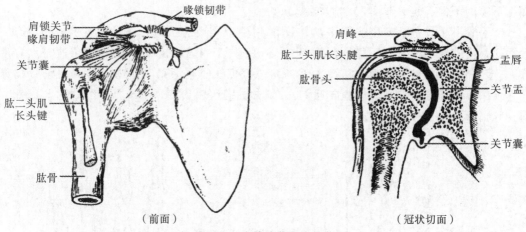

图 1-33 肩锁关节和肩关节

4. 肘关节 肘关节由肱骨下端与尺骨、桡骨上端构成,包括 3 个关节(图 1-34)。

(1) 肱尺关节 肱尺关节由肱骨滑车与尺骨的滑车切迹构成。

(2) 肱桡关节 肱桡关节由肱骨小头与桡骨头构成。

(3) 桡尺近侧关节 桡尺近侧关节由桡骨头环状关节面与尺骨的桡切迹构成。

以上 3 个关节被包在一个关节囊内。因关节囊的前壁和后壁薄而松弛,故肘关节脱位时,尺骨和桡骨常向后脱位。关节囊的两侧分别有尺侧副韧带和桡侧副韧带加强。关节囊内有桡骨环状韧带,可防止桡骨头脱位。肘关节可做屈、伸运动。

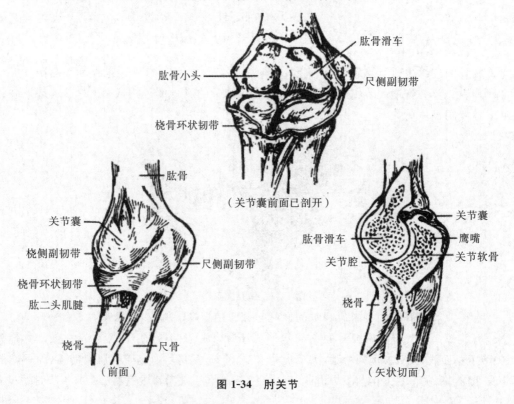

图 1-34 肘关节

> **知识链接**
>
> **肘关节脱位的解剖学基础**
>
> 正常情况下,肘关节伸时,肱骨内、外上髁与尺骨鹰嘴3点在一条直线上;肘关节屈至90°时,3点成等腰三角形。当肘关节脱位时,3点的位置关系会发生改变。不满5岁的小儿,桡骨头未发育好,桡骨颈部的环状韧带只是一片薄弱的纤维膜。若小儿的前臂被提拉,桡骨头向远端滑移,当桡骨头恢复原位时,环状韧带上部被卡压在肱桡关节内,称"桡骨头半脱位"。

5.前臂骨连结 前臂骨借桡尺近侧关节、桡尺远侧关节和前臂骨间膜相连(图1-35)。

(1)桡尺近侧关节 桡尺近侧关节属于肘关节的一部分,在功能上与桡尺远侧关节联合运动。

(2)桡尺远侧关节 桡尺远侧关节由桡骨尺切迹及关节盘、尺骨头构成。桡尺近、远侧关节联合运动,可使前臂做旋前、旋后运动。

(3)前臂骨间膜 前臂骨间膜为坚韧的结缔组织膜,连于桡骨体和尺骨体的相对缘。当前臂两骨处于旋前或旋后位时,骨间膜松弛;当前臂两骨处于半旋前或半旋后位时,骨间膜紧张。

6.手关节 手关节的连结包括桡腕关节、腕骨间关节、腕掌关节、掌指关节和指骨间关节等(图1-36)。

(1)桡腕关节 桡腕关节又称"腕关节",由桡骨下端和尺骨下端的关节盘与手舟骨、月骨、三角骨共同构成。其关节囊松弛,周围有肌腱和韧带加强,可做屈、伸、收、展和环转运动。

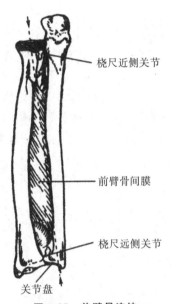

图1-35 前臂骨连结

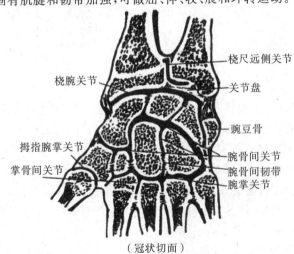

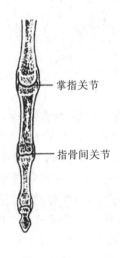

(冠状切面)

图1-36 手关节

(2)腕骨间关节 腕骨间关节位于相邻各腕骨之间,但相互之间运动幅度很小。

(3)腕掌关节 腕掌关节由远侧列腕骨与5块掌骨底构成。其中,拇指腕掌关节的关节囊松弛,可做屈、伸、收、展、环转和对掌运动,而对掌运动属人类和灵长类动物所特有。

(4)掌指关节 掌指关节由掌骨头与近节指骨底构成,能做屈、伸、收、展和环转运动。手指的收、展是以中指为准,靠近中指为收,远离中指为展。

(5)指骨间关节 指骨间关节由各指相邻两节指骨的底与滑车构成,只能做屈和伸运动。

五、下肢骨及其连结

（一）下肢骨

下肢骨包括髋骨、股骨、髌骨、胫骨、腓骨和足骨。

1.髋骨 髋骨位于盆部,是不规则骨。幼年时髋骨由髂骨、坐骨和耻骨组成,上份是髂骨,前下份是耻骨,后下份是坐骨,3骨之间由软骨连结。16岁左右软骨完全骨化,3块骨融合成1块骨。在融合处外侧面有一深窝,称"髋臼",与股骨头形成髋关节。髋臼前下方的卵圆形孔称"闭孔",由耻骨与坐骨围成(图1-37)。

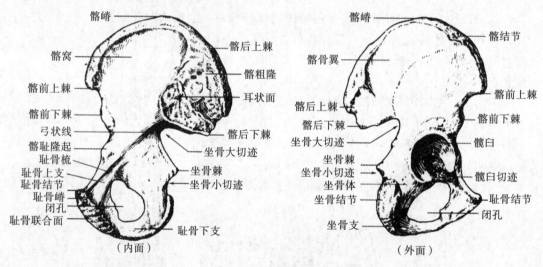

图 1-37 髋 骨

(1)髂骨 髂骨构成髋骨的上部,分髂骨体和髂骨翼2个部分。髂骨翼上缘称"髂嵴",髂嵴的前、中1/3交界处向外侧突出称"髂结节",临床上常在此处进行骨髓穿刺。两侧髂嵴最高点的连线约平对第4腰椎棘突,是腰椎穿刺时确定穿刺部位的标志。髂嵴前方的突起称"髂前上棘"。髂骨翼的内侧面稍凹处,称"髂窝",窝下界钝圆的骨嵴称"弓状线",窝的后下方有耳状面,与骶骨的耳状面形成骶髂关节。

(2)坐骨 坐骨构成髋骨的后下部,其下端的粗糙隆起称"坐骨结节"。坐骨结节上方有一个尖形的突起,称"坐骨棘"。棘的上方为坐骨大切迹,下方为坐骨小切迹。

(3)耻骨 耻骨构成髋骨的前下部,分耻骨体和上、下2支。耻骨上支的前端有一突起,称"耻骨结节"。自耻骨结节向后上延伸至弓状线的一条锐嵴,称"耻骨梳"。耻骨上、下支移行处内侧的粗糙面称"耻骨联合面"。

髂嵴、髂前上棘、髂结节、耻骨结节和坐骨结节都可在体表摸到,是重要的骨性标志。

2. 股骨 股骨位于股部,是人体最粗大的长骨,大约占身长的 1/4,分为一体两端(图 1-38)。其上端有朝向内上方呈球状的股骨头,与髋臼相关节。头外下方缩细的部分称"股骨颈"。颈与体交界处的外上方和内下方各有一突起,分别称"大转子"和"小转子"。大转子是重要的体表标志,在体表可以摸到。股骨体略弓向前,体的后面中部有一条纵嵴,称"粗线"。粗线上端的外侧较粗糙,称"臀肌粗隆"。粗线下端左右膨大并向后突出,形成内侧髁和外侧髁。两髁侧面的最突出处称"内上髁"与"外上髁",在体表可摸到。

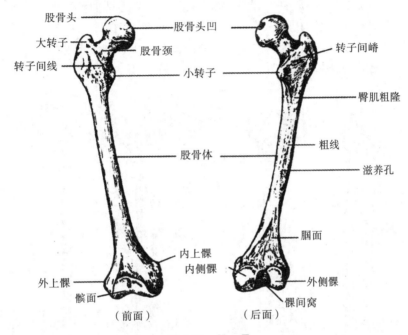

图 1-38 股 骨

知识链接

颈干角

股骨颈的长轴线与股骨干的纵轴线之间形成颈干角,一般为 110°～140°,平均为 127°。颈干角有年龄和性别差异,儿童颈干角大于成年人,男性颈干角大于女性。颈干角大于正常值为髋外翻,小于正常值为髋内翻。颈干角的改变,会使力的传导也发生改变,容易导致骨折和关节软骨退变,发生创伤性关节炎。

3. 髌骨 髌骨位于膝关节前方的股四头肌腱内,呈三角形,前面粗糙,后面光滑,是人体最大的籽骨(图 1-39)。

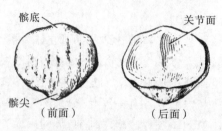

图 1-39 髌 骨

4. 胫骨 胫骨位于小腿内侧部(图1-40)。胫骨上端膨大,向两侧突出,分别形成内侧髁和外侧髁,其上面的关节面与股骨内、外侧髁相关节。胫骨上端的前面有一个粗糙隆起,称"胫骨粗隆"。胫骨体呈三棱柱形,前缘锐利,内侧面平坦,其前缘和内侧面可在体表摸到。胫骨下端远侧面有关节面,与距骨相关节。胫骨下端向内下方的突起称"内踝",可在体表摸到。胫骨对支持体重起重要作用。

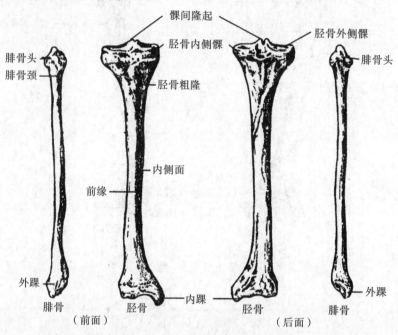

图 1-40 胫骨和腓骨

5. 腓骨 腓骨与胫骨并列,位于小腿的外侧部(图1-40)。腓骨上端膨大,称"腓骨头",与胫骨相接,头下方的缩细部分称"腓骨颈",下端膨大而略扁,形成外踝。腓骨头和外踝都是重要的体表标志。

6. 足骨 足骨包括7块跗骨、5块跖骨和14块趾骨(图1-41)。跗骨均属于短骨,包括后上部的距骨、后下部的跟骨和跟骨前方的足舟骨、3块楔骨及骰骨。距骨上面光滑,与胫、腓骨的下端相关节。跟骨是最大的一块跗骨,后部粗糙隆突,称"跟骨结节"。跖骨共5块,由内侧向外侧依次为第1~5跖骨,每块跖骨都可分为底、体、头3个部分。趾骨命名同指骨。跖骨和趾骨均属于长骨。

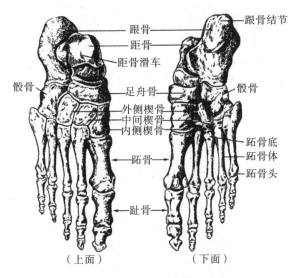

图 1-41　足　骨

(二)下肢骨的连结

1.骨盆　骨盆由左、右髋骨与骶骨、尾骨及骨连结构成。

(1)骨盆的连结　骨盆的连结主要有骶髂关节、耻骨联合和一些重要的韧带等(图1-42)。

①骶髂关节。骶髂关节由骶骨的耳状面与髂骨的耳状面构成,关节面凹凸不平,使两骨结合紧密,关节囊紧张,周围又有坚韧的韧带加强,因而其运动幅度极小。

②耻骨联合。耻骨联合由两侧的耻骨联合面借耻骨间盘连结而成,耻骨间盘内往往有一纵行裂隙,女性尤为明显。

③坐骨与骶骨之间的韧带连结。坐骨与骶骨之间的韧带连结有骶结节韧带和骶棘韧带,两韧带与坐骨大切迹和坐骨小切迹分别围成坐骨大孔和坐骨小孔,是盆腔与臀部和会阴部之间的通道,有肌肉、肌腱、神经和血管等通过。

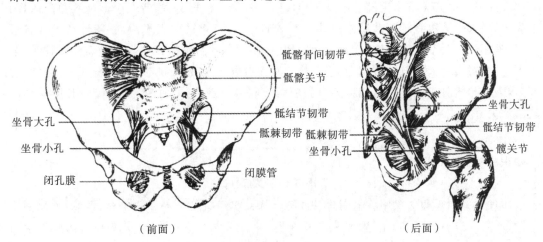

图 1-42　骨盆的连结

(2)骨盆的分部与功能　从骶骨岬经两侧弓状线、耻骨梳至耻骨联合上缘依次连成的环形线称"界线"。骨盆以界线分为上部的大骨盆和下部的小骨盆。大骨盆的内腔是腹腔的一部分。小骨盆的上口称"骨盆上口",由界线围成。骨盆下口由尾骨尖、骶结节韧带、坐骨结节、坐骨支、耻骨下支和耻骨联合下缘共同围成。坐骨支和耻骨下支连成耻骨弓,两侧耻骨弓之间的夹角称"耻骨下角"。骨盆上口和下口之间的小骨盆内腔称"骨盆腔"。

骨盆具有承受、传递重力和保护盆内器官的作用。此外,女性骨盆还是胎儿娩出的产道。

(3) 骨盆的性别差异　从青春期开始,骨盆出现性别差异,女性骨盆的形态特点与妊娠和分娩有关(表 1-1,图 1-43)。

表 1-1　男、女骨盆的差异

	男性	女性
骨盆形状	窄而长	宽而短
骨盆上口	心形	近似圆形
骨盆下口	较狭小	较宽大
骨盆腔	漏斗形	圆桶形
耻骨下角	70°~75°	90°~100°

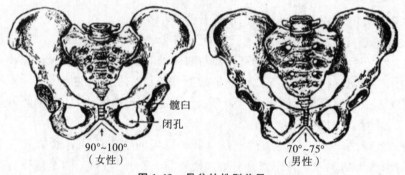

图 1-43　骨盆的性别差异

2. 髋关节　髋关节由髋臼与股骨头构成(图 1-44)。髋臼深,股骨头全部纳入髋臼内,关节囊厚而坚韧,因股骨颈除其后面的外侧 1/3 部分之外,都被包入囊内,故股骨颈骨折有囊内、囊外之分。关节囊周围均有韧带加强,其中,以前方的髂股韧带最为强大,它限制髋关节过度后伸,对维持人体直立姿势作用很大。关节囊内有股骨头韧带,连于股骨头与髋臼之间,内含营养股骨头的血管。髋关节可做屈、伸、收、展、旋内、旋外和环转运动,其运动幅度均较肩关节小。

知识链接

股骨头坏死的治疗

股骨头坏死的主要病理机制为股骨头血运受阻而引起头部骨质缺血,因此,多被称为"股骨头缺血性坏死"或"股骨头无菌性坏死"。现代医学认为,股骨头坏死的主要治疗方法是手术治疗,国内外专家均主张治疗早期股骨头坏死采取姑息手术,如核心减压、带血管骨移植术、血管植入术、骨支架术等,晚期不可避免地行人工关节置换术等。

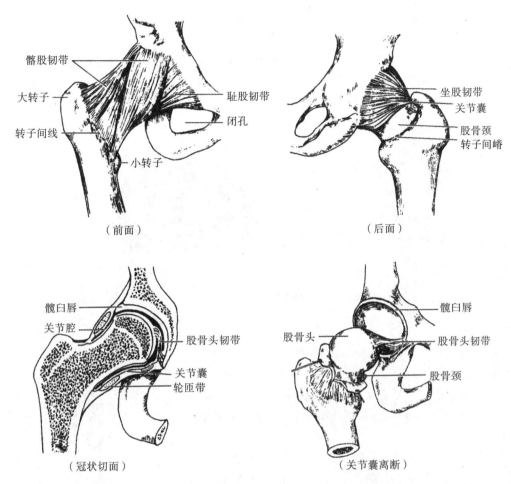

图1-44 髋关节

3. 膝关节 膝关节是人体最复杂的关节,由股骨下端、胫骨上端和髌骨构成(图1-45、图1-46、图1-47)。关节的特点是关节囊薄而松弛,周围有韧带加强。其中,囊的前壁自上而下有股四头肌腱、髌骨和髌韧带。关节囊内有前、后交叉韧带和内、外侧半月板。

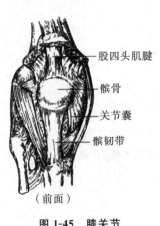

图1-45 膝关节

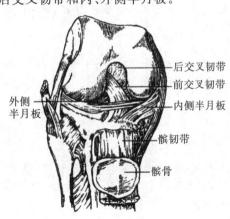

图1-46 膝关节的内部结构

内、外侧半月板分别位于胫骨内侧髁和外侧髁的上面。内侧半月板呈"C"形,外侧半月板呈"O"形。半月板的外缘肥厚,附着于关节囊,内缘锐薄游离,上面微凹,从而使股骨和胫骨两骨内、外侧髁的关节面在形态上更吻合,加强了膝关节的稳定性,还能在运动时起缓冲作用。交叉韧带连于股骨和胫骨,根据它们在胫骨上的附着点,分别称为"前交叉韧带"和"后交叉韧带"。前交叉韧带可限制胫骨向前移位,后交叉韧带可限制胫骨向后移位。

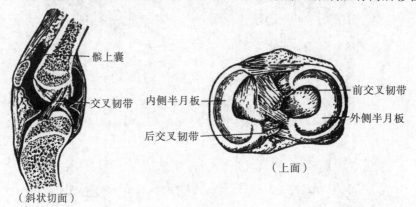

图1-47 膝交叉韧带和半月板

膝关节主要可做屈、伸运动,在半屈位时,还可做轻度的旋转运动。

4.小腿骨连结 胫骨外侧髁与腓骨头形成连结紧密的胫腓关节,中部和下端分别以小腿骨间膜和韧带相连(图1-48)。

5.足关节 足关节包括距小腿关节、跗骨间关节、跗跖关节、跖趾关节和趾骨间关节等(图1-49),均由与关节名称相应的骨组成。

(1)距小腿关节(踝关节) 踝关节由胫、腓骨的下端与距骨连结而成。关节囊前、后薄而松弛,两侧有韧带加强。内侧韧带较强大,外侧韧带较薄弱。距小腿关节可做背屈(伸)和跖屈(屈)运动。

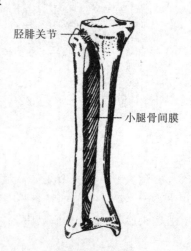

图1-48 小腿骨连结

> **知识链接**
>
> **踝关节扭伤的护理应用要点**
>
> 踝关节扭伤是以踝部肿胀、压痛,足着地或被动外翻时疼痛加剧为主要表现的疾病,常见病因是在下山、下台阶或在高低不平的路上行走,踝关节处于跖屈位,在遭受内翻暴力时,使踝部韧带因过度牵拉而导致韧带部分损伤或完全断裂,也可导致胫、腓骨下端骨折,踝关节半脱位或全脱位。因踝关节外侧韧带较薄弱,故临床上外侧韧带损伤较为常见。

(2)跗骨间关节 跗骨各骨之间有多个小关节,各关节只能做轻微的滑动,但总体上仍可有一定的运动幅度,可做足内翻或足外翻运动。

(3)跗跖关节 跗跖关节由3块楔骨、骰骨与5块跖骨底构成,可做轻微的运动。

(4)跖趾关节 跖趾关节由各跖骨头与各趾的近节趾骨底构成,可做屈、伸及轻微的收展运动。

(5)趾骨间关节 趾骨间关节位于相邻的两节趾骨之间,由趾骨滑车与其远侧趾骨的底构成,仅能做屈、伸运动。

(6)足弓 跗骨与跖骨借关节和韧带紧密相连,在纵向和横向上都形成凸向上的弓形,称"足弓"(图1-50)。足弓是人类直立、行走和负重时的缓冲结构,增加了足的弹性,利于跳跃,缓冲震荡,保护足底血管、神经免受压迫。足弓的维持除靠各骨的连结外,足底韧带、肌和肌腱的牵拉也起重要作用。如果上述结构发育不良或损伤,便可造成足弓塌陷,成为扁平足。

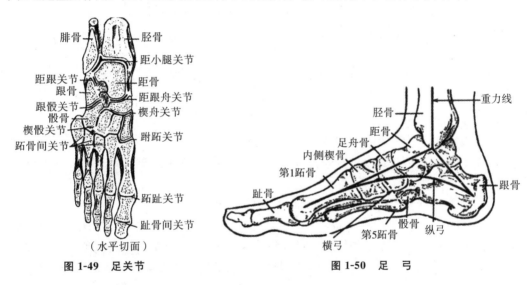

图1-49 足关节　　　　　图1-50 足 弓

六、骨性标志与护理应用

骨性标志在确定解剖部位或某些重要结构的体表投影时往往有重要指导意义。位于体表的许多骨性隆起,其表面覆盖的软组织相对较薄,有些部位仅覆以皮肤与极薄的浅筋膜,这些部位往往是压(褥)疮的好发部位,在临床护理中应予以重视。

(一)头颈部

1.眉弓 眉弓位于眶上缘的上方、额结节的下方,呈一弓状隆起,此处皮肤长有眉毛。眉弓内侧份深面有额窦。

2.下颌角 下颌角位于下颌体下缘与下颌支后缘相交处,下颌角位置微向外突出,骨质较薄弱,是下颌骨骨折的好发部位之一。

3.颧弓 颧弓位于耳屏与眶下缘连线上,颧弓下缘与下颌切迹之间的半月形中点,为咬肌神经封闭及上、下颌神经阻滞麻醉的进针点。颧弓是颌面部骨折的好发部位。

4.枕外隆凸　枕外隆凸是位于枕骨外面中部的一个隆起,其内为窦汇(属硬脑膜窦的一部分)。

5.乳突　乳突位于耳郭后下方,呈乳头状突起,乳突根部深面相当于乙状窦(属硬脑膜窦的一部分)。

6.颈动脉结节　颈动脉结节即第6颈椎横突前结节,颈总动脉行经其前方,在胸锁乳突肌前缘中点,即环状软骨弓处,向后压迫,可阻断颈总动脉的血流。

7.舌骨　沿颈部前正中线自下颌体下缘向下触摸到的第一个骨性结构即舌骨。

(二)胸部

1.颈静脉切迹　颈静脉切迹是位于胸骨柄上缘中份的凹陷或切迹,平对第2~3胸椎。

2.胸骨角　胸骨角是胸骨柄与体连接处微向前突起的角,在体表易触及。胸骨角两侧平对第2肋,是计数肋的重要标志,该角平对第4胸椎椎体下缘。

3.剑突　剑突位于胸骨的下部,细长,上接胸骨体,称"剑胸结合",上端两侧与第7肋软骨相接,下端游离。

4.锁骨　锁骨呈"～"形弯曲,架于胸廓前上方,全长在皮下均可触及,其外、中1/3交界处下方有一凹陷,为"锁骨下窝",该窝深处有腋动脉、腋静脉和臂丛穿过,并在其内下方深按可触及肩胛骨的喙突。

5.肋与肋间隙　在锁骨下方触及的第2肋(第1肋被锁骨和肌肉掩盖),依次向下可触及各肋和肋间隙。相邻肋之间的间隙称"肋间隙"。肋和肋间隙可作为胸腔脏器的定位标志。

6.肋弓　肋共有12对,第1~7肋的前端均与胸骨相连结,称"真肋"。第8~12肋前端不与胸骨直接连结,称"假肋"。其中,第8~10肋前端借肋软骨与上位肋软骨依次相连,形成肋弓(Costal Arch)。肋弓从剑突两侧由内上斜向外下,肋弓最低点向后对第3腰椎。

7.剑肋角　剑肋角是剑突与肋弓间的夹角。左侧剑肋角是心包穿刺常用的进针部位之一。

(三)腹部与盆部

1.耻骨联合上缘　耻骨联合上缘是自脐部向下沿前正中线可触及的第一个骨性结构,该部位男、女性均长有阴毛。

2.耻骨嵴　耻骨嵴是位于耻骨联合上缘至耻骨结节间的粗糙骨面。

3.耻骨结节　阴阜部最外侧的骨点在耻骨联合外侧约2.5 cm处,其外上方有腹股沟管外口,该结节外下方3.0~4.0 cm处有隐静脉裂孔(卵圆窝)。

4.髂嵴和髂前上棘、髂后上棘　髂骨上缘从上面观察呈"～"形,称为"髂嵴",其前端向前下方突出,为髂前上棘,有腹股沟韧带附着;髂嵴后端突向后下方称为"髂后上棘",有骶结节韧带等附着。两侧髂嵴最高点连线平对第4腰椎棘突。

5.髂结节　髂骨翼上缘分为内侧唇和外侧唇,距髂前上棘5.0~7.0 cm处外侧唇向外突出,称"髂结节",是盆部最外侧骨点。

6.坐骨结节　坐骨上、下支移行处下后部,骨质粗糙肥厚,称"坐骨结节",为盆部最低点,股二头肌、半腱肌、半膜肌及骶结节韧带附着于该结节上。

7.尾骨尖　尾骨呈三角形,底向上与骶椎相接,尖向下,位于肛管后方,有肛尾韧带附着。

(四)脊柱区(背部)

1.棘突　棘突恰位于后正中线上;第7颈椎棘突较长,低头时尤为明显,常作为辨认椎骨序数的标志;胸椎棘突斜向后下;腰椎棘突呈水平位,弯腰时棘突间隙加大,多以此姿势进行椎管穿刺;骶骨棘突融合成骶正中嵴。

2.骶管裂孔和骶角　沿骶正中嵴向下,第4、第5骶椎背面与尾骨围成的孔为骶管裂孔,是椎管的下口,裂孔两侧向下的突起为骶角,易于触及,是骶管麻醉时进针定位标志。

3.肩胛冈　肩胛冈是位于肩胛骨背面高耸的横行骨嵴,两侧肩胛冈内侧端的连线平对第3胸椎棘突。

4.肩胛骨下角　肩胛骨下角呈锐角,由肩胛骨的内、外侧缘会合而成。两侧肩胛下角的连线平对第7肋或第7肋间隙。

(五)上肢

1.肩峰　肩峰为肩胛冈向外延伸的扁平突起,是肩部最高骨点。

2.喙突　喙突是肩胛骨上缘外侧端的一个突起,在锁骨中、外1/3交界处的下方2.5 cm处向后外方按压可触及。

3.肱骨大、小结节　肱骨大、小结节为肱骨头外侧和前方的突起,肱骨大结节是肩部最外侧的骨点。

4.肱骨内、外上髁　肱骨内、外上髁是肱骨下端两侧膨出的突起,尺神经沟紧贴肱骨内上髁后面。

5.鹰嘴　鹰嘴为尺骨上端滑车切迹后上方的突起。

6.桡骨头　桡骨上端稍膨大,称"桡骨头",在肘后窝内可触及。

7.桡骨和尺骨茎突　桡骨和尺骨茎突约平腕中纹的两侧,尺骨茎突比桡骨茎突高1.0~1.5 cm。

(六)下肢

1.大转子　大转子为股骨颈与股骨体连接处外上侧的方形隆起,位于大腿外侧上部,约在髂结节下方一掌宽处可触及。

2.髌骨　髌骨是人体最大的籽骨,位于膝前部,被髌韧带包绕。

3.股骨内、外上髁和胫骨内、外侧髁　股骨内、外上髁和胫骨内、外侧髁分别为股骨下端和胫骨上端向两侧的突起。

4.胫骨粗隆　胫骨粗隆是胫骨上端内、外侧髁间向前方的隆起,是髌韧带附着部位。

5.腓骨头　平胫骨粗隆外方的突起为腓骨头。

6.内踝和外踝　内踝为胫骨下端的扁突,位于踝关节的内侧;外踝是位于腓骨下端的膨大,呈三角形,位于踝关节的外侧。

第二节 骨骼肌

一、概述

骨骼肌是运动系统的动力部分。骨骼肌多附于骨上,但有少数骨骼肌附着于皮肤,称为"皮肌"。骨骼肌数量众多,分布广泛,人体约有600块,占体重的40%左右。每块肌都是一个器官,都有一定的形态结构、丰富的血液供应和神经分布,并执行一定的功能。

(一)肌的形态

肌的形态不同,按其外形可分为4种,即长肌、短肌、扁肌和轮匝肌(图1-51)。长肌呈梭形或带状,多分布于四肢,距离较长,收缩时可产生较大幅度的运动。短肌分布于躯干部的深层,短而小,收缩时运动幅度较小。扁肌扁薄宽阔,多分布于胸壁和腹壁,收缩时除运动躯干外,还有保护体内器官的作用。轮匝肌呈环形,分布于孔裂周围,收缩时关闭孔裂。根据分布的位置,肌又可分为头肌、颈肌、躯干肌和四肢肌。

(二)肌的构造

骨骼肌多由中间的肌腹和两端的肌腱构成(图1-51)。肌腹由肌纤维构成,色红,柔软,具有收缩和舒张能力;肌腱由致密结缔组织构成,色白,坚韧,无收缩能力,能抵抗强大的张力。长肌的肌腱多呈圆索状,而扁肌的肌腱呈片状,称"腱膜"。

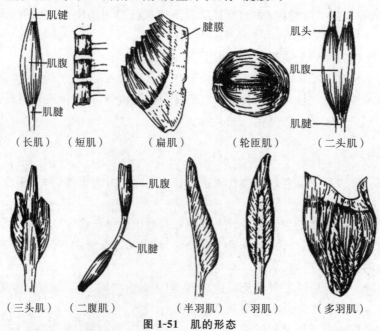

图1-51 肌的形态

(三)肌的起止、配布和作用

骨骼肌通常以两端附着于不同的骨面或软骨上,跨过1个或多个关节(图1-52)。肌收缩时,一骨的位置相对固定,另一骨相对移动,使两骨彼此接近。肌在固定骨上的附着点,称为"起点",又称"定点";在移动骨上的附着点,称为"止点",也称"动点"。肌的起止点有一定的规律,靠近身体正中矢状面或四肢近侧端的附着点,称为"起点",反之,称为"止点"。肌的起点和止点固定不变,但定点和动点是相对的,在一定条件下,可因肌作用的不同而相互转换。

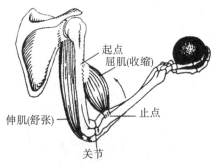

图1-52　肌的起止和作用示意图

肌的配布与关节运动轴密切相关,即在一个运动轴相对的两侧有2个作用相反的肌或肌群,这2个互相对抗的肌或肌群互称为"拮抗肌"。例如,肘关节前方的屈肌群和后方的伸肌群,两者互为拮抗肌。拮抗肌在功能上既相互拮抗,又相互协调。在一个运动轴的同一侧配布,并具有相同功能的肌或肌群,称为"协同肌"。协同肌彼此协调,完成各种动作,如肘关节前面的屈肌群。

(四)肌的辅助结构

肌的辅助结构包括筋膜、滑膜囊、腱鞘等,位于肌的周围,有保护和辅助肌活动的作用。

1. 筋膜　筋膜分浅筋膜和深筋膜2种(图1-53)。

(1)浅筋膜　浅筋膜亦称"皮下筋膜",位于真皮之下,由疏松结缔组织构成,内含血管、神经、淋巴管和脂肪组织等,其脂肪含量因人和部位而异。浅筋膜对于深部结构有一定的保护作用。

(2)深筋膜　深筋膜又称"固有筋膜",位于浅筋膜的深面,由致密结缔组织构成,它包裹肌、肌群和体壁以及血管、神经等,遍布全身且互相连续。深筋膜包绕肌群形成筋膜鞘,有保护和约束肌的作用,还可减少肌群之间的摩擦,利于肌的运动。深筋膜包裹血管和神经,形成血管神经鞘。

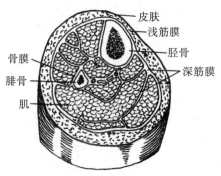

图1-53　小腿中部横切面示意图

2. 滑膜囊 滑膜囊是封闭的结缔组织小囊,形扁壁薄,内含少量滑液,多位于腱与骨面接触处,具有减少两者间摩擦的作用。

3. 腱鞘 腱鞘是包在长肌腱外面的鞘管,多在活动较大的部位(图1-54)。腱鞘分内、外两层,外部是深筋膜增厚形成的腱纤维鞘,对肌腱起滑车和约束作用;内部为双层套管状的腱滑膜鞘,其外层紧贴在纤维鞘内面和骨面,内层包被在腱的表面,两层相互移行,形成一个封闭的鞘管,内含有少量滑液,保证在肌收缩时,肌腱能在腱鞘内灵活滑动,可减少肌腱活动时与骨面之间的摩擦。

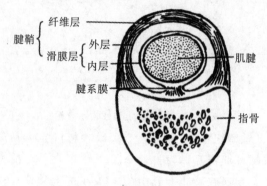

图1-54 腱鞘示意图

> **知识链接**
>
> **腱鞘囊肿**
>
> 腱鞘囊肿是关节附近的一种囊性肿块,以女性和青少年多见。腕背、腕掌桡侧屈腕肌腱及足背发病率最高,掌指关节及近侧指骨间关节也常见。发病时病变部出现一缓慢长大的包块,包块小时患者无临床症状,包块长大到一定程度时,患者活动关节时有酸胀感。腱鞘囊肿为直径0.5~2.5 cm的圆形或椭圆形包块,表面光滑,不与皮肤粘连。因囊内液体充盈,张力较大,扪之如硬橡皮样实质性感觉,易误诊为骨性包块。重压包块,患者有酸胀痛,穿刺可抽出透明胶冻状物。腱鞘囊肿有时可被挤压破裂而自愈,但复发率高。

二、躯干肌

躯干肌包括背肌、胸肌、膈、腹肌和会阴肌。

(一)背肌

背肌位于躯干背侧,主要有浅层的斜方肌、背阔肌和深层的竖脊肌。

1. 斜方肌 斜方肌位于项部和背上部的浅层,一侧呈三角形,两侧合起来呈斜方形(图1-55)。上部肌束斜向外下,中部肌束水平向外,下部肌束斜向外下。全肌收缩时,使肩胛骨向脊柱靠拢;上部肌束收缩,可上提肩胛骨;下部肌束收缩,可下降肩胛骨。如肩胛骨固定,一侧收缩时,颈向同侧屈,面转向对侧;两侧同时收缩,使头后仰。

2. 背阔肌 背阔肌是全身最大的扁肌,位于背下部、腰部和胸侧壁,肌束向外上方集中,止于肱骨上端前面(图1-55)。该肌收缩时,可使臂内收、旋内和后伸,如背手姿势。当上肢上举固定时,可引体向上。

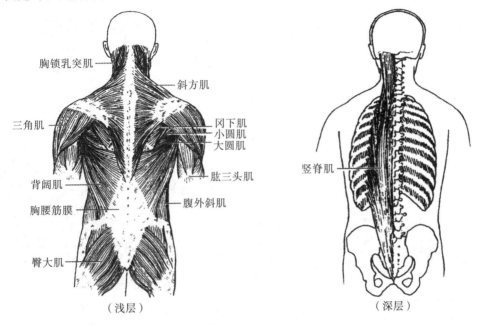

图 1-55　背　肌

3.竖脊肌　竖脊肌位于背部深层、椎骨棘突两侧的纵沟内,起自骶骨背面和髂嵴后面,向上分出许多条肌束,分别止于椎骨、肋骨及颞骨乳突(图1-55)。竖脊肌是维持人体直立的重要肌,两侧同时收缩,可使脊柱后伸和仰头。

(二)胸肌

胸肌主要有胸大肌、胸小肌、前锯肌和肋间肌等。

1.胸大肌　胸大肌位于胸廓前上部的浅层,呈扇形,起自锁骨内侧半、胸骨和第1～6肋软骨的前面,止于肱骨大结节嵴(图1-56)。其主要作用是使肩关节内收、旋内和前屈,如上肢固定,可上提躯干,还可上提肋,协助吸气。

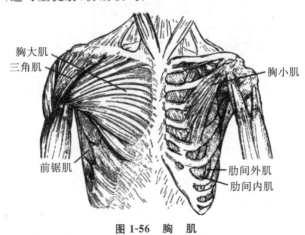

图 1-56　胸　肌

2. 胸小肌 胸小肌位于胸大肌深面，呈三角形，起自第3～5肋骨的前面，止于肩胛骨的喙突(图1-56)。其主要作用是牵拉肩胛骨向前下，肩胛骨固定时，也可上提肋骨助吸气。

3. 前锯肌 前锯肌位于胸廓侧壁，起自上位8～9个肋骨的外侧面，止于肩胛骨内侧缘和下角(图1-57)。其作用：收缩时，拉肩胛骨向前，并使肩胛骨紧贴胸廓，其下部肌束拉肩胛骨下角外旋，协助举臂；当肩胛骨固定时，可提肋，助深吸气。

4. 肋间肌

(1) 肋间外肌 肋间外肌位于肋间隙浅层，起自上位肋的下缘，肌纤维斜向前下方，止于下位肋的上缘(图1-56、图1-57)。其作用是提肋，助吸气。

(2) 肋间内肌 肋间内肌位于肋间外肌的深面，起自下位肋的上缘，肌纤维斜向前上，止于上位肋的下缘(图1-56、图1-57)。其作用是降肋，助呼气。

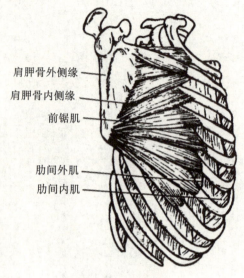

图1-57 前锯肌

(三) 膈

膈是分隔胸腔和腹腔的一块扁肌。膈向上呈穹隆状，周边是肌性部分，附于胸廓下口和腰椎的前面，肌纤维走向中央移行为腱膜，称"中心腱"。膈上有3个裂孔(图1-58)。

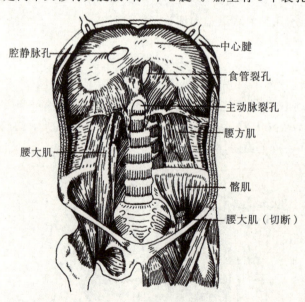

图1-58 膈及腹后壁肌

1. 主动脉裂孔 主动脉裂孔紧贴在第12胸椎前方，有降主动脉和胸导管通过。

2. 食管裂孔 食管裂孔在主动脉裂孔的左前上方，平第10胸椎水平，有食管和迷走神经通过。

3.腔静脉孔 腔静脉孔在食管裂孔右前方的中心腱内,约平第8胸椎水平,有下腔静脉通过。

膈是主要呼吸肌,收缩时,膈穹隆顶下降,胸腔容积扩大,以助吸气;舒张时,膈穹隆顶恢复原位,胸腔容积变小,以助呼气。若膈与腹肌同时收缩,则使腹内压增加,有协助排便、分娩、呕吐、咳嗽等功能。

(四)腹肌

腹肌位于胸廓下缘与骨盆上缘之间,可分为前外侧群和后群。

1.前外侧群 前外侧群包括腹直肌和腹外斜肌、腹内斜肌、腹横肌等3层扁肌。

(1)腹直肌 腹直肌位于腹前壁正中线两侧的腹直肌鞘内,呈条带状。腹直肌被3~4条横行的腱划分成多个肌腹,腱划与腹直肌鞘前层结合紧密(图1-59)。

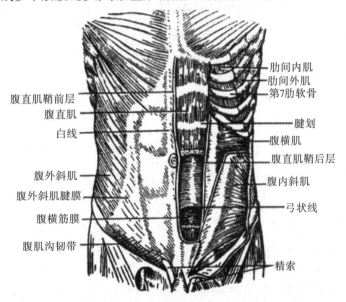

图1-59 腹前壁肌

(2)腹外斜肌 腹外斜肌位于腹前外侧壁最浅层,肌束由外上方斜向前下方,大部分在近腹直肌外侧缘移行为腹外斜肌腱膜(图1-59、图1-60),参与组成腹直肌鞘的前层和腹前壁正中的腹白线。腹外斜肌腱膜的下缘增厚卷曲,连于髂前上棘和耻骨结节之间,称"腹股沟韧带"。在耻骨结节外上方,腹外斜肌腱膜形成一近似三角形的裂孔,称"腹股沟管浅环"(或"皮下环")。

(3)腹外斜肌 腹外斜肌位于腹外斜肌深面,肌束自后向前呈扇形散开,在腹直肌外侧移行为腱膜(图1-59、图1-60)。腱膜向内分为前、后两层,分别参与构成腹直肌鞘的前、后层,至腹正中线处止于白线。腹内斜肌下部的腱膜与腹横肌腱膜的下部会合,形成腹股沟镰(也称"联合腱"),止于耻骨梳的内侧份。

(4)腹横肌 腹横肌位于腹内斜肌深面,肌束横行向前内,在腹直肌外侧缘移行为腱膜(图1-59、图1-60),参与组成腹直肌后鞘,终于白线。

腹内斜肌和腹横肌的下部肌纤维向下包绕精索和睾丸,称"提睾肌",收缩时可上提睾丸。

腹肌前外侧群的作用：保护腹腔器官；与膈协同缩小腹腔，增加腹内压，参与咳嗽、排便、呕吐和分娩等；降肋，协助呼气；使脊柱做前屈、侧屈和旋转运动。

2. 后群 后群位于腹后壁，有腰大肌和腰方肌（图 1-58）。腰方肌的作用：收缩时可下降和固定第 12 肋，并使脊柱侧屈。

3. 腹肌的肌间结构

(1) 腹股沟管 腹股沟管位于腹股沟韧带内侧半的稍上方，为腹前壁下部的肌、筋膜和腱膜之间的一条斜行潜在的裂隙（图 1-60），长约 4.5 cm，男性的精索或女性的子宫圆韧带由此管通过。

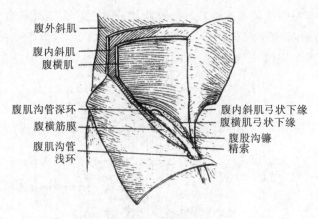

图 1-60 腹股沟管

腹股沟管有 2 口，前、后、上、下 4 壁：内口称"腹股沟管深环（腹环）"，位于腹股沟韧带中点上方约 1.5 cm 处，为腹横筋膜向外的突口；外口即腹股沟管浅环（皮下环）；前壁为腹外斜肌腱膜和部分腹内斜肌；后壁为腹横筋膜和腹股沟镰；上壁为腹内斜肌和腹横肌的弓状下缘；下壁为腹股沟韧带。腹股沟管是腹前壁下部的薄弱区，若腹腔内容物由此膨出，则形成腹股沟斜疝。

(2) 白线 白线位于腹前壁正中线上，介于两侧腹直肌鞘之间，由腹肌外侧群 3 对扁肌的腱膜在中线交织而成，上至剑突，下达耻骨联合（图 1-59、图 1-61）。白线上宽下窄，坚韧而少血管，常作为腹部手术入路。

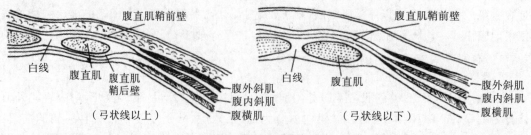

图 1-61 腹直肌鞘

(3) 腹直肌鞘 腹直肌鞘是腹肌外侧群 3 对扁肌的腱膜包裹腹直肌而成的纤维性腱膜鞘。腹直肌鞘分前、后 2 壁，前壁由腹外斜肌腱膜与腹内斜肌腱膜的前层结合而成，后壁由腹横肌腱膜与腹内斜肌腱膜的后层结合而成。其前壁完整，后壁在脐以下 4~5 cm 处，因 3 对扁肌的腱膜全部组成鞘的前壁，故后壁缺如。其下缘游离，呈凸向上的弧形线，称"弓状线"(或"半环线")。弓状线以下,腹直肌后面直接与腹横筋膜相贴(图1-59、图1-61)。

(4)腹股沟三角　腹股沟三角又称"海氏三角",位于腹前壁下部,是由腹股沟韧带、腹直肌外侧缘和腹壁下动脉围成的三角区。此区是腹壁薄弱处之一,若腹腔内容物由此膨出,则形成腹股沟直疝(图1-62)。

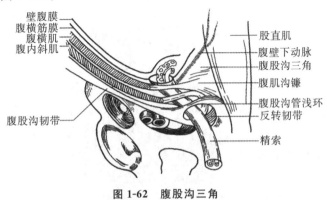

图1-62　腹股沟三角

(五)会阴肌

会阴肌是指封闭小骨盆下口的肌,主要有肛提肌、会阴浅横肌、会阴深横肌、尿道括约肌等(图1-63、图1-64)。

1. 肛提肌　肛提肌为一对宽薄的肌肉,两侧合成形似前壁缺损的漏斗,封闭小骨盆下口的大部分。肛提肌构成骨盆底,承托盆腔器官,并对肛管、阴道有括约作用。两侧肛提肌及覆盖于其上面、下面的筋膜等共同构成盆膈,内有肛管通过。

2. 会阴浅横肌　会阴浅横肌起自坐骨结节,止于会阴中心腱,左右各一,有固定会阴中心腱的作用。

3. 会阴深横肌　会阴深横肌位于小骨盆下口的前下部,肌束横行附着于两侧的坐骨支。

4. 尿道括约肌　尿道括约肌位于会阴深横肌的前方,环绕在尿道周围。女性的尿道括约肌环绕尿道和阴道,称"尿道阴道括约肌"。

会阴深横肌、尿道括约肌以及覆盖其上面、下面的筋膜共同构成"尿生殖膈",男性有尿道通过,女性有尿道和阴道通过。

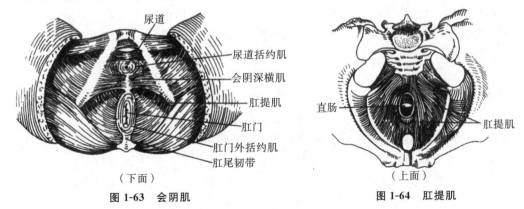

图1-63　会阴肌　　　　　　图1-64　肛提肌

三、头 肌

头肌分为面肌和咀嚼肌(图1-65)。

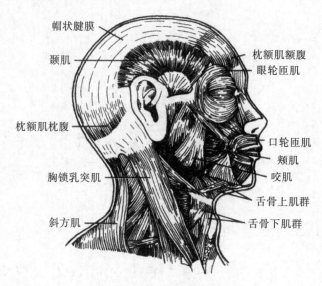

图1-65 头颈部肌

(一)面肌

面肌是扁薄的皮肌,又称"表情肌",大多起自颅骨的不同部位,止于面部皮肤,多分布于睑裂、口裂和鼻孔的周围。面肌有环形肌和辐射状肌2种,作用是使孔裂关闭或开大,并牵动皮肤,显示出各种不同表情。

1.枕额肌 枕额肌位于颅盖中线的两侧,是一对扁阔薄肌,有2个肌腹,分别位于额部和枕部皮下,即额腹和枕腹,2个肌腹之间是广阔的帽状腱膜。额腹收缩时提眉,并使额部皮肤出现皱纹;枕腹收缩时向后牵拉帽状腱膜。

颅顶皮肤、浅筋膜和帽状腱膜共同构成头皮。头皮与深部组织连接疏松,易在外力作用下撕脱。

2.眼轮匝肌 眼轮匝肌位于睑裂周围,呈椭圆环形,收缩时使睑裂闭合。

3.口轮匝肌 口轮匝肌位于口裂周围,呈扁环形,收缩时使口裂闭合。

(二)咀嚼肌

咀嚼肌是运动颞下颌关节的肌肉,共4对,即咬肌、颞肌、翼内肌和翼外肌。

1.咬肌 咬肌呈方形,位于下颌支的外面,在体表可以摸到(图1-65)。

2.颞肌 颞肌呈扇形,位于颞窝,在体表也可以摸到(图1-65)。

3.翼内肌 翼内肌止于下颌角的内面。

咬肌、颞肌、翼内肌收缩均可上提下颌骨,使牙咬合,翼内肌还可向前运动下颌骨。

4.翼外肌 翼外肌止于下颌颈,主要使下颌骨向前做张口运动,并做侧方运动。

四、颈 肌

颈肌依其所在的位置分颈浅肌群、舌骨上肌群、舌骨下肌群和颈深肌群。

（一）颈浅肌群

1. 颈阔肌　颈阔肌位于颈部浅筋膜中的皮肌，薄而宽阔。作用：颈阔肌收缩时紧张颈部皮肤，拉口角向下（图1-66）。

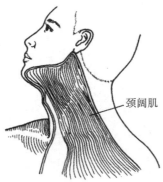

图1-66　颈阔肌

2. 胸锁乳突肌　胸锁乳突肌斜位于颈部两侧，大部分被颈阔肌覆盖，在体表可看其轮廓。它起于胸骨柄的前面和锁骨的胸骨端，斜向后上方，止于颞骨乳突（图1-65）。作用：胸锁乳突肌一侧收缩，使头歪向同侧，面转向对侧；两侧同时收缩，使头后仰。

（二）舌骨上、下肌群

1. 舌骨上肌群　舌骨上肌群位于舌骨与下颌骨、颅底之间，包括二腹肌、下颌舌骨肌、茎突舌骨肌和颏舌骨肌（图1-67）。其作用是上提舌骨或下降下颌骨。

2. 舌骨下肌群　舌骨下肌群位于舌骨和胸骨之间的颈前正中线两侧，浅层有胸骨舌骨肌和肩胛舌骨肌，深层有胸骨甲状肌和甲状舌骨肌（图1-67）。其作用是下降舌骨，使喉上下移动。

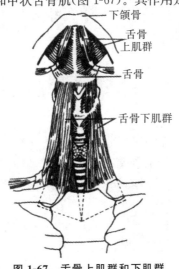

图1-67　舌骨上肌群和下肌群

(三)颈深肌群

颈深肌群位于脊柱颈部的两侧和前方,主要有前斜角肌、中斜角肌和后斜角肌。后斜角肌止于第2肋骨,前斜角肌和中斜角肌止于第1肋,并与第1肋围成三角形间隙,称"斜角肌间隙",锁骨下动脉和臂丛由此经过。

五、上肢肌

上肢肌按部位分为肩肌、臂肌、前臂肌和手肌(图1-68)。

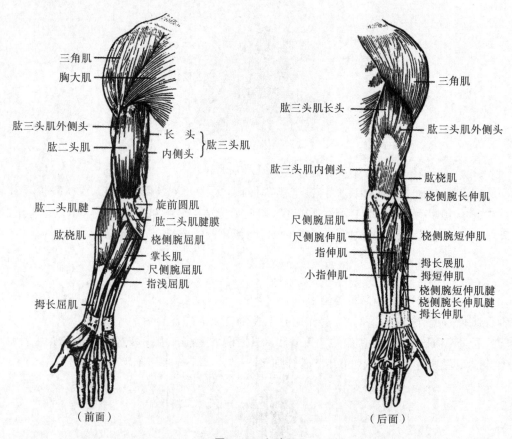

图1-68 上肢肌

(一)肩肌

肩肌配布于肩关节周围,能运动肩关节,并能增强肩关节的稳定性。

三角肌(图1-55、图1-68)位于肩外侧部,呈三角形,使肩部形成圆隆的外形,在肩关节脱位时,此圆隆消失,出现"方肩"。此肌起于锁骨的外侧部、肩峰和肩胛冈,止于肱骨的三角肌粗隆。其主要作用是使肩关节外展。

肩肌除了浅层的三角肌外,其深层还有冈上肌,可使肩关节外展;冈下肌、小圆肌可使肩关节旋外;大圆肌和肩胛下肌可使肩关节内收、旋内。

(二) 臂肌

臂肌位于臂部，分前群和后群，前群是屈肌，后群是伸肌。

1. 前群　肱二头肌呈梭形，位于臂部前方（图1-69）。肱二头肌起端有长短2个头，在臂中部合成1个肌腹，经肘关节的前方，止于桡骨粗隆。当用力屈肘关节时，在臂前面见到膨隆的肌腹，此时，在肘窝中央可摸到该肌的肌腱。肱二头肌收缩时可屈肘关节，协助屈肩关节。臂肌除了浅层的肱二头肌外，深层还有肱肌，可使肘关节屈曲；喙肱肌可使肩关节前屈、内收。

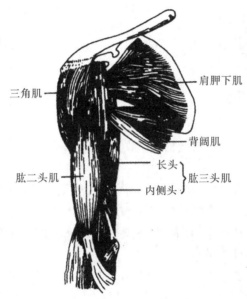

图1-69　臂肌前群

2. 后群　肱三头肌位于肱骨后方，起端有长头、内侧头和外侧头，3头合成肌腹，以一扁腱止于尺骨鹰嘴（图1-69）。其主要作用是伸肘关节。

(三) 前臂肌

前臂肌位于前臂，位列尺骨、桡骨周围，分前群和后群。

1. 前群　前臂肌前群位于前臂前面，共9块，主要是屈肌和旋前肌。浅层有6块肌，从桡侧向尺侧依次为：肱桡肌，可屈肘关节；旋前圆肌，可使前臂旋前和屈肘关节；桡侧腕屈肌，屈肘关节，并可使桡腕关节屈曲和外展；掌长肌，可屈桡腕关节和紧张掌腱膜；指浅屈肌，可屈第2~5指的近侧指骨间关节，还能屈掌指关节和桡腕关节；尺侧腕屈肌，主要屈桡腕关节，并可使桡腕关节内收（图1-70）。深层有3块肌，即：位于桡侧的拇长屈肌，可屈拇指指骨间关节和掌指关节；位于尺侧的指深屈肌，可屈第2~5指的远侧与近侧指骨间关节、掌指关节和桡腕关节；拇长屈肌和指深屈肌远侧深面的旋前方肌，可使前臂旋前（图1-70）。

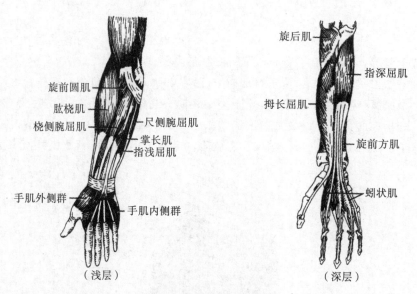

图 1-70 前臂肌前群和手肌

2.后群 前臂肌后群位于前臂后面,共10块,主要是伸肌和旋后肌。浅层有5块肌,由桡侧向尺侧,依次为:桡侧腕长伸肌、桡侧腕短伸肌,主要作用是伸桡腕关节并使其外展,亦能伸肘关节;指伸肌,可伸桡腕关节和第2~5指的指骨间关节;小指伸肌,主要作用为伸小指;尺侧腕伸肌,可伸桡腕关节并使其内收(图1-71)。深层也有5块肌,自外上侧向内下侧,依次为:旋后肌,可使前臂旋后;拇长展肌,可使拇指和桡腕关节外展;拇短伸肌、拇长伸肌,作用是伸拇指;示指伸肌,可伸示指(图1-71)。

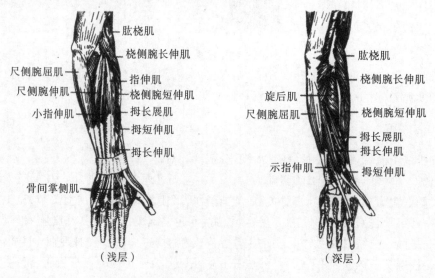

图 1-71 前臂肌后群

(四)手肌

手肌短小,配布于手的掌面,主要运动手指,分外侧、内侧和中间3群(图1-70)。

1.外侧群 外侧群位于手掌拇指侧,较发达,外观丰隆,称"鱼际",可使拇指做屈、收、展和对掌运动。

2. 内侧群 内侧群位于手掌小指侧,形成一个较小的隆起,称"小鱼际",可使小指做屈、展和对掌运动。

3. 中间群 中间群位于掌心和掌骨之间,包括4块蚓状肌和7块骨间肌。

(1) 蚓状肌 蚓状肌为4条细束状小肌,收缩时起屈掌指关节、伸指骨间关节的作用。

(2) 骨间肌 骨间肌包括：3块骨间掌侧肌,收缩时内收第2、第4和第5指；4块骨间背侧肌,收缩时外展第2和第4指。骨间肌能协同蚓状肌屈掌指关节、伸指骨间关节。

六、下肢肌

下肢肌按部位分为髋肌、大腿肌、小腿肌和足肌4部分(图1-72)。

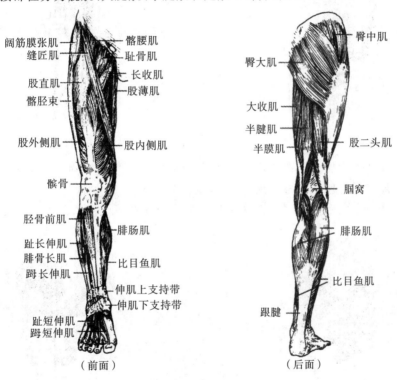

图 1-72 下肢肌

(一)髋肌

髋肌位于髋关节周围,主要作用于髋关节。髋肌分前、后2群。

1. 前群 前群包括髂腰肌、阔筋膜张肌(图1-72、图1-73)。

(1) 髂腰肌 髂腰肌由髂肌和腰大肌合成,腰大肌起于腰椎体,髂肌起于髂窝,两肌汇合止于小转子。髂腰肌的作用是使髋关节前屈和旋外。

(2) 阔筋膜张肌 阔筋膜张肌位于大腿上部前外侧,向下移行于髂胫束,其作用是紧张阔筋膜并屈髋关节。

2. 后群 后群主要位于臀部,又称"臀肌"(图1-72、图1-74)。

(1)臀大肌 臀大肌位于臀部浅层,大而肥厚,是臀部最大的一块肌,略呈四边形(图1-72、图1-74)。它与臀部的皮下组织形成特有的臀部隆起,作用包括:使髋关节后伸和旋外,在人体直立时,能固定骨盆,防止躯干前倾。臀大肌位置表浅,肌质丰厚,其外上1/4部分无重要的神经和血管,是肌肉注射的常用部位。

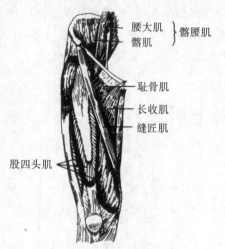

图1-73 髋肌前群、大腿肌前群和内侧群　　图1-74 髋肌后群和大腿肌后群

(2)臀中肌 臀中肌位于臀部外上方,大部分被臀大肌覆盖,可使髋关节外展(图1-75)。
(3)臀小肌 臀小肌位于臀中肌深面,可使髋关节外展(图1-76)。
(4)梨状肌 梨状肌位于臀中肌内下方,可使髋关节旋外(图1-75、图1-76)。

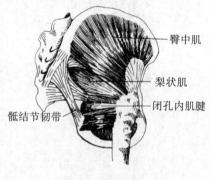
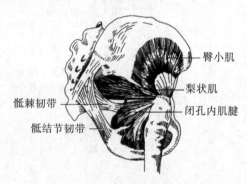

图1-75 臀中肌　　图1-76 臀肌深层

(二)大腿肌

大腿肌位于股骨周围,分前群、后群和内侧群。

1.前群 前群位于大腿前面,有缝匠肌和股四头肌(图1-73)。
(1)缝匠肌 缝匠肌呈扁带状,是人体最长的肌,起自髂前上棘,斜向内下方,经膝关节内侧,止于胫骨上端的内侧面。其主要作用是屈髋关节和膝关节。
(2)股四头肌 股四头肌是人体中体积最大的肌,位于大腿前面,有4个头,分别是股直肌、股内侧肌、股外侧肌和股中间肌,向下移行为一个强大的肌腱,包绕髌骨的前面和两侧,继而下延为髌韧带,止于胫骨粗隆。其主要作用是伸膝关节、屈髋关节。

2.内侧群　内侧群位于大腿内侧,包括耻骨肌、长收肌和股薄肌等(图1-73),其中,长收肌位于缝匠肌中部内上方。内侧群的主要作用是使大腿内收。

3.后群　后群位于股骨后方,共3块肌,包括股二头肌、半腱肌和半膜肌(图1-74)。股二头肌位于大腿后外侧,半腱肌位于股后内侧,半膜肌在半腱肌的深面。后群的主要作用是伸髋关节、屈膝关节。

(三)小腿肌

小腿肌位于胫骨和腓骨周围,数目比上肢少,但较粗壮,参与维持人体的直立姿势和行走,分前群、外侧群和后群。

1.前群　前群位于小腿前面。从内侧向外侧,依次为胫骨前肌、拇长伸肌和趾长伸肌,作用是使足背屈、内翻和伸趾(图1-77)。

2.外侧群　外侧群位于腓骨外侧。浅层为腓骨长肌,深层为腓骨短肌(图1-78),作用是使足外翻和跖屈,并有维持足弓的作用。

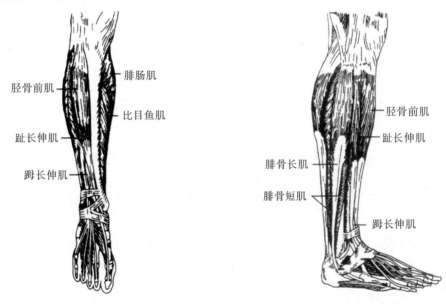

图1-77　小腿肌前群　　　　　图1-78　小腿肌外侧群

3.后群　后群位于小腿后方,分浅、深2层。

(1)浅层　浅层为小腿三头肌(图1-79),由腓肠肌和比目鱼肌合成。小腿三头肌粗大有力,在小腿后方形成膨隆的外形,俗称"小腿肚",向下移行为人体最粗大的肌腱——跟腱,止于跟骨结节,作用是提足跟,使足跖屈。

小腿三头肌、股四头肌和臀大肌是维持人体直立的3块主要肌。

(2)深层　深层有4块肌,腘肌在上方,位于腘窝底,其余3块在下方,自内侧向外侧,依次为趾长屈肌、胫骨后肌和拇长屈肌(图1-79)。其作用为使足跖屈、内翻和屈趾。

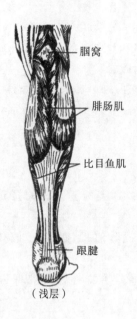
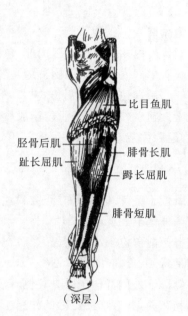

（浅层） （深层）

图 1-79 小腿肌后群

（四）足肌

足肌分为足背肌和足底肌。足背肌为伸趾的小肌。足底肌的配布和作用与手肌相似，也分内侧群、外侧群和中间群，主要作用是运动足趾，参与维持足弓。

七、肌性标志与护理应用

人体表面某些肌性隆起或触及肌肉轮廓、腱性结构，往往在体表的位置较浅表、恒定，在确定解剖部位或某些重要结构的体表投影时具有重要指导意义，在临床护理中应引起重视。

（一）头颈部

1.咬肌与颞肌　在颧弓上方的颞窝内能触及颞肌，在颧弓下方至下颌角部位能触及咬肌，当牙咬合时更为明显。两肌收缩均上提下颌骨，受三叉神经支配。

2.胸锁乳头肌　当头向一侧倾斜，面转向对侧时，从乳突至锁骨内侧端和胸骨柄外侧有一条状隆起，其前缘和后缘均十分明显，为胸锁乳突肌，受副神经支配。

3.锁骨上小窝　胸锁乳头肌以2个头起自胸骨柄前面和锁骨内侧端，这2个头之间有1个小窝，为锁骨上小窝。锁骨上小窝左侧深面为颈总动脉，右侧深面为头臂干。

4.胸骨上窝　胸骨上窝为胸骨柄颈静脉切迹上方凹陷，是触诊气管的部位。

5.锁骨上大窝　锁骨上大窝相当于锁骨中1/3上方一个三角形的凹陷，窝底可扪及锁骨下动脉、臂丛及第1肋。

（二）胸腹部

1.胸大肌　肌发达者体表能见胸大肌的轮廓，在胸前区和外侧区交界处，可摸到该肌的下缘，受臂丛分支支配。

2.白线　白线位于腹前正中线上,在脐以上较宽,色素沉着较浅,而脐以下较窄,色素沉着较明显。

3.腹直肌　腹直肌纵行列于白线两侧,起自耻骨联合上缘与耻骨嵴,止于剑突与第5～7肋软骨。腹直肌有3～4条横行腱划(大部分在脐以上),该肌收缩时,可见其轮廓。

4.半月线　腹直肌前、后鞘在腹直肌外侧缘合拢在一起,自上而下形成1个略弯曲且凹向外侧的结构,称"半月线"。

(三)腰背部(脊柱区)

1.竖脊肌　竖脊肌纵贯脊柱沟全长(脊柱沟:肋角与各部分椎骨间的沟),由脊神经后支支配。

2.背阔肌　背阔肌是位于背下部和腰部浅层的较大扁肌,受胸背神经支配。

3.斜方肌　斜方肌位于项部和背上部浅层,为一三角形扁肌,两侧合成菱形,受副神经支配。

4.听诊三角　听诊三角又称"肩胛旁三角",位于肩胛骨下角的内侧,下界为背阔肌上缘,内上界为斜方肌的外下缘,外侧界为肩胛骨的脊柱缘,表面覆以皮肤和筋膜,是背部听诊呼吸音最清楚的部位。

(四)上肢

1.三角肌　三角肌从前、外侧、后包绕肩关节,止于肱骨中份外侧面的三角肌粗隆,受腋神经支配。

2.肱二头肌腱与肱二头肌内侧沟　肱二头肌位于臂前面,因起点有2个头而得名,肌腹呈棱形,在肘窝处移行为肌腱,止于桡骨粗隆,该肌受肌皮神经支配。在该肌内侧有一条浅沟(屈肘时更为明显),称"肱二头肌内侧沟",深面有肱动、静脉及正中神经沿此沟下行。

3.腋窝　腋窝位于胸外侧壁与臂上部之间的锥形腔隙。其形态可概括为4壁、1顶和1底:前壁为胸大肌、胸小肌;后壁为肩胛下肌、大圆肌和背阔肌;内侧壁为前锯肌;外侧壁为肱骨、肱二头肌和喙肱肌;顶即腋窝上口,由锁骨、第1肋和肩胛骨上缘围成,与颈部交通;底由浅、深筋膜和皮肤封闭。腋窝内除了有通向上肢的血管、神经外,还有大量的脂肪、淋巴结、淋巴管等(图1-80)。

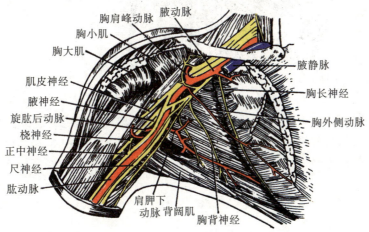

图1-80　腋窝内容

4.肘窝　肘窝位于肘关节前方,为尖端朝向远侧的三角形凹窝,外侧界为肱桡肌,内侧界为旋前圆肌,上界为肱骨内上髁和外上髁之间的连线,窝内有血管和神经通过(图1-81)。肱二头肌腱为窝内重要结构,腱内侧可触及肱动脉搏动,是测量血压时常用部位。

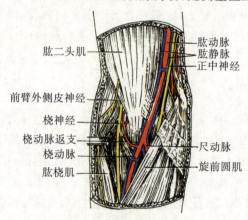

图1-81　肘窝内容

5.腕管　腕管位于腕部掌侧,由腕骨沟和腕横韧带(屈肌支持带)围成,管内有指浅屈肌腱、指深屈肌腱以及拇长屈肌腱共9条肌腱和1条正中神经通过(图1-82)。

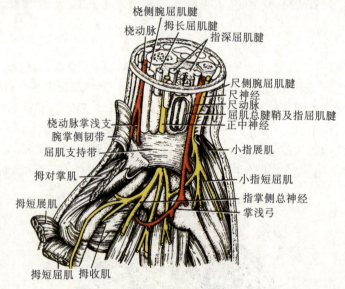

图1-82　腕管内容

6.桡侧腕屈肌腱、掌长肌腱和尺侧腕屈肌腱　当握拳屈腕时,腕前区可见3条肌腱隆起,由外侧向内侧依次为桡侧腕屈肌腱、掌长肌腱和尺侧腕屈肌腱。桡动脉行于桡侧腕屈肌腱和桡骨茎突间,正中神经穿桡侧腕屈肌腱与掌长肌腱间,尺血管神经束位于尺侧腕屈肌腱外侧。

(五)下肢

1.臀大肌　臀大肌为四方形强大的扁厚肌,与臀部皮下组织共同形成臀部隆凸外形,臀大肌是髋关节强有力的伸肌,受臀下神经支配。

2. **股四头肌与髌韧带** 股四头肌很强大,位于股骨内侧、前方和外侧,因起点有4个头而得名,4个头向下汇合为肌腱,越过髌骨并包绕该骨,止于胫骨粗隆,称"髌韧带"。股四头肌具有伸小腿(或膝)的作用,受股神经支配。

3. **股三角** 股三角位于大腿前面的上部,是由腹股沟韧带、缝匠肌内侧缘和长收肌内侧缘围成的三角形区域。在股三角的上份,由外侧向内侧,依次有股神经、股动脉、股静脉和股管(图1-83)。

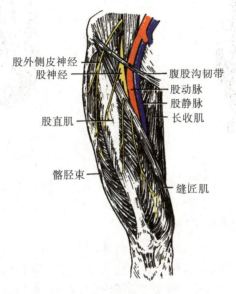

图1-83 股三角内容

4. **股管** 股管是腹横筋膜经腹股沟韧带后方向下延伸形成的漏斗状间隙,长约1.5 cm,其上口朝向腹腔,称"股环",股环处填有脂肪组织和1个较大的淋巴结,股管下端为盲端(图1-84)。由于股环与腹腔之间只隔很薄的腹横筋膜和腹膜,故腹腔内容物可从股环、股管处膨出,形成股疝。因女性骨盆较宽,股环较大,故女性较男性易发生股疝。

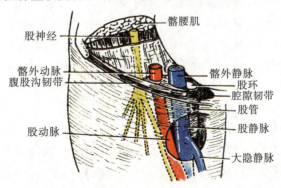

图1-84 股 管

5. **收肌管** 收肌管是大腿中1/3段内侧面的一个肌筋膜管,长15~17 cm。该管位于缝匠肌的深面、大收肌和股内侧肌之间,其前壁为一腱膜,称"收肌腱板"。收肌管向上通股三角,向下经收肌腱裂孔通腘窝。管内由浅入深依次排列有隐神经、股动脉和股静脉(图1-85)。

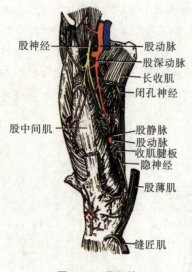

图1-85 收肌管

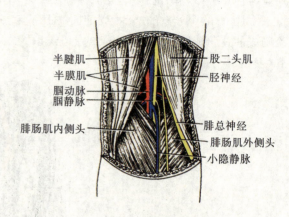

图1-86 腘窝及其内容

6.腘窝　腘窝位于膝关节后方,呈菱形。腘窝的上外侧界为股二头肌腱,上内侧界为半膜肌与半腱肌,下内侧界和外侧界分别是腓肠肌内侧头和外侧头。腘窝内有腘动脉、腘静脉、胫神经以及脂肪组织和淋巴结(图1-86)。

7.小腿三头肌与跟腱　小腿三头肌位于小腿后面,很强大,由浅层的腓肠肌和位于其深面的比目鱼肌组成。腓肠肌以内侧和外侧2个头分别起于股骨内侧髁和外侧髁,两肌肌腹于小腿中部互相融合,向下合成粗大的腱性结构,止于跟骨,称"跟腱",附于跟骨后面。小腿三头肌参与屈膝、踝关节,受胫神经支配。

附2　肌肉注射的解剖学基础与护理应用

肌肉注射是临床应用较为普及的注射方法,用于不宜口服、不能口服、某些抗菌药物静滴后需继续巩固者。肌肉内有丰富的血管,注射后药物进入血液循环,吸收较快。肌肉注射具有可选择范围大、易操作、较安全、药物吸收较快的优点。肌肉注射多选择浅表而丰厚的肌肉,穿刺进针部位深面应无粗大而恒定的血管神经束。在临床常规应用中,常选用的注射部位有臀肌、三角肌等。

一、臀肌注射

臀肌是肌肉注射的首选部位,该肌肉丰厚,操作区域安全范围相对较大,可坐位、侧卧位给药,不必回避异性,易被患者接受。

(一)解剖学基础

1.臀部皮肤较厚,富含皮脂腺和汗腺　臀部皮下组织较厚,在对较瘦弱的成人50例尸体检测中发现,皮下组织厚度一般为1.2～2.0 cm。

2.臀肌包括臀大肌、臀中肌、臀小肌和经过髋关节囊后面的其他小肌 按位置的深浅,臀肌可分为3层:浅层为臀大肌;中层为臀中肌、梨状肌和闭孔内肌;深层为臀小肌和闭孔外肌。

(二)护理应用要点

1.臀肌注射多直接刺入臀大肌 为避免损伤臀部血管神经束,注射点的选择很重要。临床上通常采用以下2种方法。

(1)十字法 自臀裂顶点向外侧画一横线,在该线中点画一垂线,外上方1/4区域为注射安全区(图1-87)。

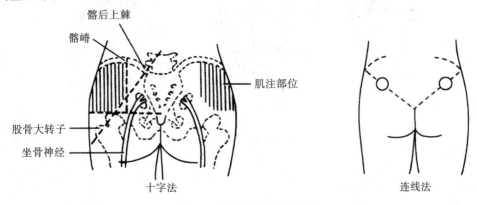

图1-87 臀大肌注射区定位

(2)连线法 自髂前上棘至尾骨尖作一连线,将该线分为三等份,以外、上1/3处为注射安全区。

2.注射时进针深度因人而异 一般刺入针杆长度的2/3,注射过浅时,若针尖未达臀(大、中)肌内,易引起硬结与疼痛。进针方向应保持与皮肤垂直,如偏内,有可能损伤出盆腔的血管神经束;如偏外,则易刺入髂骨骨膜,有断针的危险。

3.婴儿臀区相对较小、肌肉不发达,选用臀肌进行肌注时应谨慎,或尽量少用此部位进行肌注。

(三)失误与防范

1.在同一局部反复注射、药物浓度较高或吸收较慢,易引起硬结,因此,注射部位应轮换。

2.操作应严格遵守无菌原则,坚持局部消毒,尤其是对体弱多病者、儿童患者。

二、三角肌注射

肩关节的外侧、前部和后部有肥厚的三角肌包绕,该区易暴露、操作方便,是肌肉注射的又一常用部位。

(一)解剖学基础

三角肌前缘与胸大肌之间为三角肌胸大肌间沟,在此沟内有头静脉和胸肩峰动脉的分支走行。三角肌后缘的中点为腋神经伴旋肱后血管进入三角肌处,此点距肩峰后下方6.0 cm。

(二)护理应用要点

1.注射点的选择应避开三角肌的前缘和后缘,在中部较宜,这样可免于伤及血管和神经。考虑到肌肉的厚度,应选择三角肌上1/3到中1/3区域进针,针尖勿偏向该肌前缘或后缘方向(图1-88)。

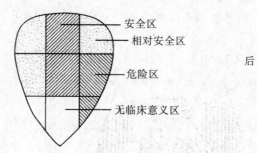

图1-88 三角肌注射区示意图

2.注射时上肢应下垂,使三角肌呈松弛状态,穿刺以深度3.0 cm左右、针尖微向上倾斜为宜。

3.三角肌不发达者应慎用。

(三)失误与防范

1.确定注射点,避开进入三角肌部位的血管神经束。
2.穿刺针不能垂直刺入,避免刺伤骨膜,应取一向上倾角刺入。

练习题

一、名词解释

1.外科颈 2.翼点 3.椎间孔 4.骨连结 5.关节腔 6.胸骨角 7.肋弓 8.腹直肌鞘 9.海氏三角 10.腹股沟管 11.股三角 12.股管

二、单项选择题

1.骨的结构包括( )。
   A.骨干和骺   B.骨质、骨膜和骨髓
   C.骨板和骨小梁   D.骨密质和骨松质
   E.内板、外板和板障

2.能参与修复骨损伤的结构是( )。
   A.骨质   B.骨膜   C.骨髓   D.骺   E.关节软骨

3.下列不是关节基本结构的是( )。
   A.关节面   B.关节囊纤维膜   C.关节囊滑膜   D.关节腔   E.关节盘

4. 骶管麻醉时须摸认的标志是（　　）。
   A. 骶骨岬　　B. 骶正中嵴　　C. 骶角　　D. 骶后孔　　E. 骶管裂孔

5. 关于肩胛骨，下列描述错误的是（　　）。
   A. 下角平对第7肋　　　　　　B. 上角平对第2肋
   C. 3个角均可在体表摸到　　　D. 外侧角肥厚，有关节盂
   E. 上角和下角为计数肋的标志

6. 有桡切迹的骨是（　　）。
   A. 胸骨　　B. 肩胛骨　　C. 肱骨　　D. 桡骨　　E. 尺骨

7. 下列结构在体表摸不到的是（　　）。
   A. 大转子　　B. 腓骨头　　C. 坐骨棘　　D. 坐骨结节　　E. 内踝

8. 关于胫骨，下列描述正确的是（　　）。
   A. 上端两髁间凹陷称"髁间窝"　　B. 外侧髁的后下方有腓切迹
   C. 下端外侧膨大称"外踝"　　　　D. 下端内侧面有腓切迹
   E. 上端与体移行处的前面有胫骨粗隆

9. 成年后不具有红骨髓的是（　　）。
   A. 长骨干内　　B. 长骨骺内　　C. 扁骨内　　D. 短骨内　　E. 板障内

10. 关于椎骨，下列描述正确的是（　　）。
    A. 椎骨是短骨　　　　　　　　B. 椎骨上、下切迹之间围成椎管
    C. 相邻椎弓之间构成椎间孔　　D. 椎体与椎弓共同围成椎孔
    E. 以上不存在

11. （　　）是面颅骨。
    A. 顶骨　　B. 枕骨　　C. 筛骨　　D. 上颌骨　　E. 蝶骨

12. 属于脑颅骨的是（　　）。
    A. 上颌骨　　B. 下颌骨　　C. 筛骨　　D. 舌骨　　E. 泪骨

13. 连接相邻椎弓板的结构有（　　）。
    A. 前纵韧带　　B. 后纵韧带　　C. 黄韧带　　D. 棘间韧带　　E. 项韧带

14. 关于肩关节，下列描述正确的是（　　）。
    A. 关节窝较深，能容纳肱骨头的2/3～3/4
    B. 关节囊薄而松弛　　　　C. 有囊内韧带加强
    D. 运动范围较小　　　　　E. 关节囊紧张

15. 关于肘关节，下列描述正确的是（　　）。
    A. 由肱骨和尺骨构成　　　　　B. 由肱骨和桡骨构成
    C. 关节囊前后有韧带加强　　　D. 桡骨环状韧带附着于尺骨桡切迹的前、后缘
    E. 可做屈、伸、收、展运动

16. 人体最大、最复杂的关节是（　　）。
    A. 肩关节　　B. 肘关节　　C. 髋关节　　D. 膝关节　　E. 踝关节

17. 最强大的伸脊柱的肌是（　　）。
    A. 斜方肌　　B. 背阔肌　　C. 腰大肌　　D. 竖脊肌　　E. 三角肌

18. 通过膈中心腱的结构是(　　)。
    A. 下腔静脉　　B. 主动脉　　　C. 食管　　　　D. 膈神经　　E. 迷走神经
19. 股四头肌受损时，主要运动障碍是(　　)。
    A. 伸大腿　　　B. 屈大腿　　　C. 伸小腿　　　D. 内收大腿　E. 外展大腿
20. 同时屈髋关节和屈膝关节的肌是(　　)。
    A. 股直肌　　　B. 股二头肌　　C. 半腱肌与半膜肌
    D. 缝匠肌　　　E. 股四头肌

三、简答题

1. 运动系统由哪几部分组成？各有何种功能？
2. 以长骨为例，说明骨的构造。
3. 以膝关节为例，说明关节的基本结构和辅助结构。
4. 简述骨盆的性别差异。
5. 简述全身各部位主要肌的名称、部位和作用，指出体表可见的主要肌性标志。
6. 试述膈的位置、形态、裂孔及通过的结构。
7. 与呼吸有关的肌主要有哪些？

（孙宗波）

第二章 消化系统

案例

案例1 患者,女性,51岁,间断上腹部疼痛2年,疼痛发作与情绪、饮食有关。查体:上腹部轻压痛。胃镜检查:胃窦皱襞平坦,黏膜粗糙无光泽,黏膜下血管可见。临床诊断:慢性萎缩性胃炎。

问题:
1. 胃镜经口腔插入胃内需要经过哪些器官?途经哪些狭窄部位?这些狭窄部位各距中切牙多少厘米?
2. 胃的形态是怎样的?胃可以分为哪几部分?临床上胃溃疡和胃癌的好发部位是哪里?

案例2 患者,女性,45岁,突发右上腹及心窝部刀割样绞痛伴阵发性加剧1天,发病后12小时出现寒战高热、巩膜黄染,剑突偏右侧有深压痛,右上腹轻度肌紧张,体温38.5℃,脉搏90次/分,血压16/10 kPa,WBC 14×10^9/L,血清胆红素30 μmol/L,尿胆原(一),尿胆红素(十十)。临床诊断:胆囊炎,胆总管结石。

问题:
1. 胆囊的形态、位置及功能如何?
2. 胆道的组成结构是怎样的?胆汁如何排入十二指肠?

学习目标

掌握 消化系统的组成;上、下消化道的概念;口腔、咽、食管、胃、十二指肠、大肠的形态、分部及位置;肝、胰的位置、分部及形态特点;肝外胆道系统的组成及胆汁排出途径;肝和胰的形态、位置及毗邻;腹膜和腹膜腔的概念,腹膜与腹盆腔器官的关系。

熟悉 胸部标志线及腹部分区;肝外胆道系统的组成及位置;腹膜形成的结构。

了解 内脏的概念、形态结构及功能;空肠和回肠的区别;肝的分叶与分段;腹膜的功能。

消化系统由消化管和消化腺两部分组成(图2-1),其主要功能是消化食物、吸收营养和排出食物残渣。口腔和咽还具有语言和呼吸功能,舌还具有味觉功能。

消化管是指从口腔到肛门之间的管道,包括口腔、咽、食管、胃、小肠(十二指肠、空肠和回肠)和大肠(盲肠、阑尾、结肠、直肠和肛管)。临床上通常将口腔至十二指肠这一段消化管称为"上消化道",将空肠及其下的消化管称为"下消化道"。

消化腺包括大消化腺和小消化腺2种。大消化腺包括大唾液腺(腮腺、舌下腺和下颌下腺)、肝和胰;小消化腺是位于消化管壁内的众多腺体,如唇腺、食管腺、胃腺和肠腺等。消化腺分泌的消化液排入消化管腔内,对食物进行化学性消化。

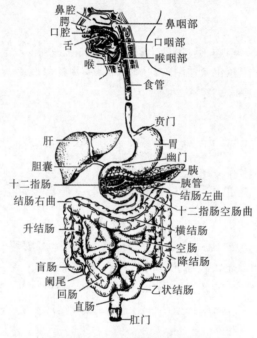

图2-1 消化系统模式图

第一节 内脏学概述

一、内脏的概念

解剖学上通常把消化、呼吸、泌尿和生殖4个系统的器官合称为"内脏"。研究内脏各器官形态结构和位置的科学,称为"内脏学"。一些与内脏密切相关的结构,如腹膜、胸膜和会阴等,也归入内脏学范畴。内脏包括众多器官,其中,绝大部分器官位于胸腔、腹腔和盆腔内,借孔道直接或间接地与外界相通,便于机体与外界进行物质交换,以供机体新陈代谢和繁殖后代的需要。

人体在新陈代谢过程中所需要的营养物质和氧,分别由消化系统和呼吸系统不断地从外界摄入体内,新陈代谢过程中产生的二氧化碳由呼吸系统排出,食物残渣、代谢产生的废物及多余的水分,由消化系统、泌尿系统及皮肤排出体外。生殖系统则产生生殖细胞,进行生殖活动,繁殖后代。此外,某些内脏器官,如胰、睾丸、卵巢和前列腺等还具有内分泌功能,其分泌的激素参与机体的调节活动。

二、内脏的一般形态和结构

内脏器官形态各异,根据其基本构造可分为中空性器官和实质性器官2类。

(一)中空性器官

此类器官呈管状或囊状,内部有空腔,如胃、肠、气管、膀胱、输尿管、输精管和输卵管等,其管壁结构一般分3~4层。以消化管为例,其管壁由内向外依次为黏膜、黏膜下层、肌层和外膜。

(二)实质性器官

此类器官内部无特定的空腔,大多属腺组织,表面包被结缔组织被膜或浆膜,如肝、肾、胰及生殖腺等。结缔组织被膜伸入器官实质内,将器官分为若干小叶,如肝小叶。实质性器官的神经、血管和淋巴管及其导管等出入器官之处,常有一凹陷,该部位称为器官的"门",如肝门、肺门和肾门等。

三、胸部的标志线和腹部的分区

内脏各器官都具有一定的形态和相对固定的位置。但在正常情况下,各器官的形态和位置可因体位、体型、年龄、性别、营养及功能状况等不同而有所差异。各种病理因素也可使器官的形态和位置发生改变。因此,掌握内脏器官的正常形态和位置,具有重要的临床意义。为了便于确定和描述器官的正常位置,通常在胸部和腹部体表确定若干标志线和划分一些区域(图2-2)。

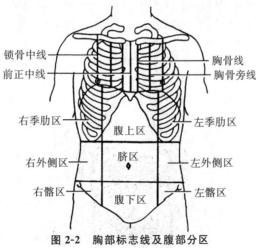

图2-2 胸部标志线及腹部分区

(一)胸部的标志线

1. 前正中线　前正中线即沿身体前面正中所作的垂线。
2. 胸骨线　胸骨线是通过胸骨最宽处外侧缘所作的垂线。

3. 锁骨中线　锁骨中线是通过锁骨中点所作的垂线。在男性，锁骨中线相当于经乳头所作的垂线。

4. 胸骨旁线　胸骨旁线是经胸骨线与锁骨中线之间连线的中点所作的垂线。

5. 腋前线　腋前线是经腋前襞所作的垂线。

6. 腋后线　腋后线是经腋后襞所作的垂线。

7. 腋中线　腋中线是经腋前线、腋后线之间连线的中点所作的垂线。

8. 肩胛线　肩胛线是经肩胛骨下角所作的垂线。

9. 后正中线　后正中线是沿身体后面正中所作的垂线。

(二)腹部的分区

在腹部前面，通常用2条横线和2条纵线将腹部分成3部9区。通过两侧肋弓最低点和两侧髂结节分别作2条横线，将腹部分为上腹部、中腹部、下腹部3个部分。再经两侧腹股沟韧带中点作2条垂线，与上述2条横线相交，将腹部分成9个区域：上腹部的腹上区和左、右季肋区，中腹部的脐区和左、右腹外侧区(左、右腰区)，下腹部的腹下区(耻区)和左、右腹股沟区(左、右髂区)(图2-2)。

临床上常用的简便方法是通过脐作1条垂直线和1条水平线，将腹部分为左上腹、右上腹、左下腹和右下腹4个区。

第二节　消化管

一、口　腔

口腔是消化管的起始部，向前经由上唇和下唇围成的口裂通外界，向后经咽峡与咽相通(图2-3)。口腔前壁为上唇和下唇，两侧壁为颊，上壁为腭，下壁为口腔底。口腔内有牙和舌等器官。

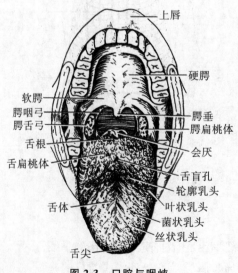

图 2-3　口腔与咽峡

口腔借上、下牙弓(包括牙槽突、牙龈和牙列)分为前外侧部的口腔前庭和后内侧部的固有口腔两部分。当上颌牙和下颌牙咬合时,口腔前庭与固有口腔之间可借第3磨牙后方的间隙相通。临床上,当患者牙关紧闭时,可经此插管或注入营养物质。

(一)口唇和颊

口唇和颊均以肌(口轮匝肌、颊肌等)为基础,外面覆以皮肤及皮下组织,内面衬以黏膜。口唇分为上唇和下唇,上唇和下唇之间为口裂,口裂两侧上唇和下唇结合处为口角。上唇外面正中线上有一纵行浅沟,称"人中",是人类特有的结构,昏迷患者急救时常在此处进行针刺或指压刺激。

颊为口腔的两侧壁,在与上颌第2磨牙相对的颊黏膜处有腮腺管乳头,其上有腮腺管的开口。

(二)腭

腭构成固有口腔的上壁,分隔鼻腔和口腔。腭可分为硬腭和软腭2个部分。

硬腭位于腭的前2/3,主要以骨腭(由上颌骨的腭突和腭骨的水平板构成)为基础,表面覆盖黏膜而成,黏膜与骨膜紧密结合。

软腭位于腭的后1/3,由骨骼肌和黏膜构成。其前份呈水平位,后份向后下倾斜,称"腭帆"。腭帆后缘游离,中央有一垂向下的突起,称"腭垂"或"悬雍垂"。自腭帆向两侧下方各形成2条黏膜皱襞,前方1对称"腭舌弓",延续至舌根;后方1对称"腭咽弓",下延至咽侧壁。腭舌弓和腭咽弓之间的三角形凹陷称"扁桃体窝",内容腭扁桃体。腭垂、腭帆游离缘、两侧腭舌弓及舌根共同围成咽峡,是口腔和咽的分界处(图2-3)。

(三)牙

1.牙的形态　牙可分为3个部分:暴露在口腔内的牙冠、嵌入牙槽内的牙根及两者交界处缩窄的牙颈。每个牙根末端由牙根尖孔通过牙根内的牙根管与牙冠内较大的牙冠腔相通。牙根管和牙冠腔合称为"牙腔"或"髓腔"(图2-4)。牙的血管、淋巴管和神经由牙根尖孔经牙根管出入牙冠腔。

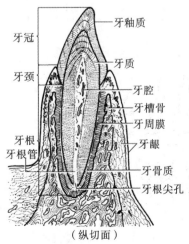

(纵切面)

图2-4　牙的构造

2.牙的分类 人一生中有2套牙:第1套牙称"乳牙",一般在出生后6个月左右开始萌出,3岁左右出齐,上颌和下颌各10个,共20个;第2套牙称"恒牙",6岁左右时,乳牙开始脱落,恒牙萌出。恒牙中第1磨牙最先萌出,至14岁左右,除第3磨牙外,乳牙均被恒牙取代。因第3磨牙于18~28岁萌出,故又被称为"迟牙"或"智牙",该牙常出现横生、阻生、甚至终生不出等情况。因此,成人恒牙一般有28~32个(表2-1)。

表2-1 牙的萌出和脱落时间

乳牙			恒牙	
名　称	萌出时间	脱落时间	名　称	萌出时间
乳中切牙	6~8个月	6岁	中切牙	6~8岁
乳侧切牙	6~10个月	8岁	侧切牙	7~9岁
乳尖牙	16~20个月	12岁	尖牙	9~12岁
第1乳磨牙	12~16个月	10岁	第1前磨牙	10~12岁
第2乳磨牙	20~30个月	11~12岁	第2前磨牙	10~12岁
			第1磨牙	6~7岁
			第2磨牙	11~13岁
			第3磨牙	18~28岁

根据牙的形态和功能,乳牙可分为乳切牙、乳尖牙和乳磨牙3种;恒牙可分为切牙、尖牙、前磨牙和磨牙4种。

3.牙的排列 牙呈对称形排列。乳牙在上颌和下颌的左、右半侧各5个,共20个;恒牙在上颌和下颌的左、右半侧各8个,共32个。临床上为了记录牙的位置,通常以被检查者的方位为准,用"+"记号划分成4个区,表示上颌和下颌的左侧牙和右侧牙的排列,以罗马数字Ⅰ~Ⅴ表示乳牙,用阿拉伯数字1~8表示恒牙。如"5̄"表示左下颌第2前磨牙,"V̄"表示右上颌第2乳磨牙(图2-5、图2-6)。

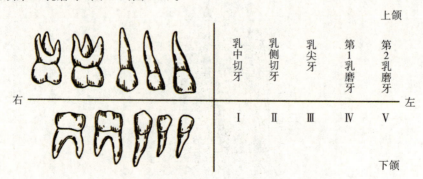

图2-5 乳牙的名称及符号

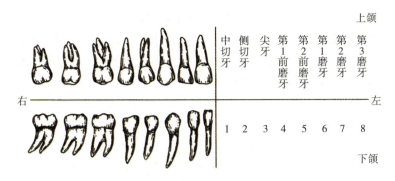

图 2-6 恒牙的名称及符号

4.牙组织 牙由牙质、釉质、牙骨质和牙髓构成(图 2-4)。牙质构成牙的大部分。在牙冠部的牙质外面覆有坚硬的釉质。在牙颈及牙根部的牙质外面包有牙骨质。牙腔内充满由血管、神经和结缔组织共同构成的牙髓。由于牙髓周围是坚硬的牙质,所以当牙髓发炎时,牙腔内压力增高而压迫牙神经,可引起剧烈的疼痛。

5.牙周组织 牙周组织包括牙周膜、牙槽骨和牙龈 3 个部分(图 2-4)。牙周膜是介于牙槽骨与牙根之间的致密结缔组织;牙龈是富含血管的口腔黏膜,包被牙颈和牙槽骨。牙周组织对牙起支持、固定和保护作用,如果牙周组织发炎,可导致牙松动、脱落。

(四)舌

舌位于口腔底,为表面被覆黏膜的肌性器官,具有感受味觉、协助咀嚼、吞咽食物及辅助发音等功能。

1.舌的形态 舌有上、下 2 个面,上面也称"舌背",其后份有 1 个"∧"形的界沟,将舌分为前 2/3 的舌体和后 1/3 的舌根 2 个部分。舌体前端的窄细部分称"舌尖"(图 2-7)。

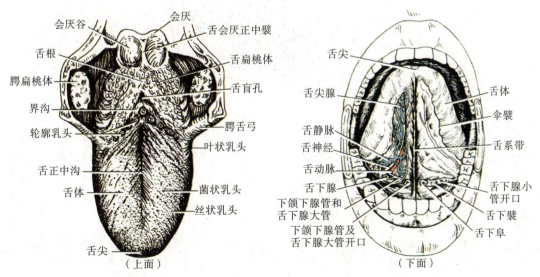

图 2-7 舌

2.舌黏膜 舌黏膜被覆于舌的表面,呈淡红色。舌体背面及侧缘有许多小的黏膜突起,称为"舌乳头"(图 2-7)。根据形态和功能,可将舌乳头分为 4 种:丝状乳头,数量多而密集,呈白色丝绒状,遍布于舌体背面;菌状乳头,数目较少,形体稍大,呈红色,散在分布于丝状乳头之间;轮廓乳头,形体最大,有 7~11 个,排列于界沟前方,乳头中央隆起,周围有环状沟;叶状乳头,位于舌侧缘后部,在人类不发达。丝状乳头能感受一般感觉,其他舌乳头均含有味觉感受器,称"味蕾",能感受酸、甜、苦、咸等味觉刺激。舌根背面黏膜表面有许多由淋巴组织组成的大小不等的丘状隆起,称"舌扁桃体"。

舌下面黏膜在舌的正中线上有一连至口腔底的黏膜皱襞,称"舌系带"。舌系带根部的两侧各有 1 个小圆形黏膜隆起,称"舌下阜",其上有下颌下腺管和舌下腺大管的开口。舌下阜向后外侧延伸为呈带状的黏膜皱襞,称"舌下襞",舌下腺位于舌下襞的深面,舌下腺众多小管开口在舌下襞表面(图 2-7)。

3.舌肌　舌肌为骨骼肌,包括舌内肌和舌外肌 2 种。舌内肌起、止点都在舌内,有纵肌、横肌和垂直肌,收缩时可改变舌的形态。舌外肌起自舌外,止于舌内,共 4 对,其中,颏舌肌在临床上最为重要。颏舌肌起自下颌骨体内面的颏棘,肌纤维向后上方呈辐射状入舌,止于舌正中线的两侧。两侧颏舌肌同时收缩,拉舌向前下方(伸舌),单侧收缩使舌尖伸向对侧。如一侧颏舌肌瘫痪,则伸舌时舌尖偏向瘫痪侧。

(五)口腔腺

口腔腺又称"唾液腺",分泌唾液,可分为大、小 2 种。小唾液腺甚多,如颊腺、唇腺、腭腺和舌腺等。大唾液腺有 3 对:腮腺、下颌下腺和舌下腺(图 2-7、图 2-8)。

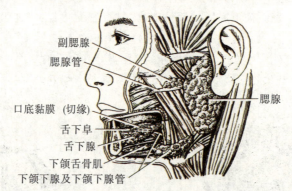

图 2-8　大唾液腺

1.腮腺　腮腺是最大的 1 对口腔腺,重 15~30 g,呈不规则三角形,位于耳郭前下方,上达颧弓,下至下颌角附近。腮腺管自腮腺前缘上份发出,在颧弓下方约 1 横指处向前越过咬肌表面,至咬肌前缘处弯向内侧穿颊肌,开口于平对上颌第 2 磨牙牙冠的颊黏膜处。

2.下颌下腺　下颌下腺近似卵圆形,位于口腔底下面、下颌体内面的下颌下腺凹处,其导管沿腺内侧前行,开口于舌下阜。

3.舌下腺　舌下腺较小,呈长扁圆形,位于口腔底的舌下襞深面。舌下腺导管有大、小 2 种,大管 1 条,与下颌下腺管共同开口于舌下阜;小管 5~15 条,直接开口于舌下襞。

> **知识链接**
>
> 口腔护理的护理应用要点
>
> ①协助患者侧卧或头偏向一侧(面向操作者),铺治疗巾于患者颌下,置弯盘于口角旁。②观察口腔内有无出血、溃疡等,口唇有干裂时先予以湿润。如有活动性假牙,帮助患者取下,用冷水冲刷干净,暂时不用的可浸于清水中保存。③擦净口唇,嘱患者咬合上下牙,用压舌板轻轻撑开左侧颊部,以弯血管钳夹含漱口液的棉球擦洗牙外面,沿牙纵向擦洗(上颌牙向下擦,下颌牙向上擦),按顺序由磨牙擦向切牙,以同法擦右侧。④嘱患者张口,擦洗左侧上颌牙内面和牙合面、下颌牙内面和牙合面,弧形擦洗左侧颊部,以同法擦洗右侧。⑤擦洗腭(横向擦,勿触及咽部,以免引起恶心)、舌上面(纵向擦)、舌下面和口腔底黏膜。⑥擦洗完毕,协助患者漱口。⑦口腔黏膜有溃疡者,可涂1%甲紫或敷冰硼散。⑧擦干面部,整理用物。

二、咽

咽是消化管与呼吸道的共同通道,是前后略扁的漏斗状肌性管道,位于第1～6颈椎前方,上端起自颅底,下端至第6颈椎下缘平面移行为食管,全长约12 cm。咽的前壁不完整,自上而下分别与鼻腔、口腔和喉腔相通。咽也相应地以软腭游离缘和会厌上缘为界,自上而下分为鼻咽、口咽和喉咽3个部分(图2-9、图2-10)。

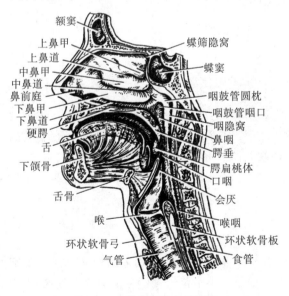

图2-9 头颈部正中矢状切面

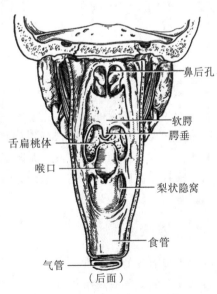

图2-10 咽

(一)鼻咽

鼻咽是咽的最上部,位于鼻腔后方,介于颅底和软腭之间,向前经鼻后孔通鼻腔(图2-9)。

鼻咽的两侧壁上各有1个咽鼓管咽口,位于下鼻甲后方约1 cm处,咽腔经此口通过咽鼓管与中耳的鼓室相通。在咽鼓管咽口的前、上和后方有一半环形黏膜隆起,称"咽鼓管圆枕",是临床寻找咽鼓管咽口的标志。咽鼓管圆枕后方与咽后壁之间的纵行深窝称"咽隐窝",是鼻咽癌的好发部位。在咽后壁上部的黏膜内有丰富的淋巴组织,称"咽扁桃体",幼儿时期较发达,6~7岁时开始萎缩,10岁以后则完全退化。

(二)口咽

口咽位于会厌上缘与软腭游离缘之间,向前经咽峡通口腔,向上通鼻咽,向下通喉咽(图2-10)。口咽的前壁主要为舌根后部,此处有一呈矢状位的黏膜皱襞连于舌根后部正中与会厌之间,称"舌会厌正中襞"。该襞两侧各有一凹陷,称"会厌谷",是异物易滞留处(图2-7)。口咽侧壁上在腭舌弓与腭咽弓之间的扁桃体窝内有腭扁桃体。

腭扁桃体是一对扁卵圆形的淋巴上皮器官,具有防御功能。腭扁桃体内侧面朝向咽腔,表面覆以黏膜,黏膜内陷,形成许多小凹状的扁桃体小窝,急性扁桃体炎时,渗出物常经小窝排出。

咽扁桃体、舌扁桃体和两侧腭扁桃体等共同围成咽淋巴环,是呼吸道和上消化道上端的防御结构。

(三)喉咽

喉咽是咽的最下部,位于喉的后方,介于会厌上缘与第6颈椎体下缘平面之间,向下续于食管,向前借喉口通喉腔。喉口的两侧各有一深窝,称"梨状隐窝",是异物易滞留的部位(图2-11)。

三、食 管

(一)食管的位置和分部

食管为一前后略扁的肌性管道器官,上端于第6颈椎体下缘平面连接咽,下行穿膈的食管裂孔,至第11胸椎体左侧与胃的贲门相连,全长约25 cm。按其行程,可将食管分为颈部、胸部和腹部。食管颈部长约5 cm,自食管起始端至胸骨颈静脉切迹平面;食管胸部长18~20 cm,自胸骨颈静脉切迹平面至膈的食管裂孔;食管腹部最短,长1~2 cm,自食管裂孔至胃的贲门(图2-11)。

(二)食管的狭窄

食管主要有3处生理性狭窄:第1狭窄位于食管的起始处,距中切牙约15 cm;第2狭窄位于食管与左主支气管相交处,距中切牙约25 cm;第3狭窄位于食管穿膈的食管裂孔处,距中切牙约40 cm。这些狭窄是异物易滞留处和肿瘤的好发部位。临床上进行食管内插管时要注意这些狭窄部位,防止损伤食管壁(图2-11)。

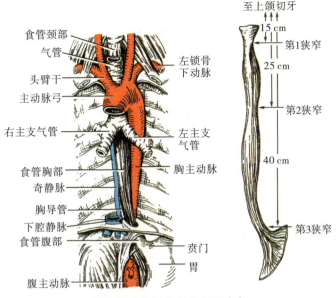

图 2-11 食管位置及 3 处狭窄

四、胃

胃是消化管中最膨大的部分，上接食管，下续十二指肠。胃具有容纳食物、分泌胃液、初步消化食物以及吸收水分和小分子物质的功能，并具有内分泌功能（如产生胃泌素）。

（一）胃的形态和分部

胃有前、后 2 壁，大、小 2 弯和入、出 2 口（图 2-12）：胃的前壁和后壁分别朝向前上方和后下方；胃小弯凹向右上方，其最低点弯度明显转折处，称"角切迹"；胃大弯大部分凸向左下方；胃的入口称"贲门"，连接食管；胃的出口称"幽门"，连接十二指肠。幽门表面常有一缩窄的环形沟，为幽门括约肌所在处。在活体，幽门前方可见幽门前静脉，是手术中确认幽门的标志。

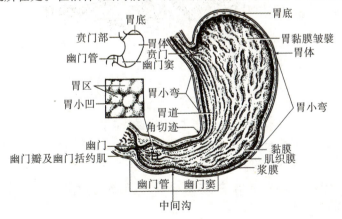

图 2-12 胃的形态和分部

胃分为贲门部、胃底、胃体和幽门部 4 个部分：贲门附近的部分称"贲门部"；贲门平面以上，向左上方凸出的部分称"胃底"；胃底以下至角切迹之间的部分称"胃体"；角切迹与幽门之间的部分称"幽门部",临床上也称"胃窦"。在幽门部大弯侧有1个不甚明显的浅沟,称"中间沟",此沟将幽门部分为左侧的幽门窦和右侧的幽门管2个部分。胃溃疡和胃癌多发生于胃的幽门窦近胃小弯处(图2-12)。

(二)胃的位置和毗邻

胃在中等充盈时,大部分位于左季肋区,小部分位于腹上区。贲门位于第11胸椎体左侧,幽门位于第1腰椎体右侧。胃前壁的右侧邻肝左叶,左侧与膈相邻,并为左肋弓所掩盖。胃前壁的中间部分位于剑突下方,直接与腹前壁相贴,是临床触诊胃的部位。胃后壁与左肾上腺、左肾及胰等相邻。胃底部与膈和脾相邻。

五、小 肠

小肠上端起自幽门,下端接续盲肠,是消化管中最长的一段,也是食物进行消化和吸收的主要场所。成人小肠全长500~700 cm,可分为十二指肠、空肠和回肠3个部分。

(一)十二指肠

十二指肠为小肠的起始部,介于胃与空肠之间,全长约25 cm,呈"C"字形包绕胰头,可分为上部、降部、水平部和升部4个部分(图2-13)。

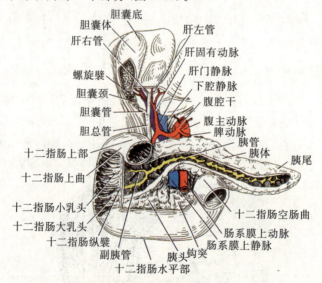

图2-13 十二指肠、胰和胆道

1.上部 十二指肠上部长约5 cm,在第1腰椎体右侧起自胃的幽门,行向右后至肝门下方,急转向下移行为十二指肠降部,转折处称"十二指肠上曲"。十二指肠上部近侧与幽门相接的一段肠管,长约2.5 cm,其肠壁较薄,管径较大,黏膜光滑且无环状皱襞,称"十二指肠球",为十二指肠溃疡的好发部位。

2.降部 十二指肠降部长7~8 cm,起自十二指肠上曲,沿第1~3腰椎右侧下降,至第3腰椎体水平转折向左侧移行为水平部,转折处称"十二指肠下曲"。十二指肠降部后内侧壁上有一纵行黏膜皱襞,称"十二指肠纵襞",其下端有十二指肠大乳头,胆总管和胰管共同开口于此。大乳头距中切牙约 75 cm,可作为插放十二指肠引流管深度的参考。在大乳头上方 1~2 cm 处,有时可见十二指肠小乳头,为副胰管开口处。

3. 水平部　十二指肠水平部又称"下部",长约 10 cm,起于十二指肠下曲,横行向左至第 3 腰椎左侧移行为升部。肠系膜上动脉和肠系膜上静脉紧贴十二指肠水平部前面下行。

4. 升部　十二指肠升部最短,长 2~3 cm,自第 3 腰椎体左侧斜向左上方,至第 2 腰椎体左侧急转向前下方,移行为空肠,转折处称"十二指肠空肠曲"。

十二指肠空肠曲的后上壁被由肌纤维和结缔组织构成的十二指肠悬肌固定于右膈脚,该肌与其表面覆盖的腹膜皱襞共同构成十二指肠悬韧带(又称"Treitz 韧带")。Treitz 韧带是手术中确认空肠起始部的重要标志。

(二)空肠和回肠

空肠和回肠全长均被腹膜包裹,在腹腔内迂曲盘旋成肠襻。因空肠和回肠一起被小肠系膜系于腹后壁,故又称"系膜小肠",活动度较大。

空肠起自十二指肠空肠曲,长度约占空肠和回肠全长近端的 2/5,主要位于腹腔的左上部;回肠末端续接盲肠,约占空肠和回肠全长远端的 3/5,主要位于腹腔的右下部及盆腔内。空肠和回肠之间并无明显界限,在形态和结构方面的变化是逐步发生的。一般说来,空肠管径较粗,管壁较厚,血管丰富,活体上颜色较红,肠系膜内动脉弓较少,直血管长,黏膜环状皱襞较密、较高,黏膜内有散在的孤立淋巴滤泡;回肠管径较细,管壁较薄,血管较少,颜色较淡,肠系膜动脉弓较多,直血管短,黏膜环状皱襞较稀、较低,黏膜内除有孤立淋巴滤泡外,还有集合淋巴滤泡,尤以回肠下部多见。人患肠伤寒时,病菌多侵犯集合淋巴滤泡,可并发肠穿孔或肠出血(图 2-14)。

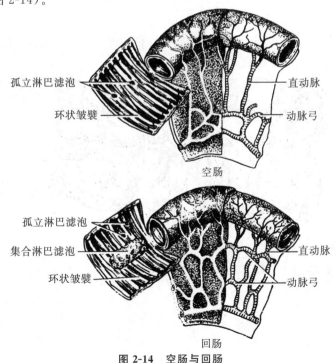

图 2-14　空肠与回肠

约有 2% 的成人,在回肠末端距回盲瓣 30～100 cm 的回肠壁上,可见一囊状突起,称"Meckel 憩室",是胚胎时期卵黄囊管未完全消失的遗迹,发炎时易误诊为阑尾炎。

六、大　肠

大肠起自盲肠,终于肛门,全长约 150 cm,全程围绕于空肠和回肠的周围,可分为盲肠、阑尾、结肠、直肠和肛管 5 个部分(图 2-1、图 2-15)。其主要功能是吸收水分、无机盐和维生素,分泌黏液,并将食物残渣形成粪便,排出体外。

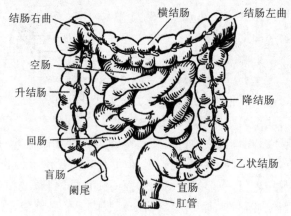

图 2-15　小肠和大肠

大肠管径较粗,除阑尾、直肠和肛管外,盲肠和结肠具有 3 种特征性结构,即结肠带、结肠袋和肠脂垂。结肠带有 3 条,是由肠壁的纵形肌增厚形成,沿肠的纵轴平行排列,3 条结肠带汇集于阑尾根部;结肠袋是因结肠带短于肠管,使肠管皱缩而成的许多囊状突出;肠脂垂是沿结肠带两侧分布的众多由浆膜包裹的脂肪组织小突起(图 2-16)。此外,在结肠腔面,相当于结肠袋之间的横沟处,环行肌增厚使黏膜向腔内突起,形成结肠半月襞。

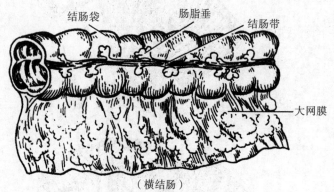

图 2-16　结肠的特征性结构

(一)盲肠

盲肠长 6～8 cm,是大肠的起始部,位于右髂窝内,下端呈盲囊状,左侧接回肠,向上延续为升结肠。盲肠腔内可见回肠末端突入盲肠的开口,称"回盲口",口的上缘和下缘各有一片唇样黏膜皱襞,称"回盲瓣"。回盲瓣既可控制回肠内容物进入盲肠的速度,保证食物在小肠内充分消化吸收,又可防止大肠内容物逆流入小肠。在回盲瓣下方约 2 cm 处,有阑尾的开口(图 2-17)。

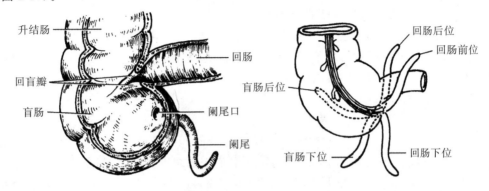

图 2-17 盲肠和阑尾

(二)阑尾

阑尾是附于盲肠后内侧壁上的一小段肠管,长 6~8 cm,管径较细,为 0.5~1.0 cm,因外形呈钩形、S 形或卷曲状等不同程度的弯曲,如蚯蚓状,故又称"蚓突"(图 2-17)。

阑尾末端为游离盲端,其位置不固定,以回肠前位、回肠下位和盲肠后位多见,也有回肠后位和盲肠下位等。阑尾的位置虽不固定,但盲肠下端 3 条结肠带的汇集点与阑尾根部相连,因而临床做阑尾手术时,可沿结肠带向下寻找阑尾。

阑尾根部的体表投影位于脐与右髂前上棘连线的中、外 1/3 交点处,称为"麦氏(McBurney)点"。急性阑尾炎时,此点附近常有明显压痛,具有一定的诊断意义。

> **知识链接**
>
> **阑尾的功能及其血供**
>
> 阑尾曾被认为是人类进化过程中退化的器官,无重要的生理功能,因此,一旦发炎,即行手术切除,有时在进行其他手术时,也会顺带将阑尾切除,甚至进行预防性的阑尾切除。近代研究发现,阑尾是一个淋巴器官,有人称其为"腹腔扁桃体",具有丰富的淋巴组织,除执行固有免疫功能外,又能执行特异的免疫功能。阑尾动脉多数为 1 支,少数有 2 支,起于回结肠动脉或其分支盲肠前动脉、盲肠后动脉,下行于阑尾系膜游离缘,分支分布于阑尾。阑尾静脉与动脉伴行,经回结肠静脉、肠系膜上静脉,汇入肝门静脉。阑尾炎时细菌栓子可随静脉血流入肝,引起肝脓肿。

(三)结肠

结肠是介于盲肠与直肠之间的一段大肠,整体呈"M"形,包绕于空肠和回肠周围。结肠可分为升结肠、横结肠、降结肠和乙状结肠 4 个部分(图 2-15)。

1.升结肠 升结肠是盲肠向上延续的部分,沿右侧腹后壁上行,至肝右叶下方转折向左移行为横结肠,转折处的弯曲称"结肠右曲"(或"肝曲")。

2. 横结肠　横结肠起自结肠右曲,向左横行至左季肋区,于脾的下方转折形成结肠左曲(或脾曲),向下移行为降结肠。横结肠借横结肠系膜连于腹后壁,活动度较大,常下垂成弓形,其中间部最低处有时可达脐平面或低于脐平面。

3. 降结肠　降结肠起自结肠左曲,沿左侧腹后壁下行,至左髂嵴水平移行为乙状结肠。

4. 乙状结肠　乙状结肠自左髂嵴水平续自降结肠,呈"乙"字形弯曲,至第 3 骶椎平面移行为直肠。乙状结肠为腹膜内位器官,借其系膜连于骨盆侧壁,活动度较大,当其系膜过长时,可造成乙状结肠扭转。

(四)直肠

直肠位于盆腔的后部、骶骨的前方,自第 3 骶椎平面续自乙状结肠,下行穿盆膈移行为肛管,全长 10~14 cm。直肠并不直,在矢状面上形成了上、下 2 个弯曲,上部在骶骨和尾骨的前面下降,形成一个凸向后方的弯曲,称"骶曲";下部绕过尾骨尖形成凸向前的弯曲,称"会阴曲"(图 2-18)。临床上进行乙状结肠镜和直肠镜检查时,应注意这些弯曲,以免损伤肠壁。

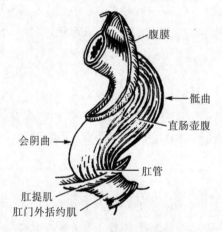

图 2-18　直肠和肛管

直肠下段肠腔膨大,称"直肠壶腹"。直肠腔面常有 2~3 个由环形肌和黏膜共同形成的突向肠腔的半月形皱襞,称"直肠横襞(Houston 瓣)",具有阻挡粪便下移的作用(图 2-19)。其中,最大、位置最恒定的直肠横襞位于直肠的右前壁上,距肛门约 7 cm,可作为直肠镜检查的定位标志。

男性和女性直肠的毗邻有所差别,男性直肠的前方为膀胱、前列腺和精囊;女性直肠前方为子宫和阴道,直肠指检时可触及这些器官。

(五)肛管

肛管在盆膈平面起自直肠,末端终于肛门,长为 3~4 cm。肛管内面的黏膜形成 6~10 条纵行的黏膜皱襞,称"肛柱"。在相邻肛柱的下端之间有半月形的黏膜皱襞相连,称"肛瓣"。肛瓣与相邻的 2 个肛柱下端共同围成的小隐窝,称"肛窦"(图 2-19),窦口向上,窦深

3～5 mm,窦内容易因积存粪屑而发生感染,甚至可发展为肛管周围脓肿或肛瘘。

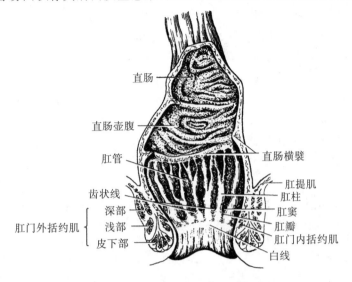

图 2-19　直肠和肛管腔面的形态

各肛柱下端与肛瓣的边缘连成锯齿状的环形线,称"齿状线"(又称"肛皮线"),齿状线以上的肛管内表面为黏膜,线以下为皮肤。在肛门上方 1～1.5 cm 处,活体上可见一浅蓝色的环形线,称"白线"(或称"Hilton 线"),此线相当于肛门内、外括约肌的分界处。齿状线与白线之间的宽约 1 cm 的环状区域称"肛梳"(或称"痔环")。在肛柱的黏膜下层和肛梳的皮下组织内有丰富的静脉丛,病理情况下静脉丛曲张突起形成痔。发生在齿状线以上的痔称"内痔";发生在齿状线以下的痔称"外痔";跨越齿状线上、下相连的痔称"混合痔"。

肛管周围有肛门内、外括约肌环绕。肛门内括约肌是直肠的环行平滑肌下延至肛管处增厚而成,有协助排便的作用。肛门外括约肌是围绕肛门内括约肌周围的骨骼肌,可随意括约肛门,控制排便,手术时注意防止其损伤,以免造成大便失禁。

附3　消化管置管术的解剖学基础与护理应用

一、上消化道置管术

上消化道置管术是经口腔或鼻腔入路,将导管经咽插入食管、胃或十二指肠内进行检查、输入营养或注射药物等。因其临床诊疗目的不同,故所选用导管质材(硬质或软质)不同,入路部位也有所不同。硬质导管多从口腔入路,软质导管除经口腔插入外,还可从鼻腔插入。临床较常用的上消化道置管术有鼻饲法、胃灌洗、胃液采取、食管气囊压迫、食管拉网脱落细胞学检查、胃液脱落细胞学检查、十二指肠引流术、胃镜检查术和食管镜检查术等。

(一)解剖学基础

行上消化道置管术,导管依次经过口腔(或鼻腔)、咽、食管、胃和十二指肠,各器官的解剖结构见前述。此外,置管时还应注意以下几点:

(1) 当上颌牙和下颌牙咬合时,口腔前庭与固有口腔之间可借第3磨牙后方的间隙相通。当遇到牙关紧闭者,如中毒患者,临床上可利用此解剖学特点,将开口器从第3磨牙后间隙插入,使患者被动开口,插入胃管给予洗胃等救治措施。

(2) 鼻中隔前下部易出血区(即 Little 区)黏膜很薄,且紧贴软骨膜,一旦受损,血管不易收缩,出血较多,因此,从鼻腔入路时除给导管前端涂润滑剂或加温外,还应将导管沿固有鼻腔下壁靠内侧滑行,于下鼻道与鼻中隔间隙中间送入。因鼻中隔偏曲过度、下鼻甲肥大、鼻息肉、鼻中隔穿孔和极为罕见的鼻后孔先天性闭锁等都将影响置管,故经鼻腔置管时,应先检查和比较两侧鼻腔情况,选择通气较好的一侧进行操作。

(3) 咽的感觉神经来自舌咽神经和迷走神经的分支,对刺激的反应极为敏感,插管时易引起呕吐反射。

(4) 成人胃的容积为 1 000～3 000 ml,儿童在 1 周岁时胃的容积约为 300 ml,在 3 周岁时可达 600 ml,可作为一次注入胃内液体量的依据。

(二) 护理应用要点

1. 体位　坐位、仰卧位或侧卧位均可,视病情及施术者习惯而定。患者头部尽量后仰,仰卧位者在颈部可垫一枕(高 15～20 cm)。患者取何种体位有时是置管成败因素之一,但不应忽视下列几点:利于操作,使置管在最短时间内完成;便于观察,这在胃镜、食管镜检查中尤为重要;防止消化管内容物误入气管或喉;施术者的习惯,以及使患者处在舒适和全身肌肉松弛的状态。

2. 置管技术

(1) 入路　根据患者情况选择经口腔或经鼻腔插管。鼻腔与咽腔间成角相对较小,从鼻腔置管成功率往往要高于从口腔入路者。对清醒、配合、从鼻腔入路有困难的患者,口腔入路仍有重要的临床意义。

(2) 操作技术　插胃管时,将导管前端涂以润滑剂(通常用石蜡油),左手以纱布捏住导管,右手持镊子夹住导管前端,沿一侧鼻孔缓慢插入。当导管到达咽部(约 15 cm)时,嘱患者做吞咽动作,协助将导管送达胃内。插入导管约 50 cm 后,用注射器抽吸,如抽出胃液,证明导管在胃内。若为十二指肠插管,当导管插入胃内后,先抽出全部胃内容物,然后协助患者取右侧卧位,抬高床尾15～20 cm,继续将导管插入至 75 cm 处,测定引流液酸碱度,若为碱性,则证明导管已进入十二指肠。

(3) 插管长度　成人导管插入胃内长度相当于自患者鼻尖或口唇经耳垂到剑突的长度,一般为 45～50 cm,插入十二指肠内的长度约为 75 cm。

(4) 确定导管送入位置　导管送入位置在胃镜、食管镜直视下极易确定,在软质导管置入,特别是对昏迷患者应予以考虑。

① 胃腔。确定导管前端置入胃腔,临床常用的方法有注气听诊法、水碗试验法、抽液石蕊试纸试验法等,必要时可行 X 线检查。若导管误入呼吸道,患者除有剧烈呛咳且难以忍耐外,还有轻微缺氧反应。

② 十二指肠。十二指肠液中含胰液、胆汁,多呈弱碱性(pH 为 7.4～7.8),外观呈淡黄色,比胃液更清澈、透明、黏稠,一般不难区分。若从导管抽出十二指肠液,可确定为插入十二指肠。

(三)失误与防范

1. 进入食管失败

(1)缺乏有效沟通　缺乏有效沟通,因施术者未得到患者的密切配合而失败。施术者应事先向患者解释在操作过程中可能出现何种不适及如何配合等事宜,如做合理的、有节奏的吞咽动作等。

(2)误入气管　咽是进入食管和气管的共同通道,插管过程中如发现呛咳、呼吸困难和发绀等情况,表示误插入气管,应立即拔出导管,休息片刻后再重新插管。

(3)解剖学变异　解剖学变异如极为少见的食管憩室、先天性鼻后孔闭锁等,会影响插管的成功,术前应对患者详细检查。

(4)导管在咽腔内弯曲　多在送入软质导管过快,咽部受刺激而致的恶心、呕吐未缓解,或患者做不合理吞咽,致使软腭上抬,发生导管在咽腔内弯曲,封闭鼻后孔(从鼻腔入路),可将导管推出。

2. 食管穿孔　行胃镜、食管镜检查时,强行推进通过食管狭窄处,尤其在导管通过食管穿经膈食管裂孔时,易发生食管穿孔。因此,操作要轻柔,嘱患者做有节律的吞咽动作,借食管壁肌有节奏的收缩,协助将导管挤向下。

3. 进入十二指肠失败

(1)导管在胃腔内盘曲和幽门括约肌受导管刺激导致痉挛是导管进入十二指肠失败较为常见的原因。进行十二指肠插管时,当导管进入胃内后,应嘱患者缓慢吞管,一般以每分钟 1~2 cm 为宜,过快可致导管在胃内盘曲。

(2)在置管中未做体位调整也可致置管失败。

二、下消化道置管术

常用的下消化道置管术有灌肠术、直肠镜和纤维结肠镜检查术等。灌肠术是经肛门插管,将一定量的液体灌入结肠,以助清洁肠道,促进排便、排气或由肠道给药或营养,为高热患者降温等。根据不同的诊疗目的,可将下消化道置管术分为不保留灌肠和保留灌肠。直肠镜和结肠镜检查是直接观察肠道内有无病变的有效检查方法,还可通过肠镜提取组织做病理学检查。

(一)解剖学基础

下消化道置管术是经肛门将导管插入直肠或结肠,各器官结构前面已叙述。插管时应注意肠管的弯曲,如矢状位上的直肠骶曲和会阴曲、直肠在冠状位上的左右弯曲,注意直肠横襞的位置和结肠的弯曲等。乙状结肠的长度、弯曲和位置个体差异较大,其系膜在肠管中段较长,在上、下两端与降结肠和直肠移行部变短而逐渐消失,因而乙状结肠上、下两端固定,中段活动范围较大,在行乙状结肠镜检查,欲通过该部位时,应避免用力过大、速度过快,动作应缓慢、轻柔。

(二)护理应用要点

1. 体位　灌肠术多采用左侧卧位,患者脱裤至膝部,双膝屈曲,臀部移至床边。肠镜检查多采用左侧卧位,在检查过程中为了配合操作,患者可变换体位。

2. 置管技术

(1) 灌肠术

①将装有灌肠液的灌肠筒挂于输液架上,筒内液面距肛门 40~60 cm。

②连接肛管与灌肠筒,润滑肛管前端,排出管内气体,用止血钳夹闭橡胶管。

③操作者左手垫卫生纸分开患者臀部,暴露肛门,嘱患者深呼吸,右手持肛管轻轻插入直肠(不保留灌肠插入 7~10 cm,保留灌肠插入 15~20 cm)。

④固定肛管,松开止血钳,使液体缓缓流入。

⑤当灌肠筒内灌肠液流尽时,夹闭橡胶管,用卫生纸包住肛管轻轻拔出,并擦净肛门。

(2) 直肠镜与乙状结肠镜置入术　镜端朝向脐方向插入 5 cm(沿直肠会阴曲),插入肛门时稍有阻力,为肛门括约肌受刺激痉挛所致,待肛门括约肌松弛后再插。其后,将镜端转向后上方(即与直肠骶曲方向一致),继续推进 10~15 cm,即能抵达直肠壶腹,继续向上推进,即可将肠镜送至所需部位行乙状结肠检查。

(三) 失误与防范

1. 置入困难

(1) 置管困难　肛门括约肌受刺激痉挛,为避免置入困难,施术前用手指轻轻按摩肛门部皮肤片刻,肠镜置入时嘱患者做张口有节奏呼吸,镜端涂适量润滑剂,往往多可避免此困难。

(2) 疼痛　疼痛多因肛管本身疾病所致,如肛裂、炎症等,或因置管时动作粗暴而引起。

2. 肠黏膜损伤　置管时应注意肠管的形态和结构特点,动作应轻柔、缓慢。

3. 肠穿孔　此类情况虽然少见,但也应引起重视,多因盲目暴力推进镜筒、患者体位随意改变或未按肠管本身弯曲方向推进镜筒等引起,有时也因肠腔本身疾病使肠壁变脆而导致易受损伤。如在镜筒推进过程中,患者突感疼痛或有明显阻力感,以及术后患者腹痛程度加重或持续存在,应查明原因。

4. 出血　对于肛裂、炎症和肿瘤等疾病患者,在施术前应对病情有所估计与了解,活检时切取组织不宜过深或强行撕拉,且尽量避开血供丰富部位,术后应予局部止血处理或药物治疗。对于凝血机制有障碍者,术前应给予纠正治疗。

第三节　消化腺

人体的大消化腺除前述 3 对大唾液腺外,还有肝和胰。

一、肝

肝是人体最大的腺体,除接受肝动脉血液外,还接受肝门静脉血液的注入,因而肝的血供极为丰富,呈红褐色,质软而脆,受暴力打击时易破裂,从而引起腹腔内大出血。

肝的功能极为复杂,具有分泌胆汁、代谢转化、储存糖原、解毒及吞噬、防御等功能,在胚胎时期还具有造血功能。我国成年人肝的重量,男性为 1 230~1 450 g,女性为 1 100~1 300 g。

(一)肝的形态

肝呈不规则的楔形,可分为上、下2面和下缘。

肝的上面膨隆,贴于膈的下面,故又称为"膈面"(图2-20)。膈面借矢状位的镰状韧带分为大而厚的肝右叶和小而薄的肝左叶。膈面的后部无腹膜覆盖的部分称"肝裸区",其左侧有一较宽的沟,称"腔静脉沟",内有下腔静脉通过。

肝的下面朝向后下方,与腹腔脏器相邻,又称为"脏面"(图2-20)。脏面可见略呈"H"形的3条沟,即横沟和左、右纵沟。横沟又称"肝门",有肝左管和肝右管,肝固有动脉左、右支,肝门静脉左、右支,淋巴管和神经也由此出入。出入肝门的这些结构被结缔组织包绕,共同构成肝蒂。左纵沟前部有肝圆韧带,由胎儿时期脐静脉闭锁形成,向前离开此沟后即被包于镰状韧带的游离缘中,连至脐;左纵沟后部有静脉韧带,由胎儿时期静脉导管闭锁形成。右纵沟前部为胆囊窝,容纳胆囊;右纵沟后部为腔静脉沟,有下腔静脉通过。在腔静脉沟的上端,有肝左、中、右静脉,出肝后立即注入下腔静脉,因此,临床上常称此沟上端为"第二肝门"。肝的脏面被上述"H"形沟分为4叶:左纵沟左侧为左叶;右纵沟右侧为右叶;左、右纵沟之间,横沟之前的部分为方叶;横沟之后的部分为尾状叶。

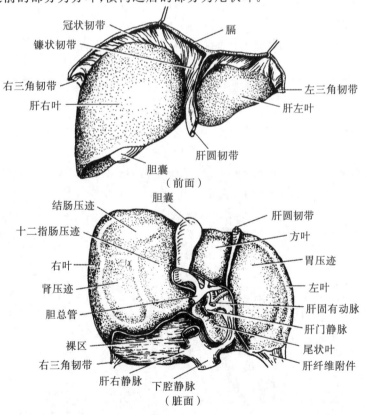

图2-20 肝

肝的前缘是肝的脏面与膈面之间的分界线,薄而锐利。肝后缘钝圆,朝向脊柱。肝的右缘是肝右叶的右下缘,亦钝圆。肝的左缘即肝左叶的左缘,薄而锐利(图2-20)。

(二)肝的位置与毗邻

肝大部分位于右季肋区和腹上区,小部分位于左季肋区。肝大部分被胸廓所掩盖,仅在腹上区的左、右肋弓之间有一部分露出剑突下,直接与腹前壁相接触。

肝上界与膈穹隆一致,其体表投影可用3点的连线来表示:即右锁骨中线与第5肋的交点;前正中线与胸骨体下缘的交点;左锁骨中线与第5肋间隙的交点。肝下界与肝下缘一致,在右侧与右肋弓一致,中部位于剑突下方约3 cm,左侧被肋弓掩盖。因此,成人肝下界可在左、右肋弓之间(剑突下约3 cm范围内)触及,在右肋弓下不应触及。3岁以下健康幼儿,由于腹腔容积较小,而肝的体积相对较大,所以肝下界位置较低,右肋弓下可触及,但一般不超过肋弓下2 cm,7岁以上的儿童在右肋弓下已不能触及肝。

肝的脏面在右叶自前向后分别与结肠右曲、十二指肠、右肾和右肾上腺相邻,在左叶大部分与胃前壁相接触,左叶后上部与食管腹部相邻。

(三)肝的分叶与分段

肝内有4套管道,形成2个系统,即肝静脉系统(包括肝左、中、右静脉,肝右后静脉和尾状叶静脉等,及它们的各级属支)和Glisson系统。Glisson系统由结缔组织鞘(Glisson囊)包绕肝门静脉、肝固有动脉及肝管而形成,三者在肝内的分支与分布基本一致(图2-21)。

> **知识链接**
> **肝分叶与分段的解剖学基础**
>
> 依照肝的外形,简单地将肝分为左叶、右叶、方叶和尾状叶4个叶,不能满足肝内占位性病变定位诊断和手术治疗的需要,也不完全符合肝内管道的配布情况。临床上通常按照Glisson系统的分支与分布和肝静脉的走行划分肝段。Glisson系统分布于肝段内,肝静脉走行于肝段间,这样将肝分成左、右两半肝,再进一步分为5叶(左内叶、左外叶、右前叶、右后叶和尾状叶)和6段(左外叶上段和下段,右后叶上段和下段,尾状叶左段和右段)。肝外科就是根据这些分叶、分段进行定位诊断或施行肝段、肝叶或半肝切除术。

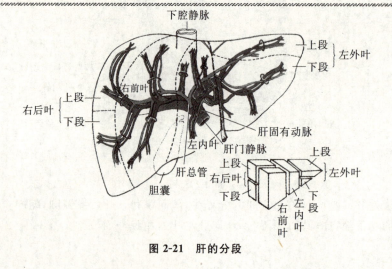

图2-21 肝的分段

(四)肝外胆道系统

肝外胆道系统是指行出于肝门之外的胆管系统,包括胆囊和输胆管道(肝左管和肝右管,肝总管和胆总管)。

1.胆囊 胆囊是储存和浓缩胆汁的器官,其容量为 40~60 ml。胆囊位于肝脏面的胆囊窝内,其上面借结缔组织与肝相连,易于分离;下面游离而覆有腹膜。胆囊呈梨形,可分为胆囊底、胆囊体、胆囊颈和胆囊管 4 个部分(图 2-22)。

胆囊底是突向前下方的盲端,外形钝圆略膨大,胆汁充满时可露出于肝的前缘,贴于腹前壁。胆囊底的体表投影位于右锁骨中线与右肋弓交点附近,胆囊病变时此处可有压痛。胆囊体是胆囊的主体部分,与底之间无明显界限。胆囊颈是胆囊体逐渐缩细的部分,向左下弯行续于胆囊管。胆囊管长 3~4 cm,直径为 0.2~0.3 cm,它向下以锐角与肝总管汇合成胆总管。胆囊内面衬有黏膜,胆囊底和体部的黏膜呈蜂窝状,而胆囊颈与胆囊管的黏膜形成螺旋状的皱襞,称"螺旋襞",可控制胆汁的进出,同时,亦是胆囊结石易嵌顿之处。胆囊管、肝总管与肝的脏面围成的三角形区域称"胆囊三角"(Calot 三角),胆囊动脉多经此三角到达胆囊,因此,该三角是胆囊手术中寻找胆囊动脉的标志。

2.输胆管道 输胆管道是将肝细胞分泌的胆汁输送到十二指肠腔的管道。左、右半肝内的胆小管逐渐汇合,分别汇合成肝左管和肝右管,出肝后肝左管和肝右管汇合成肝总管。肝总管长约 3 cm,在肝十二指肠韧带内下行,并在韧带内与胆囊管以锐角汇合成胆总管。胆总管长 4~8 cm,直径为 0.6~0.8 cm,在肝十二指肠韧带内下行,经十二指肠上部的后方,至胰头和十二指肠降部之间与胰管汇合,共同斜穿十二指肠降部的后内侧壁。胆总管和胰管汇合处形成略膨大的共同通道,称"肝胰壶腹(Vater 壶腹)",开口于十二指肠大乳头。在肝胰壶腹周围有增厚的环形平滑肌形成的肝胰壶腹括约肌(Oddi 括约肌)包绕,在胆总管和胰管末段的周围也有少量的平滑肌包绕,分别称为"胆总管括约肌"和"胰管括约肌"(图 2-22、图 2-23)。

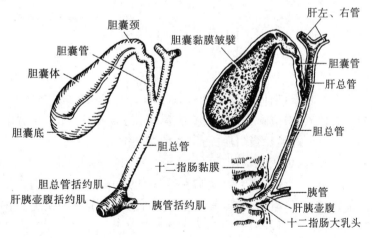

图 2-22 胆囊与输胆管道

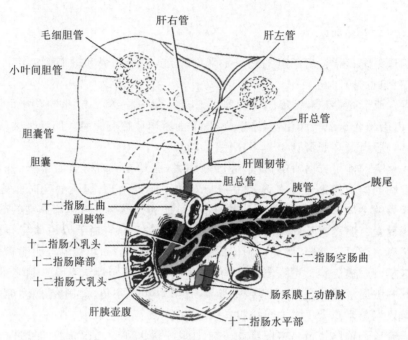

图 2-23 胆道、十二指肠和胰

> **知识链接**
>
> 胆汁排泄的解剖学基础
>
> 平时肝胰壶腹括约肌保持收缩状态,由肝细胞分泌的胆汁,经肝左管、肝右管、肝总管、胆囊管进入胆囊储存和浓缩。进食后,特别是进食高脂肪食物,在神经体液因素调节下,胆囊收缩,肝胰壶腹括约肌舒张,胆囊内的胆汁经胆囊管、胆总管、肝胰壶腹、十二指肠大乳头排入十二指肠腔内,参与消化食物。胆道可因结石、肿瘤或蛔虫等造成胆汁排出受阻而并发胆囊炎、胆管炎或阻塞性黄疸等疾病。

二、胰

胰是人体第二大消化腺,由内分泌部和外分泌部 2 个部分组成:内分泌部即胰岛,主要分泌胰岛素和胰高血糖素,调节血糖浓度;外分泌部分泌胰液,内含多种消化酶(如蛋白酶、脂肪酶和淀粉酶等),有分解消化蛋白质、脂肪及糖类等作用。

胰略呈长条三棱柱状,色灰红,质地柔软,全长 17~20 cm,重 82~1170 g,位置较深,横贴于腹后壁第 1、第 2 腰椎水平。胰可分为胰头、胰体和胰尾 3 个部分(图 2-13、图 2-23)。胰头为右端膨大的部分,被十二指肠包绕,其下部有一转向左后上方的钩突。胰头后面与胆总管、肝门静脉和下腔静脉等结构相邻,当胰头出现肿瘤或炎性肿大时,可压迫胆总管和肝门静脉而引起阻塞性黄疸或腹水等。胰体为胰的中间大部分,前面隔网膜囊与胃后壁相邻,因此,胃后壁溃疡穿孔或癌肿常与胰体粘连。胰尾为胰左端变细的部分,伸入左季肋区与脾门相邻。胰管位于胰实质内,纵贯胰的全长,其末端与胆总管汇合成肝胰壶腹,开口于十二指肠大乳头。在胰头的上部、胰管的上方,常有1条副胰管,开口于十二指肠小乳头。

附4 肝脏穿刺术的解剖学基础与护理应用

肝脏穿刺术是将穿刺针直接刺入肝脏的一种诊疗技术,主要有肝脓肿穿刺术和肝活组织穿刺术等,前者用于肝脓肿的病因诊断和治疗,后者用于通过临床、实验室或其他辅助检查仍无法确诊的肝脏疾病的辅助诊断。

(一)解剖学基础

1.肝的位置　肝的位置可随呼吸、内脏活动和体位改变而改变。正常呼吸时,肝下界可上下移动2~3 cm,因此,行肝脏穿刺术时应嘱患者屏住呼吸,避免因呼吸而引起肝脏损伤。肝的上面与膈和腹前壁相贴,右叶的膈面还隔着膈与右侧胸膜腔、右肺及心毗邻。

2.肝的体表投影　不同的人随着其体型、肝的形状和大小等不同,其肝的体表投影也有所变化:

①矮胖体型的人,肝的左、右径较长,其左端可达左锁骨中线的左侧;由右下至左上的肝下(前)缘,斜度较平,呈横位,而且位置较高,因此,肝的下界与肋弓一致,不易摸到。

②瘦长体型的人,肝的左、右径较短,左端仅达正中线附近,甚至居正中线的右侧;肝下缘的斜度较大,肝略呈直位,其下缘常在右肋弓下1~4横指。在活体确定肝的大小和体表投影,应借助肝的叩诊或X线检查、B超等方法确定。

3.膈下间隙　膈下间隙介于膈与横结肠及其系膜之间,被肝分为肝上和肝下间隙。间隙内发生脓肿,称"膈下脓肿"。

4.肺的下界、胸膜的下界和肋膈隐窝　具体内容见第三章。

(二)护理应用要点

1.体位　患者取仰卧位,身体右侧靠近床沿,右上肢屈肘置于枕后(图2-24)。

2.穿刺部位

(1)肝脓肿穿刺术　准确叩出肝浊音界,取右侧腋前线第8和第9肋间隙或以肝区压痛最明显处为穿刺点,术前结合超声检查,明确肝脓肿的位置和范围,以协助确定穿刺的部位、方向和进针深度。

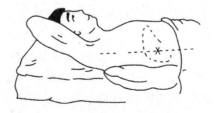

图2-24　肝脏穿刺术体位和穿刺部位

(2)肝活组织穿刺术　取右侧腋前线第8肋间隙或右侧腋中线第9肋间隙为穿刺点,肝肿大超出肋缘下5 cm者,可在右肋缘下行穿刺术。

3. 穿刺技术　于选定的穿刺点穿透皮肤、肌层进至肝包膜时,嘱患者深吸气后于呼气末屏气,迅速将穿刺针刺入肝脏,并瞬间回抽针栓以形成负压,将肝组织吸入穿刺针内。肝脓肿穿刺深度依据肝脓肿在肝内的深度而定,一般不超过 8 cm,肝活组织穿刺深度一般不超过 6 cm。

4. 穿经结构　穿刺针由浅入深依次穿过皮肤、浅筋膜、深筋膜、腹外斜肌、肋间肌、胸内筋膜、肋膈隐窝、膈和膈下间隙,最后进入肝实质。

(三)失误与防范

1. 肝破裂与出血　肝破裂与出血多见于肝诊断性穿刺术中,多由于术前对患者的训练及解释不足、在穿刺过程中穿刺针未固定而产生摆动等造成。施术者术前应向患者解释穿刺的目的、临床意义、在术中可能会产生的危险及其需要配合的具体要求等,要反复训练患者屏息方法并告知其意义,直到达到能配合穿刺为止;一定要在患者屏住呼吸的状态下进针和拔针,切忌针头在肝内旋转、变换方向、搅动,仅可前后移动以调整进针深度,以免撕裂肝组织而导致大出血;术后密切观察患者的生命体征,若有口渴、烦躁、脉速、面色苍白、出冷汗或血压下降等内出血征象,应及时通知医生进行处理。

2. 穿刺未获结果

(1)肝脓肿穿刺术　穿刺针未到达部位而处于脓肿的边缘或脓腔分泌物过于黏稠,使穿刺未获结果。

(2)肝活组织穿刺术　穿刺针尖处于肝包膜或肝边缘部位,获取肝组织不足或仅获得少量血液,不能满足临床病理检查要求,此种状况很少见。

第四节　腹　膜

一、腹膜的配布和功能

腹膜由间皮和少量结缔组织构成,是覆盖于腹腔和盆腔壁的内面以及腹腔和盆腔脏器表面的一层薄而光滑的浆膜(图 2-25)。衬于腹腔和盆腔壁内表面的腹膜,称"壁腹膜";由壁腹膜返折并贴覆于腹腔和盆腔脏器表面的腹膜,称"脏腹膜"。壁腹膜和脏腹膜相互延续、移行,共同围成不规则的潜在性腔隙,称"腹膜腔"。男性腹膜腔为一完全封闭的腔隙,而女性腹膜腔则借输卵管腹腔口,经输卵管、子宫和阴道与外界相通。

腹腔和腹膜腔在解剖学上是 2 个不同的概念。腹腔是指小骨盆上口以上、膈以下、腹前壁和腹后壁之间的空腔;小骨盆上口以下、盆膈以上,盆前壁和盆后壁之间的腔为盆腔。而腹膜腔则指壁腹膜与脏腹膜之间的潜在性腔隙,其内仅含少量浆液。腹腔和盆腔脏器实际上均位于腹腔以内、腹膜腔之外。在临床应用中,对腹膜腔与腹腔常不严格区分,但有的手术,如肾、肾上腺的手术和剖腹产手术等,常在腹膜腔外进行。

腹膜具有分泌、吸收、保护、防御、支持和修复等功能:分泌少量浆液(正常情况下为 100~200 ml),起润滑和减少脏器间摩擦的作用;支持和固定脏器;吸收腹膜腔内的液体和气体等,上腹部,特别是膈下区的腹膜吸收能力较强,因此,腹膜炎症或手术后的患者多采取半卧位,使有害液体流至下腹部,以减少腹膜对有害物质的吸收;防御功能,腹膜和腹膜腔内的浆液中含有大量巨噬细胞,可吞噬细菌及有害物质;修复和再生功能,腹膜所分泌的浆液中含有纤维素,其粘连作用可促进伤口愈合和炎症的局限化,但如果手术操作粗暴或腹膜在空气中暴露时间过长,也可造成肠襻纤维性粘连等后遗症。

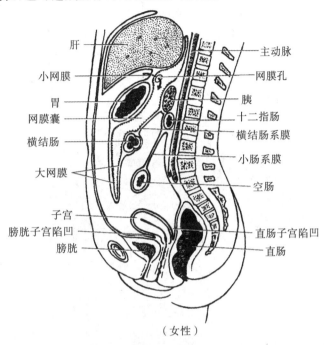

图 2-25　腹膜腔矢状切面模式图

二、腹膜与腹腔脏器、盆腔脏器的关系

根据腹腔和盆腔器官被腹膜覆盖范围的大小,可将脏器分为3类,即腹膜内位器官、腹膜间位器官和腹膜外位器官(图2-25)。

1. **腹膜内位器官**　腹膜内位器官是指表面几乎都被腹膜覆盖的器官,如胃、十二指肠上部、空肠、回肠、盲肠、阑尾、横结肠、乙状结肠、脾、卵巢和输卵管等。

2. **腹膜间位器官**　腹膜间位器官是指表面大部分被腹膜覆盖的器官,如肝、胆囊、升结肠、降结肠、子宫、充盈的膀胱和直肠上段等。

3. **腹膜外位器官**　腹膜外位器官是指仅一面被腹膜覆盖的器官,如肾、肾上腺、输尿管、胰、十二指肠降部和水平部、直肠中部和下部及空虚的膀胱等。

了解腹膜与脏器的关系有重要的临床意义:如腹膜内位器官的手术必须通过腹膜腔进行,而肾、输尿管等腹膜外位器官的手术则不必打开腹膜腔便可进行,从而可避免腹膜腔的感染和术后粘连。

三、腹膜形成的结构

腹膜从腹壁和盆壁内面移行至器官表面或从一个器官移行至另一个器官的过程中,形成了网膜、系膜和韧带等结构。这些腹膜结构不仅对器官起着连接和固定的作用,也是血管和神经等出入脏器的途径。

(一)网膜

网膜是与胃小弯和胃大弯相连的双层腹膜皱襞,其间有血管、淋巴管、神经和结缔组织等,包括小网膜和大网膜(图2-25、图2-26和图2-27)。

1. 小网膜 小网膜是从肝门向下移行于胃小弯和十二指肠上部的双层腹膜结构,其中,从肝门连于胃小弯的部分称"肝胃韧带",其内含胃左和胃右血管、胃的淋巴结和神经等;从肝门连于十二指肠上部之间的部分称"肝十二指肠韧带",其内含胆总管、肝固有动脉和肝门静脉。小网膜的右缘游离,该缘的后方有网膜孔,通过此孔可进入胃后方的网膜囊。

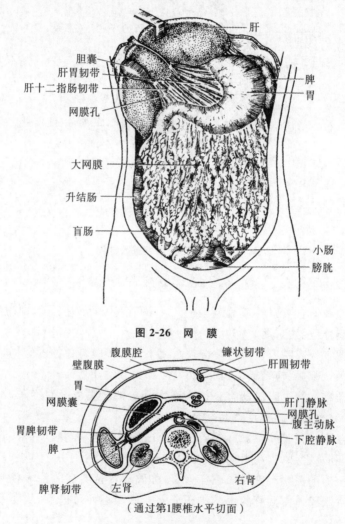

图 2-26 网 膜

图 2-27 网膜囊与网膜孔

2. 大网膜 大网膜连于胃大弯和横结肠之间,由4层腹膜构成,形似围裙覆盖于空肠、回肠和横结肠的前方:形成小网膜的两层腹膜分别贴附胃和十二指肠上部的前、后两面并向下延伸,至胃大弯处两层腹膜互相愈合,形成大网膜的前两层;后者降至脐平面稍下方,而后向后上方返折,形成大网膜的后两层,连于横结肠并延续为横结肠系膜,贴附于腹后壁。成人大网膜前两层和后两层常愈合在一起,而连于胃大弯与横结肠之间的大网膜前两层则形成胃结肠韧带。

> **知识链接**
>
> **大网膜防御功能的解剖学基础**
>
> 大网膜内含有丰富的毛细血管、脂肪组织和巨噬细胞等,有重要的防御和再生修复功能。大网膜下垂部分常可移动位置,当腹腔脏器炎症时(如阑尾炎),因大网膜可包绕病灶而限制炎症扩散蔓延,故有"腹腔卫士"之称。但大网膜的长度因人而异,小儿大网膜较短,一般位于脐平面以上,当发生阑尾炎或其他下腹部炎症时,病灶不易被大网膜包裹,常可导致弥漫性腹膜炎。

3. 网膜囊 网膜囊是小网膜、胃后壁与腹后壁的腹膜之间的扁窄间隙,又称"小腹膜腔"(图2-25、图2-27),网膜囊以外的腹膜腔为大腹膜腔。网膜囊的右侧有网膜孔,网膜孔是网膜囊与大腹膜腔的唯一通道。成人网膜孔可容纳1～2指,手术时可经网膜孔指诊探查胆道。网膜囊是一个盲囊且位置较深,当胃后壁穿孔或某些炎症导致网膜囊积液时,早期只局限于囊内,给诊断带来一定的难度。

(二)系膜

壁腹膜和脏腹膜相互延续移行,形成的将空腔器官固定于腹壁和盆壁的双层腹膜结构称"系膜",内有出入该器官的血管、神经、淋巴管、淋巴结和脂肪等(图2-25、图2-28)。主要的系膜有肠系膜、阑尾系膜、横结肠系膜和乙状结肠系膜等。

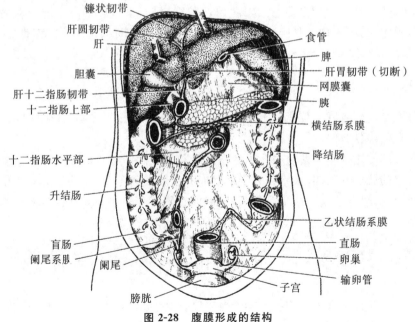

图2-28 腹膜形成的结构

1. 肠系膜　肠系膜是将空肠和回肠固定于腹后壁的双层腹膜结构,附于腹后壁的部分称"肠系膜根",长约 15 cm,起自第 2 腰椎左侧,斜向右下方,止于右骶髂关节前方。肠系膜长而宽阔,有利于空肠和回肠的活动,对消化和吸收有促进作用,但也易引发肠扭转和肠套叠等急腹症。

2. 阑尾系膜　阑尾系膜呈三角形,将阑尾系连于肠系膜下方。因该系膜的游离缘内有阑尾血管,故行阑尾切除术时,应从系膜游离缘进行血管结扎。

3. 横结肠系膜　横结肠系膜是将横结肠系连于腹后壁的横位双层腹膜结构,其根部位于结肠右曲和结肠左曲之间。横结肠系膜两层间有中结肠血管、淋巴管、淋巴结和神经丛等。

4. 乙状结肠系膜　乙状结肠系膜是将乙状结肠系连附于左下腹的双层腹膜结构,其根部附于左髂窝和骨盆左后壁。该系膜较长,因而乙状结肠活动度较大,易发生肠扭转。乙状结肠系膜层间有乙状结肠血管、直肠上血管、淋巴管、淋巴结和神经丛等。

(三)韧带

腹膜形成的韧带是指连于腹壁、盆壁与脏器之间或连接相邻脏器之间的腹膜结构,对脏器有固定作用。

1. 肝的韧带　肝的下方有肝胃韧带和肝十二指肠韧带,肝的上方有镰状韧带、冠状韧带和三角韧带。镰状韧带是上腹前壁和膈下面连于肝上面的双层腹膜结构,呈矢状位,其游离缘内含有肝圆韧带。由于镰状韧带位于前正中线的右侧,所以脐以上腹壁正中切口需向脐方向延长时应偏向中线左侧,以免损伤肝圆韧带及伴行的附脐静脉。冠状韧带是由膈下面的壁腹膜返折至肝上面所形成,呈冠状位,分前、后 2 层,前层和后层之间无腹膜被覆的肝表面称"肝裸区"。冠状韧带左、右两端,前、后两层彼此粘合增厚,形成左、右三角韧带。

2. 脾的韧带　脾的韧带主要包括胃脾韧带和脾肾韧带,胃脾韧带是连于胃底和脾门之间的双层腹膜结构,脾肾韧带是脾门连至左肾前面的双层腹膜结构。脾的韧带中有血管、淋巴管和神经丛等(图 2-27)。

(四)隐窝与陷凹

1. 肝肾隐窝　肝肾隐窝位于肝右叶下面与右肾及结肠右曲之间,仰卧时为腹膜腔最低处,是液体易于积聚的部位。

2. 陷凹　陷凹主要位于盆腔内。男性在直肠与膀胱之间有直肠膀胱陷凹。女性在膀胱与子宫之间有膀胱子宫陷凹;在直肠与子宫之间有直肠子宫陷凹,与阴道后穹仅隔 1 层薄的阴道后壁和腹膜,较深。站立或半卧位时,男性的直肠膀胱陷凹和女性的直肠子宫陷凹是腹膜腔最低部位,因此,腹膜腔内积液常聚积于这些陷凹内(图 2-25)。

附5　腹膜腔穿刺术的解剖学基础与护理应用

腹膜腔穿刺术是临床上常用的一种诊疗手段,即经腹前外侧壁插入穿刺针或导管,以进行诊断和(或)治疗。其目的有:抽取腹膜腔积液进行检验,以明确积液性质,协助诊断;大量腹水引起严重胸闷、腹胀者,适量放液以缓解症状;向腹腔内注射药物;行人工气腹以利腹腔镜诊疗。

(一)解剖学基础

1. 皮肤与浅筋膜　腹部的皮肤薄而富有弹性,下腹部皮肤更具移动性和伸展性,可适应生理性或腹内压增大时的腹部膨隆。浅筋膜内含脂肪,此层的厚度直接关系到进针的深度。一般成人下腹部腹壁全层厚度为 1~3 cm,而肥胖者仅浅筋膜即可超过 2 cm,体质很差或有长期大量腹水者,腹壁厚度可小于 1 cm。浅筋膜内静脉较为丰富,当肝门静脉高压时,可引起脐周静脉怒张,在进行穿刺时应予以注意。

2. 腹壁深筋膜与肌层　腹壁深筋膜较薄且不完整,肌层包括腹直肌及其外侧的 3 层扁肌,即腹外斜肌、腹内斜肌和腹横肌。3 层扁肌的肌纤维相互交织排列,以增强腹壁的抵抗力。

3. 腹横筋膜　腹横筋膜衬附于腹横肌、腹直肌鞘后层和弓状线以下的腹直肌深面,在接近腹股沟韧带和腹直肌外侧缘处逐渐增厚致密,穿刺通过此层时有突破感,易被误认为已进入腹膜腔。

4. 腹膜外脂肪　腹膜外脂肪即填充于腹横筋膜与壁腹膜之间的脂肪组织,在上腹部较薄,在下腹部特别是腹股沟区较厚。此层与腹膜后间隙的疏松组织相延续,如果穿刺后腹水从刺破的壁腹膜外漏,易进入和积聚在腹膜外脂肪层内,并向腹膜后间隙扩散。因此,穿刺后除立即束以多头腹带外,只要病情允许,患者应暂取平卧位,以减小下腹部压力。对有大量腹水、初次行穿刺术的患者,在诊断性穿刺的同时,应适量放出腹水,以降低腹内压。

5. 腹膜及腹膜腔　具体内容见前文。

6. 腹壁血管　腹壁下动脉位于腹横筋膜前方,其体表投影相当于腹股沟韧带中、内 1/3 交界处与脐的连线。因此,左下腹穿刺宜选在脐与左髂前上棘连线的中、外 1/3 交界处刺入,若穿刺点偏内,有损伤腹壁下动脉的危险。

7. 腹前外侧壁的神经　腹前外侧壁由第 7~11 对肋间神经、肋下神经、髂腹下神经和腹股沟神经支配,它们自上而下呈节段性分布于腹前外侧壁的皮肤、肌肉和壁腹膜,因此,穿刺时行局部浸润麻醉可达到麻醉目的。

(二)护理应用要点

1. 体位　根据病情和需要可取坐位、半卧位或平卧位,尽量使患者舒适,以便能耐受较长时间的操作。对疑有腹腔内出血或腹水量少、行诊断性穿刺的患者,宜取侧卧位。

2. 穿刺部位及穿经层次

(1)下腹部正中旁穿刺点　从脐与耻骨联合上缘连线的中点上方 1 cm(或连线的中 1/3 段)偏左或偏右 1~2 cm 处(图 2-29)进针,依次穿经皮肤、浅筋膜、白线或腹直肌内侧缘、腹横筋膜、腹膜外脂肪和壁腹膜,进入腹膜腔。此处无重要脏器,穿刺较安全。

(2)左下腹部穿刺点　从脐与左髂前上棘连线的中、外 1/3 交界处(图 2-29)进针,依次穿经皮肤、浅筋膜、腹外斜肌、腹内斜肌、腹横肌、腹横筋膜、腹膜外脂肪和壁腹膜,进入腹膜腔。在此处穿刺可避免损伤腹壁下动脉。

(3) 侧卧位穿刺点 从脐平面与腋前线或腋中线交点处进针,穿经层次与左下腹部穿刺点相同,多用于腹膜腔内少量积液的诊断性穿刺。

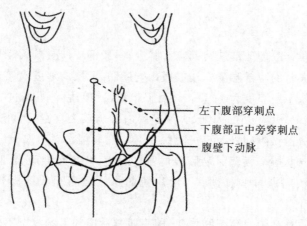

图 2-29 腹膜腔穿刺部位

3.穿刺技术 对腹膜腔注入药物和诊断性穿刺者,选好穿刺点后,穿刺针垂直刺入。对腹水量多者,穿刺针自穿刺点斜行刺入皮下,然后再转换方向,使穿刺针垂直于腹壁刺入腹膜腔,以防腹水自穿刺点漏出。

(三)失误与防范

1.刺伤内脏 腹部切口瘢痕附近(其内部可能有肠管粘连)和肠管明显胀气者不宜穿刺,以免刺伤肠管;进针速度不宜过快,以免刺破漂浮在腹水中的肠管;术前嘱患者排尿,防止损伤膀胱;进针深度视患者腹壁情况而定。

2.刺伤腹壁血管 穿刺定位要准,左下腹部穿刺点不可偏内,以免损伤腹壁下血管,也不可过于偏外,以免损伤旋髂深血管。

3.复张性低血压 复张性低血压(减压性休克)是腹腔穿刺较严重的并发症,一旦发生,应及时处理,但预防是关键。穿刺放腹水速度不宜过快,量不宜过大,一次放液量一般不超过 5 000 ml(首次放液量不宜超过 2 000 ml),需用 2 小时以上的时间缓慢放出,并在放液过程中逐渐缩紧已置于腹部的腹带。放腹水期间注意观察患者面色、呼吸、脉搏和血压等,如有异常,应停止放液并及时处理。

4.抽液失败 抽液失败多因体位不理想或施术前对腹膜腔积液(或血)估计不足而引起,这在腹膜腔穿刺中较常遇见,施术者应改变穿刺部位,如女性经阴道后穹或男性经直肠前壁穿刺,刺入腹膜腔最低处多能奏效。

练习题

一、名词解释

1.内脏 2.上消化道 3.咽峡 4.十二指肠球 5.麦氏点 6.齿状线 7.肝门 8.肝蒂 9.胆囊三角 10.肝胰壶腹 11.腹膜腔 12.小网膜 13.大网膜

二、单项选择题

1. 上消化道包括（　　）。
   A. 口腔和咽　　　　　　　　　B. 口腔、咽和喉
   C. 口腔、咽和食管　　　　　　D. 口腔、咽、食管和胃
   E. 口腔、咽、食管、胃和十二指肠

2. "⌐6⌐"表示（　　）。
   A. 右上颌第1磨牙　　　　　　B. 右上颌第2磨牙
   C. 右上颌第3磨牙　　　　　　D. 左上颌第1磨牙
   E. 左上颌第2磨牙

3. 不含味蕾的结构是（　　）。
   A. 轮廓乳头　　B. 叶状乳头　　C. 丝状乳头　　D. 菌状乳头　　E. 舌扁桃体

4. 腮腺的导管开口于（　　）。
   A. 舌下襞　　　B. 舌下阜　　　C. 舌下阜和舌下襞
   D. 平对上颌第2磨牙牙冠的颊黏膜上
   E. 平对上颌第1磨牙牙冠的颊黏膜上

5. 食管第3狭窄位于（　　）。
   A. 穿膈的食管裂孔处　　　　　B. 与左主支气管交叉处
   C. 与右主支气管交叉处　　　　D. 起始处
   E. 与贲门相接处

6. 胃的位置（　　）。
   A. 大部分位于腹上区　　　　　B. 小部分位于左季肋区
   C. 小部分位于腹上区　　　　　D. 贲门位于第11胸椎体右侧
   E. 幽门位于第1腰椎体左侧

7. 十二指肠大乳头位于十二指肠（　　）。
   A. 上部　　　B. 降部　　　C. 水平部　　　D. 升部　　　E. 十二指肠球

8. 结肠带、结肠袋和肠脂垂存在于（　　）。
   A. 盲肠和结肠　　　　　　　　B. 盲肠和阑尾
   C. 结肠和直肠　　　　　　　　D. 盲肠和直肠
   E. 直肠和肛管

9. 阑尾炎时，其压痛点（麦氏点）位于（　　）。
   A. 脐与右髂嵴连线的中、内1/3交点处
   B. 脐与右髂前上棘连线的中、外1/3交点处
   C. 脐与右髂嵴连线的中、外1/3交点处
   D. 脐与右髂前上棘连线的中、内1/3交点处
   E. 脐与左髂前上棘连线的中、外1/3交点处

10. 肛管内面黏膜与皮肤的分界标志是（　　）。
    A. 齿状线　　B. 白线　　C. 肛柱　　D. 肛梳　　E. 肛瓣

11. 出入肝门的结构不包括（　　）。
    A. 肝固有动脉左、右支　　　　B. 肝门静脉左、右支
    C. 肝静脉　　　　　　　　　　D. 肝左、右管
    E. 神经和淋巴管
12. 肝的脏面左纵沟前部有（　　）。
    A. 肝圆韧带　　B. 静脉韧带　　C. 胆囊　　D. 下腔静脉　　E. 肝静脉
13. 有关成人肝的位置描述中,错误的是（　　）。
    A. 肝上界与膈穹隆一致
    B. 肝下缘右侧与右肋弓一致
    C. 剑突下可触到肝,但不超过 3 cm
    D. 正常成人肋弓下能触到肝,但不超过 2 cm
    E. 3 岁以下幼儿肝下缘常低于右肋弓下 2 cm
14. 下列有关胰的说法中,错误的是（　　）。
    A. 胰是人体大消化腺之一　　　B. 胰可分头、体、尾
    C. 胰属于腹膜内位器官　　　　D. 胰液排入十二指肠降部
    E. 胰由内分泌部和外分泌部构成
15. 关于腹膜腔的描述,下列错误的是（　　）。
    A. 男性是完全封闭的
    B. 女性借输卵管、子宫和阴道与外界相通
    C. 腔内含少量浆液
    D. 腔内有胃、肠等器官
    E. 腹膜腔是不规则的潜在性腔隙
16. 属于腹膜间位器官的是（　　）。
    A. 肝　　　　B. 胃　　　　C. 胰　　　　D. 肾　　　　E. 脾
17. 属于腹膜外位器官的是（　　）。
    A. 肝　　　　B. 胰　　　　C. 横结肠　　D. 子宫　　　E. 卵巢
18. 从阴道后穹向上穿刺,穿刺针可进入（　　）。
    A. 膀胱腔　　B. 直肠子宫陷凹
    C. 子宫腔　　D. 膀胱子宫陷凹
    E. 直肠
19. 男性站立位或半卧位时腹膜腔最低处为（　　）。
    A. 肝肾隐窝　　　　　　　　　B. 直肠子宫陷凹
    C. 膀胱子宫陷凹　　　　　　　D. 直肠膀胱陷凹
    E. 网膜囊
20. 女性站立位或半卧位时腹膜腔最低处为（　　）。
    A. 肝肾隐窝　　　　　　　　　B. 直肠子宫陷凹
    C. 膀胱子宫陷凹　　　　　　　D. 直肠膀胱陷凹
    E. 阴道后穹

三、简答题

1. 试述胸部标志线和腹部分区(九分法和四分法)。
2. 消化系统包括哪些器官?
3. 大唾液腺有哪几对?其导管各开口于何处?
4. 食管分哪几部?简述食管3处生理性狭窄的部位及它们各距中切牙的距离。这些狭窄有何临床意义?
5. 简述胃的位置、形态和分部。
6. 试述胆汁的产生和排出途经。
7. 简述腹膜的分部及其与腹腔、盆腔脏器的位置关系。

（黄焱平）

第三章 呼吸系统

案例

患者,男性,58岁,因刺激性咳嗽2个月,痰中带血伴右侧胸痛1周入院。患者曾有30余年吸烟史。其右上肺可闻及干啰音,X线检查示右肺上叶前段有约3 cm×4 cm大小椭圆形阴影,边缘模糊毛糙,右侧肋膈隐窝内也有阴影。支气管镜检查见右肺上叶支气管内有1个肿块阻塞管腔,取材活检,病理诊断为鳞状细胞癌。临床诊断:肺癌,右侧胸膜腔积液。

问题:
1. 支气管镜插入到右肺上叶支气管依次经过哪些结构?
2. 左、右肺的形态、分叶有哪些异同点?
3. 何为肋膈隐窝?有何临床意义?

学习目标

掌握 呼吸系统的组成及上、下呼吸道的概念;鼻旁窦的名称、位置、开口及临床意义;气管的位置和形态,左、右主支气管的特点及临床意义;肺的位置、形态和分叶;胸膜、胸膜腔、肋膈隐窝和纵隔的概念。

熟悉 喉腔的形态;胸膜的分部;肺和胸膜的体表投影。

了解 外鼻的形态;喉的构成;支气管肺段;纵隔的境界和分区。

呼吸系统由呼吸道和肺组成(图3-1),可执行机体与外界气体交换的功能,此外,还兼有感受嗅觉和发音等作用。呼吸道包括鼻、咽、喉、气管和各级支气管,肺由肺内各级支气管、肺泡以及肺间质组成。临床上把鼻、咽和喉称为"上呼吸道",把气管及各级支气管称为"下呼吸道"。

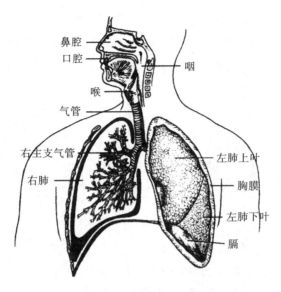

图 3-1 呼吸系统

第一节 呼吸道

一、鼻

鼻既是呼吸道的起始部,也是嗅觉器官。它分为外鼻、鼻腔和鼻旁窦3个部分。

(一)外鼻

外鼻位于面部中央,呈三棱锥形,以骨和软骨为支架,外覆皮肤。外鼻上端位于两眼之间狭窄的部分称"鼻根",中部称"鼻背",下端称"鼻尖",其两侧呈弧状扩大,称"鼻翼",左、右鼻翼下方各围成一个鼻孔,向内通鼻腔。从鼻翼向外下方到口角的浅沟,即鼻唇沟,面瘫时患侧的鼻唇沟可以变浅或消失。

(二)鼻腔

鼻腔以骨和软骨为基础,内面覆以黏膜和皮肤。鼻腔被鼻中隔分为左、右2腔,向前经鼻孔通外界,向后经鼻后孔通鼻咽。鼻中隔(图3-2)由犁骨、筛骨垂直板和鼻中隔软骨等覆以黏膜构成,常偏向一侧。每侧鼻腔被鼻阈分为鼻前庭和固有鼻腔。鼻阈是鼻内皮肤和黏膜分界的标志。

鼻前庭位于鼻腔前下部,由鼻翼围成,内衬以皮肤,生有鼻毛,借以滤过、净化空气。

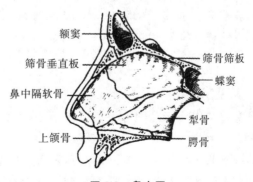

图 3-2 鼻中隔

固有鼻腔的外侧壁自上而下有上鼻甲、中鼻甲和下鼻甲(图3-3)。3个鼻甲的下方各有一裂隙,分别称"上鼻道"、"中鼻道"和"下鼻道"。上鼻甲的后上方与鼻腔顶之间的凹陷称"蝶筛隐窝"。上、中鼻道及蝶筛隐窝分别有鼻旁窦的开口,下鼻道有鼻泪管的开口(图3-4)。

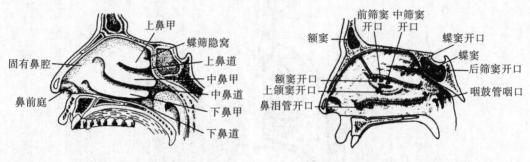

图3-3 鼻腔外侧壁　　　　　　图3-4 鼻旁窦及鼻泪管的开口

鼻黏膜按其生理功能分为嗅区与呼吸区:嗅区位于上鼻甲及其相对应的鼻中隔以上的黏膜,活体呈苍白或淡黄色,含有嗅细胞,为嗅觉感受器;其余大部分的黏膜为呼吸区,活体呈淡红色,内含有丰富的血管、黏液腺和纤毛,对吸入的空气有加温、湿润和净化等作用。

鼻中隔前下方黏膜内血管丰富而表浅,易受刺激而破裂出血,称"易出血区"(Little区),90%的鼻出血发生于此。

> **知识链接**
>
> **鼻腔滴药法的护理应用要点**
>
> 1.体位　鼻腔底部向后下倾斜,若站位或坐位滴药,药物会立即流入咽部,进入口或食管,使施药失败。应采取:
>
> ①仰卧垂头位。患者仰卧,肩下垫枕,使头后仰或将头悬于床缘,使头部与身体呈直角,鼻孔向上。该姿势使鼻腔顶部处于较低位,滴入的药物易到达上鼻道与中鼻道,有效地作用于鼻腔外侧壁黏膜和鼻旁窦开口,适用于后组鼻窦炎、鼻炎及鼻腔手术黏膜表面麻醉的患者。
>
> ②侧头位。患者卧向患侧,肩下垫枕,使头偏向患侧并略下垂,适用于病变位于鼻腔外侧壁的前组鼻窦炎患者。当病变位于患者鼻中隔处,患者应侧卧向健侧。
>
> 2.操作方法　根据病情选择正确的体位,用滴管在距患侧鼻孔1~2 cm处将药物滴入鼻前庭,一般2~3滴即可。滴后轻轻按压鼻翼,使药液在鼻腔黏膜表面分布均匀。滴药后保持体位3~5分钟。

(三)鼻旁窦

鼻旁窦又称"鼻窦"或"副鼻窦"(图3-5),由骨性鼻窦衬以黏膜构成,能温暖、湿润空气,并对发音产生共鸣。

鼻旁窦共4对,即上颌窦、额窦、筛窦和蝶窦,分别位于同名的颅骨内。上颌窦、额窦、筛窦前群和中群开口于中鼻道;筛窦后群开口于上鼻道;蝶窦开口于蝶筛隐窝(图3-4)。由于鼻旁窦黏膜与鼻腔黏膜相延续,故鼻腔炎症易蔓延,而导致鼻窦炎。上颌窦是鼻窦中最大的1对,开口高于窦底,引流不畅,炎症不易愈合。同时,上颌窦底邻近上颌磨牙牙根,此处骨质菲薄,牙根感染常波及上颌窦,引起牙源性上颌窦炎。临床上,鼻旁窦的炎症中以上颌窦炎最多见。

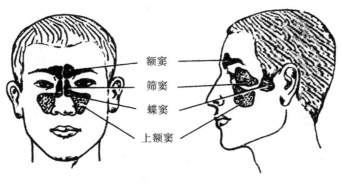

图 3-5　鼻旁窦的体表投影

二、喉

喉位于颈前部中份,上借甲状舌骨膜与舌骨相连,下接气管,前面被舌骨下肌群覆盖,后面紧邻咽,两侧为颈部大血管、神经及甲状腺侧叶。喉以软骨为基础,借关节、韧带和肌肉连接而成。喉既是气体通道,又是发音器官,可随发音或吞咽动作而上下移动。

（一）喉软骨

喉软骨（图 3-6、图 3-7）构成喉的支架,包括单块的甲状软骨、环状软骨、会厌软骨和成对的杓状软骨。

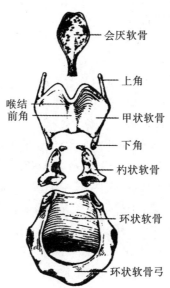

图 3-6　分离的喉软骨

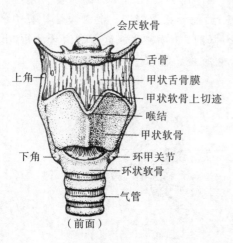
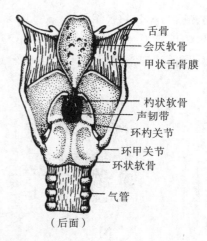

图 3-7 喉的软骨及连结

1. 甲状软骨 甲状软骨是喉软骨中最大的 1 块,位于舌骨下方,由 2 块甲状软骨板的前缘借前角合成。前角上端向前突出,在成年男性尤为明显,称"喉结"。甲状软骨板的后缘游离并向上、下发出突起,称"上角"和"下角"。上角借韧带与舌骨大角相连,下角与环状软骨构成环甲关节。

2. 环状软骨 环状软骨位于甲状软骨下方,是喉软骨中唯一完整的软骨环,由前部低窄的环状软骨弓和后部高宽的环状软骨板构成,板上缘两侧有小的关节面。环状软骨弓平对第 6 颈椎,是颈部的重要标志之一。

3. 会厌软骨 会厌软骨形似树叶,上宽下窄,上端游离,下端借韧带连于甲状软骨前角内面。会厌软骨外覆黏膜构成会厌。吞咽时,喉上提,会厌盖住喉口,防止食物误入喉腔。

4. 杓状软骨 杓状软骨成对,位于环状软骨板上缘,形似三棱锥体,可分尖、底和 2 个突起。尖向上,底的下面有关节面。由底向前伸出的突起称"声带突",有声韧带附着。由底向外侧伸出的突起称"肌突",有喉肌附着。

(二)喉的连结

喉的连结(图 3-7)包括喉软骨之间、喉软骨与舌骨和气管软骨环之间的连结。

1. 环甲关节 环甲关节由甲状软骨下角和环状软骨侧方关节面构成。甲状软骨借此关节在冠状轴上做前倾和复位运动,使声带紧张或松弛。

2. 环杓关节 环杓关节由环状软骨板上缘和杓状软骨底的关节面构成。杓状软骨借此关节在垂直轴上做旋转运动,使声带突向内侧、外侧转动,缩小或开大声门裂。

3. 弹性圆锥 弹性圆锥为圆锥形的弹性纤维膜(图 3-8),起自甲状软骨前角的后面,向下、向后止于环状软骨上缘和杓状软骨声带突。此膜上缘游离增厚,紧张于甲状软骨与声带突之间,称"声韧带",声韧带和声带肌及覆盖其表面的喉黏膜构成声带。在甲状软骨下缘与环状软骨弓之间,弹性圆锥的纤维增厚,称"环甲正中韧带",即环甲膜,当急性喉阻塞时,可在此进行穿刺,建立临时气体通道。

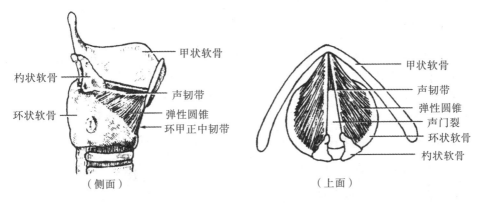

图 3-8 弹性圆锥

> **知识链接**
>
> **环甲膜穿刺术的护理应用要点**
>
> 1. 体位　患者取平卧位,头后仰。
> 2. 穿刺部位　常取颈前正中线,甲状软骨下方与环状软骨上缘之间的凹陷处进行穿刺。
> 3. 穿经层次　穿刺针依次穿过皮肤、浅筋膜、深筋膜及环甲膜等,进入声门下腔。
> 4. 操作方法　拉紧并固定颈部皮肤,在颈前部触及甲状软骨,沿甲状软骨正中线向下,确定甲状软骨与环状软骨之间的凹陷处,深面即是环甲膜。当针头刺入环甲膜后,可感到阻力突然消失,并能抽出空气,患者出现咳嗽反射。

4. 甲状舌骨膜　甲状舌骨膜是连于甲状软骨上缘与舌骨之间的结缔组织膜,喉借此膜固定于舌骨上,并随吞咽动作上下运动。

(三) 喉肌

喉肌(图 3-9)属骨骼肌,按功能可分为 2 群。一群作用于环甲关节,使声带紧张或松弛;另一群作用于环杓关节,使声门裂开大或缩小。因此,喉肌的运动可控制发音的强弱和调节音调的高低。

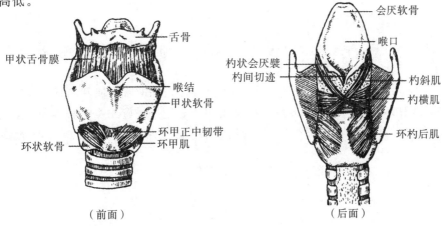

图 3-9 喉 肌

(四)喉腔

喉腔上经喉口通喉咽,下通气管。喉腔的入口称"喉口",朝向后上方,由会厌上缘、杓状会厌襞和杓间切迹围成。

喉腔侧壁上有2对前后走向的黏膜皱襞,上方的称"前庭襞",活体呈粉红色,左右前庭襞之间的裂隙称"前庭裂";下方的称"声襞",活体颜色较白,比前庭襞更为突向喉腔。左右声襞及杓状软骨声带突之间的裂隙称"声门裂",是喉腔最狭窄的部位(图3-10)。

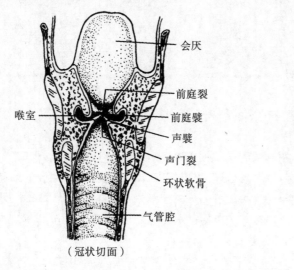
(冠状切面)

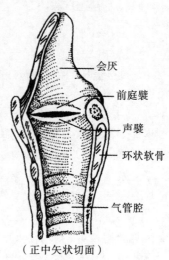
(正中矢状切面)

图3-10 喉 腔

喉腔分3个部分:从喉口至前庭裂之间的部分,称"喉前庭";前庭裂和声门裂之间的部分,称"喉中间腔",向两侧延伸的隐窝,称"喉室";声门裂至环状软骨下缘之间的部分,称"声门下腔",其黏膜下组织疏松,炎症时易引起喉水肿。婴幼儿喉腔较窄小,常因喉水肿引起喉阻塞,产生呼吸困难等症状。

三、气管和主支气管

(一)气管

气管(图3-11)位于食管前方,上接环状软骨,经颈部正中下行入胸腔,在胸骨角平面分为左、右主支气管,分叉处称"气管杈"。

气管由14~17个"C"字形的气管软骨环以及各环之间的平滑肌和结缔组织构成。"C"字形的气管软骨环后壁缺口由平滑肌和纤维组织膜封闭。气管根据行程与位置,以胸骨的颈静脉切迹为界,可分为颈部和胸部。气管切开术常选择在气管颈部第3~5气管软骨环处进行。

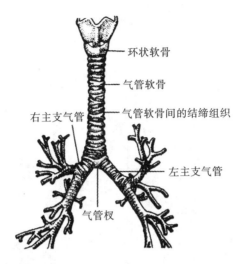

图3-11　气管和主支气管

知识链接

气管切开术的护理应用要点

1. 体位　仰卧位，患者的头部应严格保持正中位，肩背部垫一个15~20 cm高的软枕。

2. 切开部位　切开部位选在环状软骨下方2~3 cm处，相当于第3~4或第4~5气管软骨环处。

3. 切开层次　依次穿过皮肤、浅筋膜等。

4. 操作方法　分离胸骨舌骨肌、胸骨甲状肌及甲状腺峡部，暴露气管，于正中线切开第3~4或第4~5气管软骨环，撑开气管切口，吸出气管内分泌物及血液，插入套管并固定。

（二）主支气管

主支气管是气管分出的一级支气管，即左、右主支气管。左主支气管细而长，一般长4~5 cm，与气管中线的延长线形成35°~36°的夹角，走行较倾斜，经左肺门入左肺。右主支气管粗而短，一般长2~3 cm，与气管延长线的夹角为22°~25°，走行较陡直，经右肺门入右肺。因此，气管内异物多坠入右主支气管（图3-11）。

第二节　肺

一、肺的位置和形态

肺位于胸腔内，坐落于膈上方、纵隔的两侧（图3-12）。肺表面覆有脏胸膜，光滑湿润。肺质软而轻，呈海绵状，富有弹性。婴幼儿的肺呈淡红色，随年龄的增长，肺的颜色逐渐变为暗红色或深灰色。成人肺重量约等于体重的1/50。

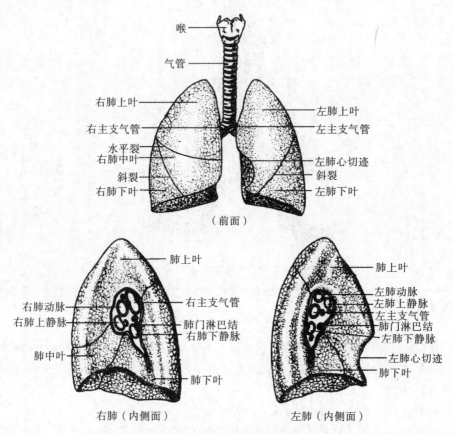

图 3-12 肺

肺形似圆锥形,具有 1 尖、1 底、2 面和 3 缘:肺尖呈钝圆形,经胸廓上口突至颈根部,高出锁骨内侧 1/3 上方 2~3 cm;因肺底凹向上,贴于膈上面,故又称"膈面";肋面隆凸,邻接肋和肋间隙;内侧面毗邻纵隔,亦称"纵隔面",此面中部凹陷,称"肺门",是主支气管、肺动脉、肺静脉、淋巴管和神经等出入之处。这些结构被结缔组织包绕,构成肺根。肺的前缘薄锐,左肺前缘下部有左心切迹,肺的后缘圆钝,肺的下缘亦较薄锐。

左肺狭长,右肺宽短。左肺由从后上斜向前下的斜裂,分为上、下 2 叶。右肺除斜裂外,还有一条近于水平方向的水平裂,将右肺分为上、中、下 3 叶。

二、肺内支气管和支气管肺段

左、右主支气管进入肺门,分为叶支气管(图 3-13)。叶支气管在各肺叶内再分为段支气管,并在肺内反复分支,呈树枝状,称"支气管树"。每一段支气管及其所属的肺组织称"支气管肺段",简称"肺段"。各肺段呈圆锥形,其尖朝向肺门,底朝向肺表面。按照肺段支气管的分支分布,左、右肺可分为 8~10 个肺段(图 3-13)。根据肺段结构和功能的相对独立性,临床上可以肺段为单位进行肺段切除术(图 3-14)。

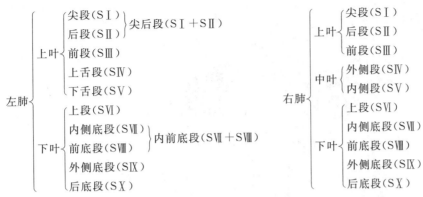

图 3-13 支气管肺段

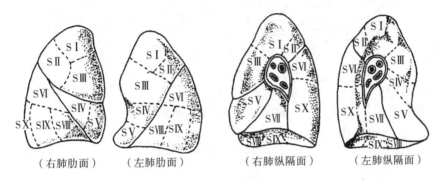

（右肺肋面）　（左肺肋面）　（右肺纵隔面）　（左肺纵隔面）

图 3-14 肺段模式图

知识链接

人工呼吸术的护理应用要点

1. 开放气道　在患者无反应时，因肌张力下降，舌体和会厌可能把咽喉部阻塞。上抬下颌，即可防止舌后坠，使气道打开。术者一手放在患者前额，用手掌将额头向后推，使头部尽量后仰；另一手的示指、中指放在下颌处，向上抬颌，使牙关紧闭，下颌向上抬动（图 3-15）。同时，清除患者口中异物和呕吐物。

2. 人工呼吸

①口对口人工呼吸法。这是一种快捷有效的通气方法。在确认气道通畅的情况下，术者深吸气，将空气吹入患者口中，经各级呼吸道到肺内，使肺扩张，胸廓亦随之扩大。而后，利用肺的自动回缩，将气体排出（图 3-16）。每次吹气应持续 1 秒钟以上，确保呼吸时见到胸廓起伏。每分钟吹气 14～16 次，每次吹气量为 800～1 200 ml，低于 800 ml 通气量不足，高于 1 200 ml 则咽部压力超过食管内压力，气体可通过食管进入胃内。

②口对鼻人工呼吸。在气道开放的前提下，右手捏住患者上下口唇使之不漏气，术者深吸一口气，对准患者鼻孔用力吹气。

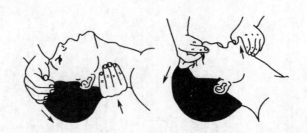

图 3-15　人工呼吸开放气道

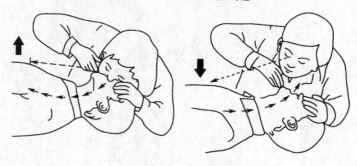

图 3-16　口对口人工呼吸

第三节　胸　膜

一、胸膜的概念

胸膜是一层薄而光滑的浆膜，可分为脏胸膜与壁胸膜 2 个部分（图 3-17）。由脏胸膜与壁胸膜在肺根处相互移行所形成的封闭的潜在性腔隙称"胸膜腔"。胸膜腔左右各一，互不相通，腔内呈负压，仅有少量浆液，可减少呼吸时胸膜间的摩擦。

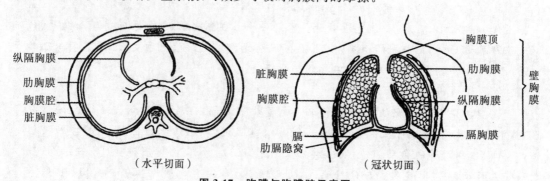

图 3-17　胸膜与胸膜腔示意图

二、胸膜的分部及胸膜隐窝

脏胸膜紧贴肺表面，与肺紧密结合而不能分离，并伸入肺叶间裂内。壁胸膜因衬覆部位不同而分为 4 个部分：胸膜顶覆盖于肺尖上方，突出胸廓上口，伸向颈根部，高出锁骨内侧 1/3 上方 2～3 cm，针灸或进行臂丛麻醉时，勿穿破胸膜顶造成气胸；肋胸膜贴附于肋骨与肋间隙内面;纵隔胸膜衬覆于纵隔的两侧,其中部包绕肺根移行于脏胸膜,并在肺根下方前后两层重叠,连于纵隔与肺内侧面之间的下部,称"肺韧带",是肺手术的标志;膈胸膜覆盖于膈的上面,与膈紧密相贴。

壁胸膜相互移行转折处的胸膜腔,即使在深吸气时肺缘也不能伸入其间,称"胸膜隐窝"。其中,最为明显的是在肋胸膜和膈胸膜相互转折处的肋膈隐窝,是胸膜腔的最低部位,胸膜腔积液常积聚于此处。

三、胸膜与肺的体表投影

胸膜的体表投影是指壁胸膜各部互相移行形成的反折线在体表的投影位置,标志着胸膜腔的范围。

胸膜前界是肋胸膜和纵隔胸膜前缘之间的返折线。两侧均起自胸膜顶,向内下方经胸锁关节后方至第2胸肋关节水平,两侧互相靠拢,在中线附近垂直下行。左侧在第4胸肋关节处斜向外下,沿胸骨左缘外侧2~2.5 cm处下行,至第6肋软骨后方与胸膜下界相移行;右侧在第6胸肋关节处右转,与胸膜下界相移行。由于左、右胸膜前返折线的上、下两端相互分开,所以在胸骨后面形成2个无胸膜的三角形间隙:上方的间隙称"胸腺区",内有胸腺;下方的间隙称"心包区",显露心和心包。肺的前界几乎与胸膜前界相同。肺尖与胸膜顶的体表投影一致(图3-18)。

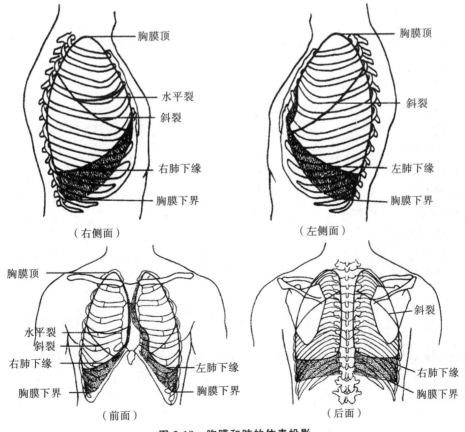

图3-18 胸膜和肺的体表投影

胸膜下界是肋胸膜与膈胸膜的返折线,右侧起自第6胸肋关节处,左侧起自第6肋软骨后方,两侧均斜向外下方,在锁骨中线与第8肋相交,在腋中线与第10肋相交,在肩胛线与第11肋相交,在脊柱两侧平第12胸椎棘突水平。肺下界体表投影比胸膜下界高出约2个肋骨,即在锁骨中线与第6肋相交,在腋中线与第8肋相交,在肩胛线与第10肋相交,在脊柱旁平第10胸椎棘突水平(表3-1)。

表3-1 肺下界和胸膜下界的体表投影

	锁骨中线	腋中线	肩胛线	后正中线
肺下界	第6肋	第8肋	第10肋	第10胸椎棘突
胸膜下界	第8肋	第10肋	第11肋	第12胸椎棘突

第四节 纵 隔

一、纵隔的概念与境界

"纵隔"是左、右侧纵隔胸膜之间所有器官、结构和结缔组织的总称。纵隔的境界:前界为胸骨,后界为脊柱胸段,两侧界为纵隔胸膜,上界为胸廓上口,下界为膈(图3-19)。

二、纵隔的分区与内容

纵隔通常以胸骨角平面(平对第4胸椎椎体下缘)为界将纵隔分为上纵隔与下纵隔,下纵隔再以心包为界,分为前纵隔、中纵隔和后纵隔。

上纵隔内主要有胸腺、头臂静脉、上腔静脉、膈神经、迷走神经、喉返神经、主动脉及其三大分支、食管、气管、胸导管和淋巴结等。

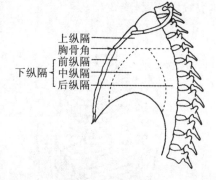

图3-19 纵隔的分部

前纵隔位于胸骨与心包之间,内有胸腺下部、部分纵隔前淋巴结及疏松结缔组织等。

中纵隔位于心包前界和后界之间,内有心包、心和大血管、膈神经、奇静脉末端、心包膈血管及淋巴结等。

后纵隔位于心包与脊柱之间,内有主支气管、食管、胸主动脉、胸导管、奇静脉、半奇静脉、迷走神经、胸交感干和淋巴结等。

附6 胸膜腔穿刺术的解剖学基础与护理应用

胸膜腔穿刺是将穿刺针刺入胸膜腔,抽出胸膜腔内的积气、积液、积血或积脓的穿刺方法,临床上多称为"胸腔穿刺"。

(一)解剖学基础

1.胸壁的层次解剖

(1)皮肤与浅筋膜 胸部的皮肤厚薄不一,胸前区前部较背部薄,胸两侧部、胸骨处最薄。

(2)深筋膜及肌肉 胸部深筋膜覆盖在胸肌和胸背部肌的表面,并伸入各肌内,向外与腋筋膜相续。

(3)肋间隙 肋间隙是胸壁的固有结构,由12对肋构成11对肋间隙。肋间隙以第4～6肋间隙最长,上部近水平,下部斜向下内。各肋间隙宽度亦有所不同,上部较下部宽,前部较后部宽,肋间隙内有肋间肌和肋间血管神经束。

(二)护理应用要点

1.体位

(1)穿刺抽取胸腔积液 患者可反向坐在椅子上,健侧臂置于椅背,头枕于臂上,患侧臂伸过头顶;或取斜坡卧位,患侧手上举,并枕于头下或伸过头顶,这样可扩大肋间隙的宽度。

(2)气胸抽气 若患者病情许可,多取坐位或站立位,手臂抱头。

2.穿刺部位

(1)穿刺抽取胸腔积液 穿刺部位多取腋后线与肩胛线之间区域,或肩胛下角下方第8肋间隙或第9肋间隙,应在肋骨上缘稍上方刺入,以免损伤肺、肋间血管神经束。

(2)气胸穿刺抽气 穿刺部位应选在体检或X线检查确定的气量最多处,通常多选择腋前线或腋中线、第4～5肋间隙处或锁骨中线第2肋间隙处。由于穿刺点在肋角以前,为避免伤及肋间血管神经,所以应在肋间隙中部刺入。

3.穿经结构 穿刺经皮肤、浅筋膜、深筋膜与胸壁肌、胸内筋膜、壁胸膜和胸膜腔。

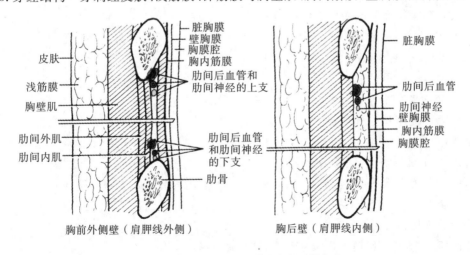

图3-20 胸壁层次及胸膜腔穿刺进针部位

(三)失误与防范

1. 肺损伤 穿刺深度一般为 2~3 cm,穿刺过深易伤肺而导致气胸。在气胸穿刺时易发生肺损伤。

2. 损伤肋间血管神经束 严格按穿刺部位进针,进针点定在下一肋的稍上缘,一般多不会损伤该结构。

练习题

一、名词解释

1. 上呼吸道 2. 下呼吸道 3. 心切迹 4. 肺门 5. 肺根 6. 气管杈 7. 胸膜腔
8. 肋膈隐窝 9. 声门裂 10. 纵隔

二、单项选择题

1. 成对的喉软骨为(　　)。
   A. 环状软骨　　B. 杓状软骨　　C. 会厌软骨　　D. 甲状软骨　　E. 鼻中隔软骨

2. 鼻中隔由(　　)构成。
   A. 鼻中隔软骨、筛骨垂直板和犁骨等
   B. 鼻骨和筛骨
   C. 犁骨
   D. 筛骨垂直板
   E. 鼻骨和犁骨

3. 喉腔最狭窄的部位是(　　)。
   A. 喉口　　B. 喉前庭　　C. 前庭裂　　D. 声门裂　　E. 喉中间腔

4. 喉炎时容易水肿的部位是(　　)。
   A. 喉口　　B. 声门下腔　　C. 喉中间腔　　D. 喉前庭　　E. 咽峡

5. 气管(　　)。
   A. 位于前纵隔内
   B. 上端与甲状软骨相连
   C. 在胸骨角平面分为左、右主支气管
   D. 由完整的气管软骨环构成
   E. 为一扁窄的肌性管道

6. 肺(　　)。
   A. 位于胸膜腔内
   B. 右肺被斜裂分为上、下2叶
   C. 左肺被斜裂分为上、下2叶
   D. 右肺较狭长,左肺较宽短
   E. 具有1尖、2面、3缘

7. 关于胸膜的描述,正确的是(　　)。
   A. 壁胸膜和脏胸膜形成胸膜腔,在肺根处开放
   B. 壁胸膜覆盖在肺表面
   C. 脏胸膜衬覆于胸壁内面
   D. 胸膜下界与肺下缘一致
   E. 纵隔胸膜是壁胸膜的一部分

8.上颌窦的开口部位是（　　）。
　　A.上鼻道　　　B.中鼻道　　　C.下鼻道　　　D.蝶筛隐窝　　　E.鼻前庭
9.蝶窦的开口部位是（　　）。
　　A.鼻前庭　　　B.中鼻道　　　C.下鼻道　　　D.蝶筛隐窝　　　E.上鼻道
10.关于纵隔的描述,错误的是（　　）。
　　A.前界为胸骨　　　　　　　　B.后界为脊柱胸段　　　C.上界为胸廓上口
　　D.下界为胸廓下口　　　　　　E.两侧为纵隔胸膜

三、简答题

1.简述鼻旁窦的名称及开口处。
2.气管异物为什么易坠入右主支气管？
3.试述喉腔的分部。
4.试比较左、右肺在形态结构上有何不同。
5.简述纵隔的分部。
6.试述肋膈隐窝的组成及临床意义。

（邢永超）

第四章

泌尿系统

案例

患者,女性,45岁,因2小时前突然出现左腰背部疼痛入院。体格检查:腹平、软、无压痛,左肾区有叩击痛。尿常规检查:红细胞满视野。经B超探查,患者左输尿管有1.2mm高密度阴影。临床诊断:左输尿管结石。

问题:
1. 何谓"肾区"？左肾和右肾的位置有何差别？
2. 输尿管有哪些狭窄？有何临床意义？
3. 肾盂结石若排出体外,需依次经过哪些结构？

学习目标

掌握 肾的形态和位置；输尿管的3处狭窄；膀胱的形态、位置及临床意义；女性尿道的特点。

熟悉 泌尿系统的主要功能；肾的被膜及临床意义；肾的构造；输尿管的分段。

了解 膀胱壁的构造；输尿管的走行和毗邻。

泌尿系统由肾、输尿管、膀胱和尿道组成。其主要功能是排出人体多余的水分和代谢产物,维持内环境稳定。肾产生的尿液经输尿管运输至膀胱储存,当尿液积存到一定量时,再经尿道排出体外。若肾功能发生障碍,代谢产物将蓄积于体内,破坏机体内环境的相对稳定,从而影响人体新陈代谢的正常进行,严重时可出现尿毒症,甚至危及人的生命(图4-1)。

第四章 泌尿系统

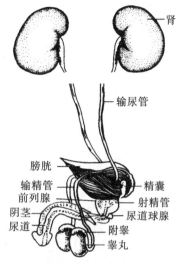

图 4-1 男性泌尿和生殖系统模式图

第一节 肾

一、肾的形态

肾为成对的实质性器官,形似蚕豆,表面光滑,新鲜时呈红褐色,质地柔软。肾可分上、下 2 端,前、后 2 面和内侧、外侧 2 缘。肾的上端和下端钝圆;前面较凸,朝向前外侧;后面较扁平,紧贴腹后壁;外侧缘隆凸;内侧缘中部凹陷,称"肾门",是肾的血管、神经、淋巴管及肾盂出入肾的部位。出入肾门的结构被结缔组织包裹在一起,称"肾蒂"。肾蒂内主要结构的排列关系为:由前向后依次为肾静脉、肾动脉和肾盂;从上向下依次为肾动脉、肾静脉和肾盂。右肾蒂较左肾蒂短。肾门向肾内凹陷形成一个较大的腔,称"肾窦",其内含有肾小盏、肾大盏、肾盂、肾血管、淋巴管、神经及脂肪组织等(图 4-2、图 4-3)。

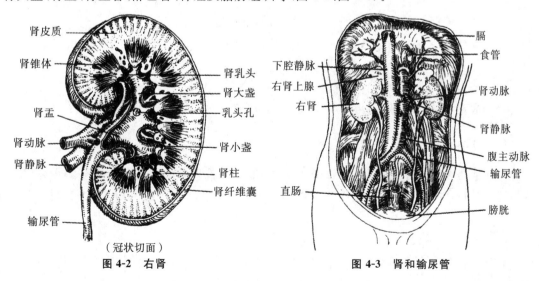

图 4-2 右肾（冠状切面）

图 4-3 肾和输尿管

二、肾的构造

在肾的冠状切面上,肾实质可分为肾皮质和肾髓质。肾皮质主要位于肾的浅层,富含血管,新鲜标本呈红褐色,肾皮质伸入肾髓质内的部分,称"肾柱";肾髓质位于肾皮质的深层,血管较少,呈淡红色,由15~20个肾锥体组成。肾锥体呈圆锥形,底朝向皮质,尖端钝圆,朝向肾窦,称"肾乳头"。肾乳头的尖端有许多小孔,称"乳头孔"。肾产生的终尿由乳头孔流入肾小盏。肾小盏是漏斗状的膜性管道,每侧肾有7~8个肾小盏,相邻2~3个肾小盏合成1个肾大盏。每侧肾有2~3个肾大盏,肾大盏再汇合成1个前后扁平、约呈漏斗状的肾盂。肾盂出肾门后向下弯行,逐渐变细移行为输尿管(图4-2)。

三、肾的位置

肾位于脊柱两侧,腹膜的后方,紧贴腹后壁的上部,其长轴向外下倾斜(图4-3)。因受肝的影响,右肾比左肾略低半个椎体。左肾上端平第11胸椎体下缘,下端平第2腰椎体下缘,第12肋斜过其后面的中部;右肾上端平第12胸椎体上缘,下缘平第3腰椎体上缘,第12肋斜过其后面的上部,肾门约平第1腰椎体平面。肾门在腰背部的体表投影位于竖脊肌外侧缘与第12肋所构成的夹角,称"肾区"(图4-4)。肾病患者叩击或触压此区可引起疼痛。

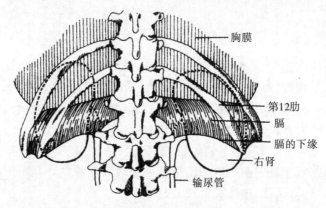

图4-4 肾的体表投影

肾的位置有个体差异,一般女性略低于男性,儿童低于成人,新生儿肾的位置最低。

四、肾的被膜

肾的表面包有3层被膜,由内向外依次为纤维囊、脂肪囊和肾筋膜(图4-5)。

(一)纤维囊

纤维囊是贴附于肾表面的薄层致密结缔组织膜。纤维囊与肾连结疏松,易于剥离,但在病理情况下,则与肾实质发生粘连,不易剥离。在肾破裂修复或肾部分切除时,需要缝合此膜。

(二)脂肪囊

脂肪囊是包裹在纤维囊外周的囊状脂肪组织层,对肾起弹性垫样的保护作用。临床上进行肾囊封闭,就是将药物注入肾脂肪囊内。

(三)肾筋膜

肾筋膜位于脂肪囊的外面,包被在肾和肾上腺的周围。肾筋膜分前层和后层,在肾上腺上方和肾的外侧两者互相融合,向下仍互相分开,其间有输尿管通过。肾筋膜向深部发出许多结缔组织小束,穿过脂肪囊与纤维囊相连,对肾有固定作用。

肾的正常位置主要靠肾被膜的固定,其次靠肾血管、腹膜、腹压及邻近器官等的承托。当腹壁肌肉萎缩、肾周围脂肪减少时,肾移动性增大,可向下移动,形成肾下垂或游走肾。

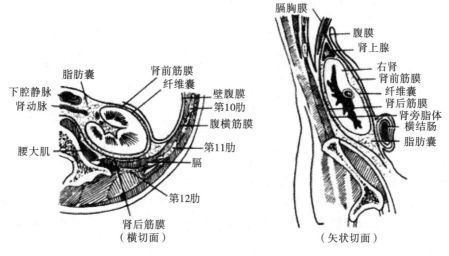

图 4-5 肾的被膜

五、肾的血管与肾段

肾动脉进入肾门之前,通常分为前支和后支,再进入肾窦内,分别走行在肾盂的前、后方,由前、后支再分出肾段动脉,每支肾段动脉所分布的肾实质为一个肾段。每个肾分为5个肾段,即上段、上前段、下前段、下段和后段。各段动脉分支间没有吻合,当某一肾段动脉阻塞时,它所供应的肾段即可发生坏死。肾内静脉无一定节段性,相互之间有丰富的吻合支,这一解剖特点对临床肾血管造影及肾部分切除术有重要的意义(图4-6)。

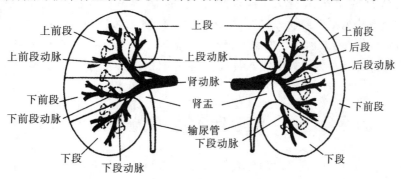

图 4-6 肾段动脉和肾段模式图

> **知识链接**
>
> **肾移植的解剖学基础**
>
> 　　肾移植是将功能良好的肾从活体或脑死亡患者的身体中取出,植入到接受者的右侧或左侧的下腹部髂窝处,以代替失去功能肾的一种器官移植手术。肾移植是目前公认的治疗慢性肾功能不全最佳的治疗手段,且已列入常规治疗范畴。我国每年实施肾移植4 000余例,居亚洲之首。目前,我国已有近百家医院能够开展肾移植,接受手术的患者最长健康存活达25年。

第二节　输尿管

　　输尿管为1对细长的肌性管道,起于肾盂,终于膀胱,长25~30 cm。

一、输尿管的位置

　　根据输尿管的位置,可将输尿管分为腹段、盆段和壁内段;腹段位于腹膜后方,其上端约平第2腰椎上缘,起自肾盂,沿腰大肌前面下行,至小骨盆入口处,左、右输尿管分别跨越左髂总动脉末端和右髂外动脉起始部的前面;盆段自小骨盆入口处始,沿盆壁弯向前,在膀胱底的外上角向内下穿入膀胱壁;壁内段位于膀胱壁内,斜行并开口于膀胱底内面的输尿管口(图4-3)。

二、输尿管的形态

　　输尿管全长粗细不均,有3处狭窄:上狭窄,位于输尿管起始处;中狭窄,位于小骨盆入口处;下狭窄,为输尿管穿膀胱壁处。

> **知识链接**
>
> **尿路结石的解剖学基础**
>
> 　　"尿路结石"是肾结石、输尿管结石、膀胱结石和尿道结石的总称,其中,肾和输尿管结石称为"上尿路结石",膀胱和尿道结石称为"下尿路结石"。尿路结石是很常见的泌尿外科疾病之一。当尿路结石下降时,常易滞留或嵌顿于狭窄处,即输尿管起始处、小骨盆入口处、穿膀胱壁处以及男性尿道狭窄处,会引起剧烈绞痛,并向会阴方向放射。

第三节　膀　胱

　　膀胱是储存尿液的囊状肌性器官,其形态、大小和位置等随尿液的充盈程度而异。正常成人膀胱的容量一般为300~500 ml,最大容量可达800 ml,新生儿膀胱的容量约为50 ml。老年人由于膀胱肌张力降低,所以膀胱容量增大。女性膀胱容量较男性为小。

一、膀胱的形态

膀胱空虚时呈三棱锥体形,可分为尖、底、体、颈(图 4-7、图 4-8)。膀胱尖朝向前上方;膀胱底朝向后下方;膀胱尖与膀胱底之间为膀胱体;膀胱的最下部为膀胱颈。膀胱颈的下端有尿道内口与尿道相通。膀胱充盈时,略呈卵圆形。

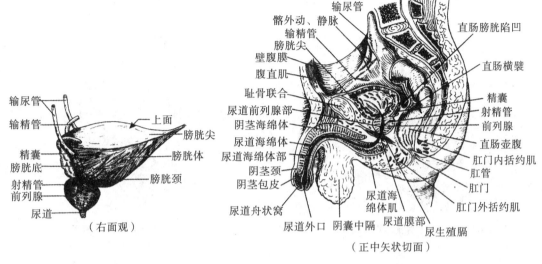

图 4-7　膀胱的形态　　　　图 4-8　男性盆腔

二、膀胱壁的构造

膀胱壁由内向外依次为黏膜、肌层和外膜。

(一)黏膜

膀胱空虚时,内面的黏膜形成许多皱襞,充盈时皱襞则消失。在膀胱底的内面,两输尿管口与尿道内口之间的三角形区域,黏膜光滑无皱襞,称"膀胱三角",膀胱三角是肿瘤、结核和炎症的好发部位;两输尿管口之间的横行皱襞称"输尿管间襞",膀胱镜检时呈苍白色,是寻找输尿管口的标志(图 4-9)。

(二)肌层

肌层由平滑肌构成,分为内纵、中环、外纵,这 3 层肌束相互交错,共同构成逼尿肌。通常认为,在尿道内口处还有环形的膀胱括约肌。

(三)外膜

外膜在膀胱上面和膀胱底上部中间的一小部分

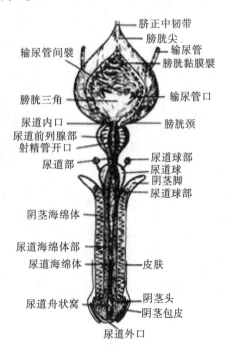

图 4-9　膀胱和男性尿道

为浆膜,其他部分为纤维膜。

三、膀胱的位置

成人膀胱位于盆腔的前部,耻骨联合的后方(图4-8)。膀胱空虚时,膀胱尖一般不超过耻骨联合上缘;男性膀胱底与精囊、输精管末端和直肠相邻(图4-10),女性膀胱底与子宫颈和阴道相邻(图4-11);男性膀胱颈与前列腺相接,女性膀胱颈直接与尿生殖膈相邻。

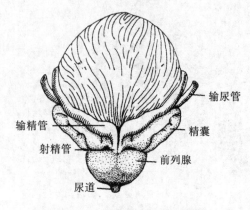

图4-10 男性膀胱后面的毗邻

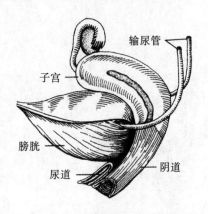

图4-11 女性膀胱后面的毗邻

第四节 尿 道

男性尿道在第五章叙述。女性尿道长3.0～5.0 cm,直径约0.6 cm。尿道起于膀胱的尿道内口,斜向前下方,穿过尿生殖膈,以尿道外口开口于阴道前庭(图4-12),在穿过尿生殖膈处被由横纹肌形成的尿道阴道括约肌环绕,可控制排尿。由于女性尿道短、宽而直,所以易引起逆行尿路感染。

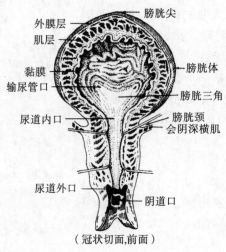

图4-12 女性膀胱与尿道

附7 耻骨上膀胱穿刺术的解剖学基础与护理应用

急性尿潴留导尿失败者、导尿禁忌者、需要进行膀胱造口引流者等,可考虑行耻骨上膀胱穿刺术,以排除潴留于膀胱内的尿液或获取尿液样本进行特殊检查(如细菌培养等)。

(一)解剖学基础

膀胱为腹膜间位器官,膀胱随尿液的充盈而渐向上伸展时,腹膜也随之上移。当膀胱极度充盈时,膀胱与腹前壁的腹膜反折线也移到耻骨联合上缘以上,使膀胱的前下壁直接与腹前壁相贴(图4-13、图4-14),此时沿耻骨联合上缘行膀胱穿刺术,可不经腹膜腔而直接入膀胱腔内。

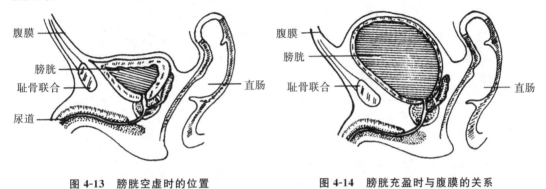

图4-13 膀胱空虚时的位置　　图4-14 膀胱充盈时与腹膜的关系

(二)护理应用要点

1.体位与穿刺部位　多取仰卧位,沿耻骨联合上缘1.0～2.0 cm处刺入。

2.穿刺操作

(1)进针方向与深度　沿耻骨联合上缘正中线、针杆与腹前壁成直角或稍朝向下方刺入,有明显空虚感,并有尿液从穿刺针中溢出,提示穿刺成功。

(2)穿刺技术　耻骨联合上缘中线处腹前壁平均厚度为2.0～3.0 cm(肥胖者除外),该部位为软组织,腹白线有韧性,进针时应缓慢,刺入膀胱的落空感较其他穿刺部位落空感明显。

3.穿经结构　由浅入深依次穿经皮肤、皮下组织、腹白线、腹横筋膜、膀胱壁,最后达膀胱腔。

(三)失误与防范

1.进针角度　进针角度保持与腹前壁垂直或稍朝向下方,不可盲目偏向两侧或上方,以免伤及肠管或膀胱颈周围的静脉丛,导致很难处理的出血。

2.尿液排放　尿液排放速度应缓慢,尤其对大量尿潴留者,绝不能快速将尿液排空,应使膀胱内压逐渐降低,以免膀胱内压骤降而引起膀胱内出血或身体虚脱。

练习题

一、名词解释

1. 肾区　2. 肾门　3. 肾窦　4. 肾蒂　5. 膀胱三角　6. 肾纤维囊　7. 膀胱三角

二、单项选择题

1. 有关肾的叙述,错误的是(　　)。
   A. 肾是腹膜外位器官
   B. 左肾低于右肾半个椎体
   C. 成人肾门约平第 1 腰椎体
   D. 第 12 肋斜过左肾中部后方
   E. 肾位于腹后壁的上部,脊柱两侧

2. 呈扁漏斗状,出肾门后渐变细而移行为输尿管的是(　　)。
   A. 肾窦　　B. 肾盂　　C. 肾小盏　　D. 肾大盏　　E. 肾乳头

3. 肾皮质伸入肾髓质内的部分是(　　)。
   A. 肾门　　B. 肾窦　　C. 肾柱　　D. 肾锥体　　E. 肾乳头

4. 肾乳头周围包有(　　)。
   A. 肾小盏　　B. 肾大盏　　C. 肾皮质　　D. 肾盂　　E. 输尿管

5. 膀胱充盈时,穿刺进针部位常选择在(　　)。
   A. 耻骨联合下缘　　　　B. 耻骨联合上缘
   C. 耻骨联合两侧　　　　D. 耻骨联合处　　E. 脐区

6. 输尿管末端开口于(　　)。
   A. 膀胱底　　B. 膀胱尖　　C. 膀胱体　　D. 膀胱顶　　E. 膀胱颈

7. 关于输尿管的叙述,错误的是(　　)。
   A. 输尿管为细长的肌性管道　　B. 输尿管沿腰大肌前面下行
   C. 输尿管在小骨盆入口处跨过髂总动脉分叉处
   D. 输尿管下端开口于膀胱体
   E. 输尿管在子宫颈外侧约 2 cm 处,有子宫动脉从其前方通过

8. 膀胱最下部称(　　)。
   A. 膀胱底　　B. 膀胱尖　　C. 膀胱颈　　D. 膀胱体　　E. 膀胱顶

9. 关于膀胱的说法,正确的是(　　)。
   A. 膀胱是一储尿器官
   B. 膀胱底处有尿道内口
   C. 充盈时全部位于盆腔内
   D. 成人膀胱容积为 100～300 ml
   E. 男性膀胱位置高于女性

10. 男性膀胱下方毗邻(　　)。
    A. 精囊　　B. 输精管　　C. 直肠　　D. 前列腺　　E. 尿生殖膈

11. 肾锥体位于(　　)。
    A. 肾髓质　　　B. 肾柱　　　C. 肾蒂　　　D. 肾小盏　　　E. 肾门
12. 尿道内口起于(　　)。
    A. 膀胱底　　　B. 膀胱体　　　C. 膀胱颈　　　D. 膀胱尖　　　E. 膀胱三角

三、简答题
　　1. 输尿管的狭窄位于何处？有何临床意义？
　　2. 何为膀胱三角和输尿管间襞？各有何临床意义？
　　3. 尿液从肾乳头流出后，须经哪些结构排出体外？

(朱晓红)

第五章

生殖系统

案例

案例1 患者,男性,38岁,左侧阴囊有坠胀感,持续半年;结婚3年,性生活正常,未采取任何避孕措施,女方未怀孕且妇科检查未发现异常。该男性体格检查:左侧阴囊下垂,可扣及迂曲柔软的团块。精液常规检查:射精量2ml,精子计数$2.3×10^6$万/ml,活动率30%,活动度低。临床诊断:精索静脉曲张、少精症。

问题:
1. 简述睾丸的位置、形态、结构及功能。
2. 简述精液的组成及排出途径。
3. 何谓"精索"? 简述男性输精管结扎的常用部位。

案例2 患者,女性,29岁,结婚2年,平时月经规律,现停经6周,因3小时前出现恶心、呕吐、右下腹疼痛伴肛门坠胀而入院。体格检查:体温37.4℃,脉搏110次/分,血压90/68mmHg,腹肌紧张,右下腹有压痛、反跳痛。妇科检查:宫颈举痛,子宫稍大,右侧附件增厚,有压痛。患者阴道内见少量血液,妊娠实验阳性,B超显示宫内无孕囊,右侧附件区有混合性包块,大小为3.2cm×2.0cm×2.0cm。临床诊断:异位妊娠破裂。

问题:
1. 简述女性内生殖器的组成及功能。
2. 简述输卵管的分部及各部的形态特点。
3. 为何宫外孕常发生于输卵管壶腹部?

学习目标

掌握 男性生殖系统的组成;睾丸的位置、形态结构及功能;男性尿道的分部、3个狭窄、2个弯曲的位置和临床意义;女性生殖系统的组成;输卵管的形态、位置及分部;子宫的形态、位置、毗邻及固定装置。

第五章 生殖系统

> **熟悉** 生殖系统及内、外生殖器的概念；输精管的分部，精索的位置和组成；前列腺的形态结构、位置、毗邻和临床意义；卵巢的位置及固定装置；阴道的位置、毗邻及形态；乳房的位置、形态及结构。
>
> **了解** 附睾、精囊腺和尿道球腺的位置和形态结构；阴茎的形态结构；阴囊的层次；女性外生殖器的形态及功能；前庭大腺的位置；阴道前庭和会阴的概念。

生殖系统包括男性生殖系统和女性生殖系统。男性和女性生殖系统均可分为内生殖器和外生殖器：内生殖器包括生殖腺、生殖管道和附属腺；外生殖器以两性交接器官为主。

生殖系统主要功能是：产生生殖细胞，繁殖后代，延续种族；分泌性激素，以促进和维持生殖器官的发育，激发并维持第二性征的出现。

女性乳房及会阴与生殖功能密切相关，也在本章叙述。

第一节 男性生殖系统

男性内生殖器由生殖腺（睾丸）、输精管道（附睾、输精管、射精管、男性尿道）和附属腺（前列腺、精囊、尿道球腺）组成。睾丸是产生精子和分泌雄性激素的器官。睾丸产生的精子，先储存于附睾内，射精时经输精管、射精管和尿道排出体外。前列腺、精囊、尿道球腺分泌的液体与精子合成精液。外生殖器为阴茎和阴囊（图 4-1）。

一、内生殖器

（一）睾丸

1. **睾丸的位置和形态** 睾丸位于阴囊内，左、右各一。睾丸呈椭圆形，表面光滑，分为上、下 2 端，前、后 2 缘和内、外侧 2 面：睾丸的上端和后缘有附睾贴附，下端和前缘游离；睾丸的血管、神经和淋巴管经后缘出入；外侧面与阴囊壁相贴，内侧面与阴囊中隔相邻；睾丸除后缘外都被有鞘膜。鞘膜分脏层和壁层，脏层鞘膜紧贴睾丸表面，壁层鞘膜贴附于阴囊内面，两者在睾丸后缘相互移行，围成密闭的腔隙，称"鞘膜腔"。鞘膜腔内含有少量浆液，起润滑作用，在病理情况下腔内液体增多，可形成鞘膜腔积液（图5-1）。

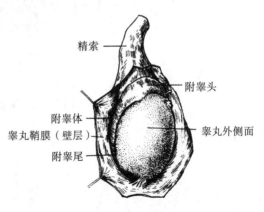

图 5-1 睾丸及附睾

知识链接

睾丸鞘膜积液的护理应用要点

正常时鞘膜腔内仅有少量浆液,当鞘膜的分泌功能与吸收功能失去平衡,如分泌过多或吸收过少,都可形成鞘膜腔积液,表现为阴囊内有囊性肿块,呈慢性无痛性增大。积液量少时患者无明显不适,积液量多时才有阴囊下坠、胀痛和牵扯感。婴儿的鞘膜积液常可自行吸收消退,不需手术治疗。成人若鞘膜积液量少、无任何症状,亦不需手术治疗;积液量多、体积大伴明显症状时,应施行鞘膜翻转术。

2.睾丸的结构　睾丸表面覆盖浆膜,即鞘膜脏层,其深面坚韧的纤维膜称"白膜"。白膜在睾丸后缘增厚,并入睾丸内形成睾丸纵隔。从纵隔发出许多睾丸小隔,呈扇形伸入睾丸实质,将睾丸实质分为100～200个睾丸小叶。每个小叶内含有1～4条盘曲的生精小管,其上皮能产生精子。小管之间的结缔组织内有间质细胞,分泌雄性激素。生精小管向后汇合成精直小管,进入睾丸纵隔后交织成睾丸网。从睾丸网发出12～15条睾丸输出小管,从睾丸后缘上部进入附睾(图5-2)。

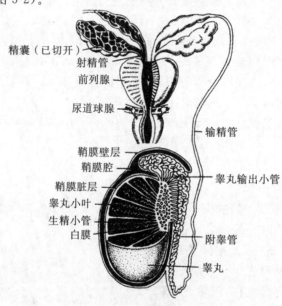

图5-2　睾丸的结构和排精途径

知识链接

睾丸下降的解剖学基础

胚胎初期,睾丸位于腹后壁、肾的下方,以后逐渐下降;胚胎第3个月,睾丸可达髂窝,胚胎第7个月,睾丸可达腹股沟管深环处;胚胎第9个月,睾丸降入阴囊。小儿出生后,睾丸如未降入阴囊,仍停留在腹腔内或腹股沟管内,临床上称为"隐睾症"。由于腹部温度高于阴囊,不宜于精子发育,可造成男性不育。

(二)附睾

附睾呈新月形,紧贴睾丸的上端和后缘,由睾丸输出小管和附睾管组成。附睾上端膨大,为附睾头,中部为附睾体,下端细小,为附睾尾(图5-2)。附睾尾向上弯曲移行为输精管。

附睾为暂时储存精子的器官,其分泌物还可营养精子,促进精子进一步成熟。附睾为结核的好发部位。

(三)输精管和射精管

输精管是附睾管的直接延续,长约50.0 cm,管径约0.3 cm。输精管的管壁较厚,管腔细小,于活体触摸时呈坚实的细索状。输精管行程较长,可分为4部:

1. **睾丸部** 睾丸部起于附睾尾,沿睾丸的后缘上行至睾丸的上端。
2. **精索部** 精索部为睾丸上端至腹股沟管浅环之间的一段,此段的位置表浅,于皮下易触及,是输精管结扎的常用部位。
3. **腹股沟管部** 腹股沟管部是位于腹股沟管内的部分。
4. **盆部** 盆部为输精管最长的一段,由腹股沟管深环出腹股沟管后,向下沿盆壁走行,经输尿管末端的前方至膀胱底的后面,两侧输精管逐渐靠拢并膨大形成输精管壶腹。输精管末端变细,与精囊的排泄管汇合成射精管(图5-2、图5-3)。

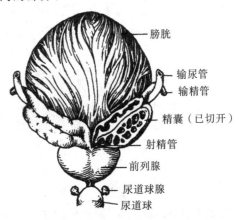

图5-3 精囊、前列腺和尿道球腺

精索是位于睾丸上端和腹股沟管深环之间的1对柔软的圆索状结构。精索内主要有输精管、睾丸动脉、蔓状静脉丛、输精管血管、神经、淋巴管和腹膜鞘突的残余等。精索表面包有3层被膜,从内向外依次为精索内筋膜、提睾肌和精索外筋膜。

射精管由输精管的末端与精囊的排泄管汇合而成,长约2.0 cm,向前下穿前列腺实质,开口于尿道的前列腺部(图5-3、图5-4)。

知识链接

精索静脉曲张的解剖学基础

精索静脉曲张是人类特有的疾病,其他动物罕见,可能由于人类直立生活,所以重力使精索静脉曲张。它是青壮年人的常见病,发病率可占男性人群的10%～15%,表现为精索静脉血液滞留,使蔓状静脉丛扩张迂曲。其临床症状一般很轻,甚至无症状,但因其可能影响精子的生成和发育,故近年来比较受重视,但不育症患者中精索静脉曲张者只占12%。

(四)附属腺

1. **精囊** 精囊也称"精囊腺",为1对长椭圆形的囊状器官,左右各一,表面凹凸不平,由迂曲的管道组成。精囊位于膀胱底的后方、输精管壶腹的外侧,其排泄管与输精管壶腹的末端汇合成射精管(图5-3)。精囊腺分泌黄色黏稠液体,参与精液的组成。

2. **前列腺** 前列腺是附属腺中最大的单个实质性器官,位于膀胱与尿生殖膈之间,呈栗子形,由腺组织、平滑肌和结缔组织构成。前列腺上端宽大,称"前列腺底",与膀胱颈相贴,有尿道穿入。底的后缘处有一对射精管穿入,开口于尿道的前列腺部;下端尖细,称"前列腺尖",与尿生殖膈相贴,尿道由此穿出;中间大部分为前列腺体,其后面平坦,正中有一纵行浅沟,称为"前列腺沟"。前列腺的后方为直肠,活体直肠指诊隔着直肠前壁可触及前列腺的后面和前列腺沟,向上可触及膀胱底、精囊及输精管壶腹。前列腺增生肥大时,前列腺沟可消失(图5-3、图5-4)。前列腺的排泄管开口于尿道的前列腺部,其分泌物呈乳白色,参与精液的组成。

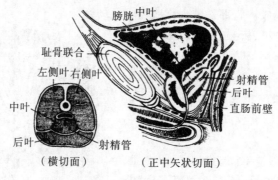

图5-4 前列腺的结构

前列腺分为5叶:前叶、中叶、后叶和2个侧叶。小儿的前列腺甚小,腺组织不发育。性成熟期腺组织迅速生长,老年期腺组织逐渐萎缩退化。如腺内结缔组织增生,则引起前列腺肥大,常发生在中叶和侧叶,压迫尿道,造成排尿困难甚至尿潴留。

3. **尿道球腺** 尿道球腺是一对豌豆大小的球形腺体,位于尿生殖膈内。其排泄管细长,开口于尿道球部(图5-3)。尿道球腺的分泌物参与精液的组成。

精液由输精管道和附属腺的分泌物以及精子共同组成,呈乳白色,弱碱性,适于精子的生存和活动。正常成年男性一次射精量为2~5ml,含精子$(3～5)×10^8$个。

输精管结扎后,精子排出的途径被阻断,各附属腺的分泌和排出则不受影响,但射出的精液中不含精子,达到绝育的目的(图5-5)。

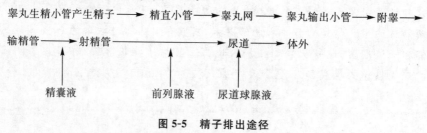

图5-5 精子排出途径

二、外生殖器

(一)阴囊

阴囊位于阴茎的后下方,呈囊袋状。阴囊壁由皮肤和肉膜构成(图5-6)。阴囊的皮肤薄而柔软,有大量的色素沉着,颜色深暗,正中处有一纵行的阴囊缝。肉膜为浅筋膜,内含有平滑肌,平滑肌可随外界温度的变化而发生舒缩,使阴囊松弛或皱缩,借以调节阴囊内的温度,使其低于体温1~2℃,有利于精子的生成与发育。肉膜在中线处向阴囊深部发出阴囊中隔,将阴囊分为左、右两部分,分别容纳左右睾丸、附睾及输精管的起始部。

阴囊深面有包被睾丸和精索的被膜,由外向内有:

①精索外筋膜,精索外筋膜为腹外斜肌腱膜的延续。

②提睾肌,提睾肌来自腹内斜肌和腹横肌的肌纤维束,排列稀疏,呈襻状,可反射性地提起睾丸。

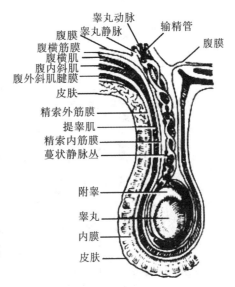

图 5-6 阴囊结构模式图

③精索内筋膜,精索内筋膜为腹横筋膜的延续,较薄弱。

④睾丸鞘膜,睾丸鞘膜来源于腹膜,分为壁层和脏层,壁层紧贴精索内筋膜内面,脏层贴覆睾丸和附睾表面。

(二)阴茎

阴茎悬垂于耻骨联合的前下方,分头、体、根3部分(图5-7):后端为阴茎根,埋藏于阴囊和会阴部皮肤的深面,固定于耻骨下支、坐骨支及尿生殖膈上;前端膨大,称"阴茎头",其尖端有尿道外口;头和根之间的部分为阴茎体,呈圆柱形;头与体交界处为阴茎颈。

阴茎主要由2条阴茎海绵体和1条尿道海绵体构成(图5-8)。阴茎海绵体左、右各一,位于阴茎的背侧。其前端变细,嵌入阴茎头内面的凹陷处;后端左右分开,形成阴茎脚,分别附着于两侧的耻骨下支和坐骨支。尿道海绵体位于两阴茎海绵体的腹侧,尿道贯穿其全长。尿道海绵体中部呈细长的圆柱形,其前端膨大为阴茎头,后端膨大部分称"尿道球"。

阴茎3条海绵体的外面共同包被有阴茎深、浅筋

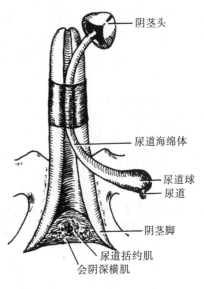

图 5-7 阴茎的外形

膜和皮肤。阴茎的皮肤薄而柔软，富于伸展性，在阴茎颈处折叠形成双层皱襞包绕阴茎头，称"阴茎包皮"。在阴茎头的腹侧，包皮与尿道外口下端之间连有一皮肤皱襞，称"包皮系带"（图5-8、图5-9）。

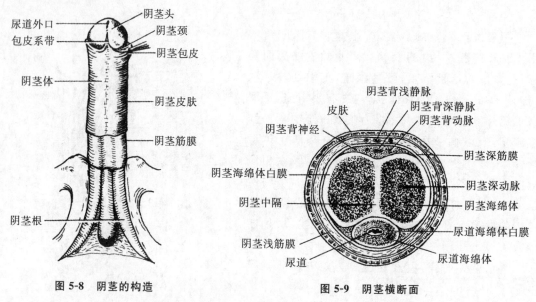

图5-8　阴茎的构造　　　　　　图5-9　阴茎横断面

幼儿的包皮较长，包裹着整个阴茎头，包皮口也较小。随着年龄的增长，包皮逐渐向后退缩，包皮口逐渐扩大，阴茎头逐渐显露。成年时，若阴茎头仍被包皮包裹，或者因包皮口过小而使包皮不能退缩暴露阴茎头，分别称"包皮过长"或"包茎"，此时应行包皮环状切除术，否则，阴茎易发生炎症或癌症，手术时应注意保护包皮系带。

> **知识链接**
>
> **阴茎癌的解剖学基础**
>
> 在我国，阴茎癌曾经是常见病。随着经济、文化及卫生等条件的改善，其发病率逐渐下降。本病的发生与包茎有密切关系。犹太男婴出生后10天内施行割礼，几无阴茎癌发生。伊斯兰教徒在7岁左右施行割礼，阴茎癌发病率较非教徒显著降低。据国内统计，阴茎癌患者有包茎或包皮过长者占86.8%～98.0%。包皮过长、包茎者阴茎头皮肤长期受包皮垢刺激，易并发感染及慢性炎症，是致癌的重要因素。

三、男性尿道

男性尿道既是排尿管道，也是排精管道，起于膀胱的尿道内口，依次穿过前列腺、尿生殖膈和尿道海绵体，终于阴茎头的尿道外口，长为16.0～22.0 cm，管径为5.0～7.0 mm。男性尿道全长分为前列腺部、膜部和海绵体部（图4-8、图4-9）。

（一）前列腺部

前列腺部为尿道穿过前列腺的一段，长为2.5～3.0 cm，其中部扩大，是尿道最宽阔和最易扩张的部分,后壁上有射精管和前列腺排泄管的开口。

(二)膜部

膜部为尿道穿过尿生殖膈的一段,长为1.2~1.5 cm,管径短窄,其周围有尿道膜部括约肌环绕,此肌为横纹肌,又称"尿道外括约肌",舒缩时可控制排尿。

(三)海绵体部

海绵体部为尿道贯穿海绵体的一段,长为12.0~17.0 cm,是尿道最长的一段。此段的起始部位于尿道球内,其内尿道最宽,称"尿道球部",有尿道球腺排泄管的开口;尿道海绵体的末端位于阴茎头内,其内尿道扩大,称"尿道舟状窝"。

临床上将尿道前列腺部和尿道膜部称为"后尿道",尿道海绵体部又被称为"前尿道"。

附8 男性尿道置管术的解剖学基础与护理应用

急性尿潴留男性患者可考虑施行男性尿道置管术,以排除潴留于膀胱内的尿液,解除其痛苦,或获取尿液样本进行特殊检查,如细菌培养等。

(一)解剖学基础

男性尿道全长粗细不等,有3处狭窄和2个弯曲(图4-8)。3处狭窄分别位于尿道内口、尿道膜部和尿道外口,其中,以尿道外口最为狭窄。尿道的2个弯曲分别为:耻骨下弯,位于耻骨联合的后下方,凹向前上方约2 cm处,此弯曲是恒定、不可变的;耻骨前弯,位于耻骨联合的前下方,凹向后下方,此弯曲是由于阴茎悬垂而形成的,是可改变的,若将阴茎提起,弯曲可减小或消失。

(二)护理应用要点

1. 体位与消毒 协助患者取仰卧位,屈膝,两腿略外展,暴露外阴。消毒阴阜、阴囊、阴茎、尿道外口、阴茎头和冠状沟数次。

2. 置管技术

(1)一手用无菌纱布裹住阴茎并提起,使之与腹壁成60°角,将包皮向后方推,以暴露出尿道外口。

(2)固定阴茎 嘱患者张口呼吸,用血管钳夹持导尿管前端,对准尿道口轻轻插入20~22 cm,见尿液流出后,再插2 cm,将尿液引流至治疗盘或治疗碗。

(三)失误与防范

1. 用物必须严格消毒灭菌,并按无菌操作进行,以防感染。

2. 尿潴留患者膀胱高度膨胀,当身体极度衰竭时,放尿量不应超过1 000 ml,以防腹内压突然降低,发生虚脱。

3. 选择光滑、粗细适宜的导尿管,插管动作要轻、慢,以免损伤尿道黏膜。

4.上提尿道改变耻骨前弯。

5.男性尿道较长,又有3处狭窄,插管时略有阻力,因此,在插管过程受阻时,稍停片刻,请患者深呼吸,减轻尿道括约肌的紧张,再缓缓插入导尿管,切忌用力过猛而损伤尿道。

第二节 女性生殖系统

女性内生殖器由生殖腺(卵巢)、输送管道(输卵管、子宫、阴道)和附属腺(前庭大腺)组成。卵巢是产生卵子和分泌女性激素的器官。成熟的卵子突破卵巢表面被排至腹膜腔,再经输卵管腹腔口进入输卵管,在管内受精后移至子宫,植入子宫内膜发育成为胎儿。产妇在分娩时,成熟的胎儿出子宫口经阴道娩出。卵子在输卵管内如未受精,即因退化而被吸收。女性外生殖器即女阴(图5-10)。

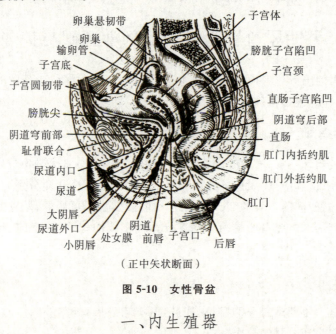

(正中矢状断面)

图5-10 女性骨盆

一、内生殖器

(一)卵巢

卵巢是女性生殖腺,具有产生卵细胞、分泌雌激素和孕激素的功能。

1.卵巢的位置和形态　卵巢位于盆腔侧壁髂总动脉分叉处的卵巢窝内,左、右各一。卵巢呈扁卵圆形,可分内侧、外侧面,前、后缘和上、下端:外侧面与卵巢窝相依;内侧面与小肠相邻;前缘有卵巢系膜附着,其中部有血管、神经等出入,称"卵巢门";后缘游离;上端与输卵管伞相接触,借卵巢悬韧带固定于盆壁,其内含有卵巢动脉和静脉、淋巴管、神经丛、少量结缔组织和平滑肌纤维,是寻找卵巢动脉和静脉的标志,临床上又称"骨盆漏斗韧带";下端借卵巢固有韧带连于子宫(图5-10,图5-11)。

2.卵巢随年龄的变化　成年女子的卵巢大小约为4 cm×3 cm×1 cm,重5~6 g。卵巢的形态、大小随年龄变化:幼女的卵巢较小,表面光滑;性成熟期卵巢体积最大,此后经多次排卵,卵巢表面形成许多瘢痕,显得凹凸不平;35~40岁时,卵巢开始缩小;50岁左右,卵巢随月经的停止而逐渐萎缩。

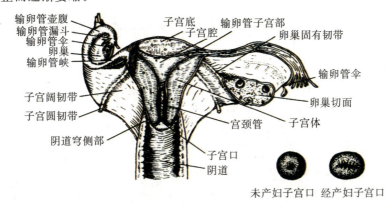

图 5-11 女性内生殖器

(二)输卵管

输卵管为1对细长而弯曲的肌性管道,全长10~12cm,位于子宫底的两侧,包裹子宫阔韧带的上缘。其内侧端与子宫腔相通,外侧端到达卵巢的上方,开口于腹膜腔(图5-11)。输卵管由内侧向外侧可分为4个部分:

①输卵管子宫部。此处为输卵管穿过子宫壁的一段,其内侧端开口于子宫腔。

②输卵管峡。此处是输卵管子宫部向外侧延伸的部分,短直而狭细,是行输卵管结扎术的常选部位。

③输卵管壶腹。该处约占输卵管全长的2/3,管径粗而弯曲,卵细胞通常在此受精。

④输卵管漏斗。该处为输卵管外侧端膨大呈漏斗状的部分,漏斗底的中央有输卵管腹腔口,开口于腹膜腔,卵细胞由此口进入输卵管。漏斗的游离缘有许多细长的指状突起,称"输卵管伞",输卵管伞有引导卵细胞进入输卵管的作用,也是临床手术时识别输卵管的标志。临床上将卵巢、输卵管和子宫周围的韧带称为"子宫附件"。

(三)子宫

子宫为壁厚腔小的肌性器官,富有伸展性,是孕育胎儿和产生月经的场所。

1.子宫的形态和分部 成人未孕的子宫呈前后稍扁的倒置梨形,长7~8cm,最宽处直径为4~5cm,壁厚2~3cm,可分为子宫底、子宫体和子宫颈3个部分:子宫底为两侧输卵管子宫口连线以上的圆凸部分;子宫颈为子宫下端呈细圆柱状的部分,其下端1/3伸入阴道内,称"子宫颈阴道部";子宫上端2/3位于阴道的上方,称"子宫颈阴道上部"。子宫颈为炎症和肿瘤的好发部位。子宫底与子宫颈之间的部分称"子宫体"。子宫体与子宫颈连接处较为窄细,称"子宫峡",长约1cm。妊娠时,子宫峡随子宫的增大而逐渐延长,形成子宫下段,临产前长7~11cm,临床上常选在此行剖腹产术。

子宫的内腔较为窄小,分上、下2个部分:上部位于子宫体内,称"子宫腔",呈三角形,底朝上,尖朝下,两侧角有输卵管的开口;下部位于子宫颈内,称"子宫颈管"。子宫颈管呈梭形,上口与子宫腔相通,下口为子宫口,与阴道相通。未产妇的子宫口呈圆形,经产妇的子宫口则呈横裂状(图5-11)。

> **知识链接**
>
> **子宫下段剖腹产术的解剖学基础**
>
> 剖腹产术是经腹切开完整的子宫壁娩出能存活的胎儿及其附属物的手术,现已代替了困难的阴道助产术,并成为诸多有妊娠合并症的产妇的主要分娩途径。子宫下段剖腹产术是目前应用最广的剖腹产术,也是比较理想的术式,手术易于掌握,并发症少,虽需要稍推离膀胱,但极少造成损伤。子宫下段切口易于缝合,且利用腹膜反折作遮盖,可避免细菌进入腹膜腔,减少腹腔感染及粘连的机会。

2. 子宫的位置和固定装置

(1)**子宫的位置** 子宫位于盆腔中央,膀胱和直肠之间。成年女性子宫呈前倾前屈位:前倾是指子宫向前倾斜,其长轴与阴道的长轴形成向前开放的钝角;前屈是指子宫体与子宫颈之间形成向前开放的钝角。当人体直立时,子宫体伏在膀胱上(图5-10、图5-12)。

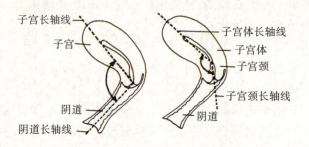

图5-12 子宫前倾前屈位示意图

(2)**子宫的固定装置** 子宫正常位置的维持主要依赖于盆底肌、阴道的承托及韧带的牵拉和固定。子宫的韧带有子宫阔韧带、子宫圆韧带、子宫主韧带及骶子宫韧带(图5-13、图5-14)。

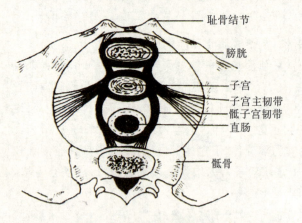

图5-13 子宫的韧带模式图

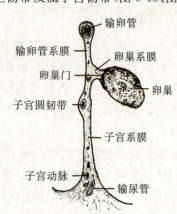

图5-14 子宫阔韧带组成示意图

①子宫阔韧带。子宫阔韧带为子宫两侧的双层腹膜皱襞,略呈冠状位,由被覆子宫前、后面的腹膜向两侧延伸至骨盆侧壁而形成。子宫阔韧带内含有输卵管、子宫圆韧带、卵巢、血管、神经、淋巴管和结缔组织。此韧带可限制子宫向两侧移动。

②子宫圆韧带。子宫圆韧带呈稍扁的圆索状,由平滑肌和结缔组织构成。其上端起于输卵管与子宫连接处的稍下方,在子宫阔韧带内下行向前外侧,经腹环进入腹股沟管,出皮下环后分散为纤维束止于阴阜和大阴唇皮下,是维持子宫前倾的主要结构。

③子宫主韧带。子宫主韧带位于子宫阔韧带的基部,从子宫颈两侧缘延伸至盆侧壁,由致密结缔组织和平滑肌构成,较为强韧。此韧带将子宫颈连于骨盆的侧壁,有固定子宫颈和防止子宫下垂的作用。

④骶子宫韧带。骶子宫韧带由结缔组织和平滑肌构成,起于子宫颈的后面,向后绕过直肠的两侧,止于骶骨前面,是维持子宫前屈的重要韧带。

（四）阴道

阴道位于盆腔中央,在膀胱、尿道和直肠之间,为前后略扁、富有伸展性的肌性管道,连接子宫和外生殖器。阴道是女性的性交接器官,也是排出月经和娩出胎儿的管道(图5-10、图5-11)。

阴道的上端宽阔,包绕着子宫颈阴道部,两者之间形成环状间隙,称"阴道穹"。阴道的下端较窄,以阴道口开口于阴道前庭。未婚女子的阴道口处有处女膜附着,处女膜上有孔,月经经此孔排出。处女膜破裂后,阴道口周围留有处女膜痕。

（五）前庭大腺

前庭大腺形如豌豆,位于前庭球后端的深面,其导管向内侧开口于阴道前庭,该腺相当于男性的尿道球腺,可分泌黏液,润滑阴道口(图5-15)。

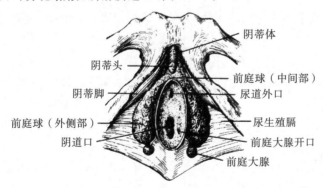

图5-15　阴蒂、前庭球和前庭大腺

二、外生殖器

女性外生殖器即女阴,由阴阜、大阴唇、小阴唇、阴道前庭、阴蒂和前庭球等组成(图5-15、图5-16)。

(一)阴阜

阴阜为耻骨联合前面的皮肤隆起,其深面富含脂肪组织,性成熟期生有阴毛。

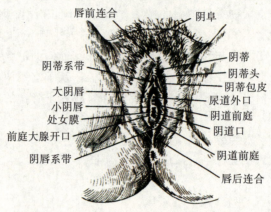

图 5-16 女性外生殖器

(二)大阴唇

大阴唇位于阴阜的后下方,为1对纵行隆起的皮肤皱襞。其前端和后端左、右相互连合,分别称"唇前连合"和"唇后连合"。

(三)小阴唇

小阴唇是位于大阴唇内侧的1对较薄的皮肤皱襞,其前端和后端相互连合。

(四)阴道前庭

阴道前庭是两侧小阴唇之间的裂隙,其前部有尿道外口,后部有阴道口。

(五)阴蒂

阴蒂由2条阴蒂海绵体构成,相当于男性的阴茎海绵体,位于两侧小阴唇前端,表面有阴蒂包皮包绕;阴蒂头露于表面,含有丰富的神经末梢,感觉十分敏锐。

(六)前庭球

前庭球相当于男性尿道海绵体,形似马蹄铁,位于大阴唇皮下、阴道口和尿道口两侧,前端于阴蒂和尿道外口之间会合。

第三节 乳房和会阴

一、乳 房

乳房是人类和哺乳动物特有的结构。男性乳房不发达,但乳头的位置较为恒定,多位于第 4 肋间隙或第 5 肋与锁骨中线相交处,常作为定位标志。女性乳房是哺乳器官,于青春期开始发育生长,妊娠末期和哺乳期有分泌活动。

(一)乳房的位置和形态

乳房位于胸大肌的表面,上起第 2~3 肋,下至第 6~7 肋,内侧至胸骨旁线,外侧可达腋中线。

成年未产妇的乳房呈半球形,紧张而有弹性。乳房中央有乳头,乳头顶端有输乳管的开口。乳头周围的环形色素沉着区称"乳晕"。乳晕表面有许多圆形小隆起,其深面有乳晕腺,可分泌脂性物质润滑乳头。乳头和乳晕的皮肤较薄,易损伤而感染(图 5-17)。

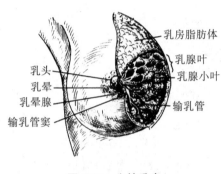

图 5-17 女性乳房

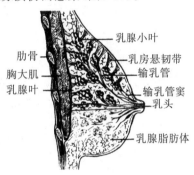

图 5-18 女性乳房矢状切面模式图

(二)乳房的结构

乳房由皮肤、脂肪组织、纤维组织和乳腺构成(图 5-18)。纤维组织主要包绕乳腺,形成不完整的囊,并嵌入乳腺内,将腺体分割成 15~20 个乳腺叶,乳腺叶又分为若干乳腺小叶。1 个乳腺叶有 1 个排泄管,称"输乳管",行向乳头,在近乳头处膨大为输乳管窦,其末端变细,开口于乳头。乳腺叶和输乳管均以乳头为中心呈放射状排列,乳房手术时宜做放射状切口,以减少对输乳管的损伤。

乳房皮肤与乳腺深面的胸肌筋膜之间的结缔组织束称"乳房悬韧带",对乳房起支持和固定作用。当乳腺癌细胞侵及此韧带时,纤维组织增生,韧带缩短,牵引皮肤内凹陷,致使皮肤表面出现许多点状小凹,类似橘皮,临床上称"橘皮样变",是诊断乳腺癌的体征之一。

> **知识链接**
>
> **乳腺癌预防的护理应用要点**
>
> 乳腺癌是女性最常见的恶性肿瘤之一,其发病率在 0~24 岁年龄段处较低水平,25 岁后逐渐上升,50~54 岁达到高峰,55 岁以后逐渐下降。其发生的危险因素包括:乳腺癌家族史;月经初潮早,绝经迟;未婚,未育,晚育,未哺乳;患乳腺良性疾病未及时治疗;患有乳腺非典型增生;胸部接受过高剂量放射线的照射;长期服用外源性雌激素;绝经后肥胖;长期过量饮酒;携带与乳腺癌相关的突变基因等。女性积极参加乳腺癌筛查,并定期进行自我乳房检查,可及时发现乳房包块,及早就诊,及早治疗,预防癌变。

二、会阴

会阴有狭义和广义之分。狭义的"会阴"即产科会阴,指肛门与外生殖器之间狭小区域的软组织。由于分娩时此区承受的压力较大,所以易发生撕裂(会阴撕裂),助产时应注意保护此区。广义的"会阴"是指封闭小骨盆下口的所有软组织,呈菱形,其前界为耻骨联合下缘,后界为尾骨尖,两侧为耻骨下支、坐骨支、坐骨结节和骶结节韧带。以两侧坐骨结节的连线为界,可将会阴分为前、后2个三角区:前方的被称为"尿生殖区",男性有尿道通过,女性有尿道和阴道通过;后方的被称为"肛区",有肛管通过(图5-19)。

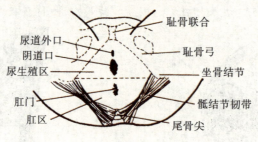

图 5-19 会阴的境界和分区

附9 阴道后穹穿刺术的解剖学基础与护理应用

阴道后穹穿刺是妇产科常用的诊疗手段,多用于确定直肠子宫陷凹积液的性质、穿刺引流或注入药物。

(一)解剖学基础

1.阴道　阴道有前壁、后壁和侧壁。前壁较短,为 7.0～9.0 cm,与膀胱和尿道相邻;后壁较长,为 10.0～12.0 cm,与直肠相邻。前、后壁经常处于相贴状态,若邻接部位受损,可造成尿道阴道瘘或直肠阴道瘘。临床上可经直肠前壁触诊直肠子宫陷凹、子宫颈和子宫口的部位。阴道的长轴由后上方伸向前下方,下部较窄。处女的阴道口周围有处女膜附着。

2.阴道穹　阴道的上端宽阔,包绕子宫颈阴道部,两者之间形成环形凹陷,称"阴道穹"。阴道穹可分为互相连通的前穹、后穹和两个侧穹,以后穹最深,为 1.0～2.0 cm,其后上方即直肠子宫陷凹,两者间仅隔以阴道后壁和覆盖其上的一层腹膜。当腹膜腔有积液时,多存积于直肠子宫陷凹,而使后穹饱满或消失。因此,当直肠子宫陷凹有积液时,可经阴道穹后部穿刺或引流,以协助诊断和治疗。

(二)护理的应用要点

1.体位　体位取膀胱截石位。
2.后穹穿刺操作
(1)用窥阴器暴露子宫口,用宫颈钳钳住后唇,向前上方牵拉,以暴露后穹。
(2)穿刺针于子宫颈与阴道黏膜交界下方 1.0 cm 处的后穹正中部位,以与子宫颈管平行方向刺入。当穿刺针穿过阴道后壁,失去阻力有落空感时,提示已刺入直肠子宫陷凹。

(3)穿刺深度和方向。穿刺深度一般为 1.0～2.0 cm,勿偏离方向,注意与子宫颈管平行,避免损伤直肠和子宫。子宫后壁有炎性粘连者慎用该术,有肠管粘连者应禁用。

(三)失误与防范

1. 穿刺方向　由后穹中点向上沿与子宫颈管平行方向刺入直肠子宫陷凹,不可盲目向两侧或向上、向下刺入,以免损伤周围脏器。

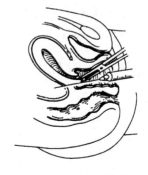

图 5-20　阴道后穹穿刺术

2. 刺入深度　刺入深度要适度,过深可能刺伤盆腔内脏器。

3. 抽不出腹膜腔内容物,直肠子宫陷凹内积液(血)量少,刺入过深、腹膜腔内积液过于浓稠或穿刺针尖孔被堵时,应转动穿刺针,或将穿刺针进行适当冲洗。

练习题

一、名词解释

1. 鞘膜腔　2. 精索　3. 前尿道　4. 后尿道　5. 卵巢悬韧带　6. 输卵管伞　7. 子宫腔　8. 阴道穹　9. 乳房悬韧带　10. 产科会阴

二、单项选择题

1. 不成对的男性生殖器官是(　　)。
   A. 前列腺　　B. 精囊　　C. 尿道球腺　　D. 睾丸　　E. 附睾

2. 男性生殖腺是(　　)。
   A. 前列腺　　B. 睾丸　　C. 精囊　　D. 尿道球腺　E. 附睾

3. 关于睾丸,说法不正确的是(　　)。
   A. 为成对的生殖腺　　　　B. 能产生精液
   C. 呈扁椭圆形　　　　　　D. 后缘是血管、神经和淋巴管出入部
   E. 后缘与附睾相邻

4. 分泌雄激素的细胞位于(　　)。
   A. 前列腺　　B. 尿道球腺　C. 睾丸间质细胞　D. 精囊　　E. 附睾

5. 储存精子的器官是(　　)。
   A. 睾丸　　　B. 附睾　　　C. 精囊　　　　D. 膀胱　　E. 射精管

6. 参与组成精索的是(　　)。
   A. 附睾管　　B. 精囊　　　C. 腹股沟管　　D. 提睾肌　E. 蔓状静脉丛

7. 关于男性尿道的描述,错误的是(　　)。
   A. 起于膀胱底　　　　　　B. 终于阴茎头的尿道外口
   C. 有3个狭窄和2个弯曲　　D. 分前列腺部、膜部和海绵体部
   E. 成人长 16～22 cm

8. 卵巢属于（ ）。

   A. 外生殖器 B. 生殖腺 C. 生殖管道 D. 附属腺 E. 腹膜外位器官

9. 关于卵巢的说法，错误的是（ ）。

   A. 位于盆腔侧壁 B. 是腹膜内位器官

   C. 上端与输卵管伞相接触 D. 下端借韧带连于子宫

   E. 后缘为卵巢系膜，有血管、神经和淋巴管出入

10. 临床上识别输卵管的标志是（ ）。

    A. 输卵管子宫部 B. 输卵管壶腹 C. 输卵管峡

    D. 输卵管伞 E. 以上都不是

11. 结扎输卵管的女性（ ）。

    A. 不排卵，无月经 B. 不排卵，有月经

    C. 排卵，有月经 D. 第二性征存在，性器官萎缩

    E. 第二性征消失，性器官萎缩

12. 输卵管结扎术的常选部位是（ ）。

    A. 输卵管漏斗 B. 输卵管壶腹 C. 输卵管峡

    D. 子宫部 E. 输卵管伞

13. 关于子宫的说法，错误的是（ ）。

    A. 位于小骨盆的中央 B. 在膀胱和直肠之间

    C. 前曲是子宫体与子宫颈之间形成的钝角 D. 子宫分为底、体、颈、管

    E. 呈前倾前曲位

14. （ ）是男性生殖腺。

    A. 睾丸 B. 附睾 C. 精索 D. 精囊 E. 尿道球

15. 男性尿道中穿过尿生殖膈的部分是（ ）。

    A. 前列腺部 B. 膜部 C. 海绵体部 D. 耻骨下弯 E. 耻骨前弯

16. 产生卵细胞并分泌雌、孕激素的是（ ）。

    A. 卵巢 B. 输卵管 C. 子宫 D. 阴道 E. 女阴

17. 防止子宫脱垂的主要结构是（ ）。

    A. 子宫阔韧带 B. 子宫圆韧带 C. 子宫主韧带

    D. 骶子宫韧带 E. 骶棘韧带

18. 维持子宫前屈的主要结构是（ ）。

    A. 子宫主韧带 B. 子宫圆韧带 C. 子宫阔韧带

    D. 骶子宫韧带 E. 骶棘韧带

19. 合成射精管的是（ ）。

    A. 输精管末端与精囊的排泄管 B. 精囊的排泄管与附睾管

    C. 附睾管与输精管末端 D. 附睾管与精囊的排泄管

    E. 睾丸输出小管与前列腺的排泄管

20. 男性尿道的最狭窄部是（ ）。

    A. 前列腺部 B. 膜部 C. 海绵体部 D. 尿道内口 E. 尿道外口

三、简答题

1. 列表简述男性和女性生殖器的组成。
2. 简述精子的产生和排出途径(用箭头表示)。
3. 为男性患者插导尿管时,依次经过哪些狭窄和弯曲?
4. 简述输卵管的分部及各部的意义。
5. 简述子宫的形态、位置与固定装置。
6. 简述乳房的位置及手术切口的方向。
7. 简述产科会阴的位置及在临床上的意义。

(胡捍卫)

第六章 脉管系统

案例

案例1 患者,男性,58岁,有高血压病史8年,近半年经常半夜感觉胸闷、胸痛,3小时前因情绪激动出现胸痛加剧而入院。体格检查:血压BP 70/50 mmHg,心率40次/分。ECG显示P-P间期较R-R间期短,R-R间期整齐。临床诊断:冠心病,急性下壁心肌梗死,Ⅲ°房室传导阻滞。

问题:
1. 心的位置和外形如何?
2. 营养心的动脉有哪些?
3. 心的传导系由哪些结构组成?

案例2 男性,52岁,有慢性肝炎史,近2个月右上腹有持续闷痛,低热,消瘦明显。体格检查:贫血貌;肝右肋弓下触及边缘,质硬,轻度压痛;左侧锁骨上淋巴结肿大,无痛。实验室检查:Hb 80 g/L,AFP(+)。临床诊断:晚期肝癌。

问题:
1. 淋巴管道由哪些部分组成?
2. 颈部淋巴结主要有哪些?
3. 肝癌为什么会转移到左侧锁骨上淋巴结?

学习目标

掌握 心血管系统的组成,体循环和肺循环的概念;心的位置、体表投影及外形,心腔及心传导系;主动脉的位置、主要分支及分布范围;动脉的体表触摸点及压迫止血部位;上肢和下肢浅静脉的名称和位置;肝门静脉的组成、属支、收纳范围,以及与上下腔静脉的重要吻合途径和临床意义;淋巴系统的组成和功能;胸导管的起始、组成及收纳范围;腋淋巴结、腹股沟浅淋巴结的位置和收纳范围;脾的位置和形态。

第六章 脉管系统

熟悉 脉管系统的组成及功能，动脉和静脉的概念；左、右冠状动脉的起始和分布；各动脉主干的名称及分布范围；上腔和下腔静脉的组成和收集范围；全身淋巴干的名称和收纳范围；下颌下淋巴结、颈外侧浅淋巴结的位置及收纳范围。

了解 血管吻合、侧支循环、颈动脉窦、颈动脉小球、心包和心包腔的概念；动脉的分布规律，静脉回流的特点；腹腔干、肠系膜上动脉和肠系膜下动脉的位置、分支和分布范围；右淋巴导管的组成及收纳范围；胸腺的位置和功能。

脉管系统是体内封闭式循环管道系统，包括心血管系统和淋巴系统。心血管系统流动着血液，淋巴系统流动着淋巴液，淋巴液最后汇入到血液，因此，淋巴系统可以看作心血管系统的辅助结构。

心血管系统的主要作用是把营养物质和氧气输送到全身细胞、组织和器官，同时，将细胞和组织的代谢产物输送到肺、肾和皮肤等器官，从而排出体外。淋巴系统的器官和组织产生淋巴细胞和抗体，参与机体的免疫功能，构成人体重要的防御体系。

第一节 心血管系统

一、概 述

(一)心血管系统的组成

心血管系统由心、动脉、毛细血管和静脉组成。

1. 心 心为中空的肌性器官，可以分为左、右心房和左、右心室4个腔，同侧心房和心室借房室口相通。心房接纳静脉，心室发出动脉。在房室口和动脉口均有瓣膜，保证血液的定向流动。

2. 动脉 动脉是导血离心的血管。按照管径大小，动脉可分为大动脉、中动脉、小动脉和微动脉，最终移行为毛细血管。动脉管壁较厚，管腔为圆形，具有一定的弹性，可以随着心的跳动发生搏动。

3. 毛细血管 毛细血管是连于微动脉和微静脉之间的微细血管，管壁薄，分布广，血流慢，通透性大，是血液和组织之间进行物质交换的场所。

4. 静脉 静脉是导血回心的血管。静脉起自毛细血管，在回心的过程中不断接受属支，逐级汇合成小静脉、中静脉、大静脉，最终汇入到心房。静脉管腔较大，管壁薄，血流缓慢，血容量大。

(二)血液循环的途径

血液由心室射出，经动脉、毛细血管、静脉返回心房，这种周而复始的循环流动称"血液循环"。根据途径和功能不同，血液循环可分为体循环和肺循环2个部分(图6-1)。

1. 体循环 体循环又称"大循环"。当左心室收缩,富含氧和营养物质的动脉血从左心室射入到主动脉,再经主动脉的各级分支到达全身的毛细血管,在此血液和周围的组织、细胞进行物质交换后,动脉血变成静脉血,再经各级静脉到上腔静脉、下腔静脉和冠状窦,返回到右心房。体循环的主要特点是路程长、流经范围广。

2. 肺循环 肺循环又称"小循环"。当右心室收缩,静脉血从右心室射出,再经肺动脉干及其各级分支到达肺泡毛细血管,在此血液和肺泡进行气体交换,静脉血变成动脉血,再经肺静脉回到左心房。肺循环的主要特点是路程短,只通过肺。

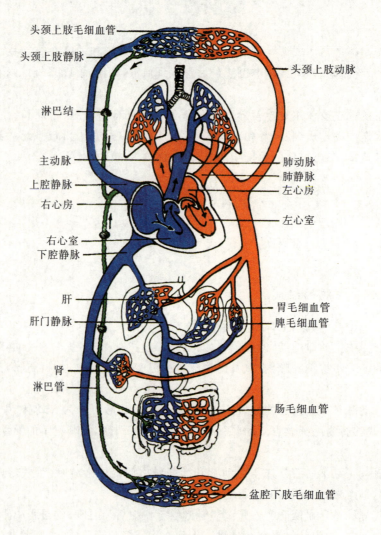

图 6-1 脉管系统示意图

（三）血管的吻合

血管之间的吻合非常广泛,吻合形式多样。在动脉与动脉之间、静脉与静脉之间、动脉与静脉之间可借吻合支相连,形成血管吻合（图 6-2、图 6-3）。

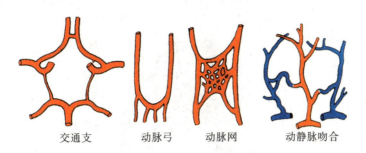

交通支　　　动脉弓　　　动脉网　　　动静脉吻合

图 6-2　血管的吻合形式

1.动脉间吻合　2 条动脉干之间可借交通支相连,如大脑动脉环、掌浅弓、掌深弓等。这种吻合主要起着缩短循环时间和调节血流量的作用。

2.静脉间吻合　静脉间吻合远比动脉间吻合丰富,在浅静脉之间常吻合成静脉弓(网),深静脉之间吻合成静脉丛,从而保证脏器扩大和静脉受压时的血流畅通。

3.动静脉吻合　小动脉和小静脉之间直接吻合相通,称为"动静脉吻合",如指尖、趾端等处的吻合。这种吻合具有缩短循环路径、调节局部血流量和温度的作用。

4.侧支吻合　较大的动脉干在行程中发出与其平行的侧副管,侧副管与同一主干远侧部所发出的返支形成侧支吻合。正常情况下侧副管较细,在主干阻塞时,血液可经扩大的侧支吻合到达阻塞远端的血管主干,使血管受阻区的血液供应得到不同程度的代偿和恢复(图 6-3)。侧支吻合的建立对于保证器官在病理状态下的血液供应有着重要的意义。

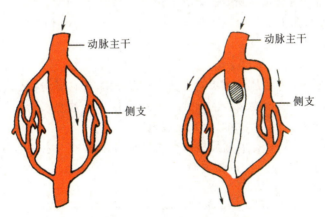

图 6-3　侧支吻合与侧支循环

二、心

(一)心的位置和外形

1.心的位置　心位于胸腔的中纵隔内,外裹心包,约 2/3 在身体正中线的左侧,1/3 在正中线的右侧(图 6-4)。心的上方为出入心的大血管,下方是膈,两侧借纵隔胸膜与肺相邻,后方平对第 5~8 胸椎,与左主支气管、食管、迷走神经、胸主动脉相邻。心的前方平对胸骨体和第

2~6肋软骨,其大部分被肺和胸膜所遮盖,但在胸骨左缘第4肋间隙则无肺组织和胸膜。因此,临床上常常选择在胸骨左缘第4肋间隙作为心内注射的部位,避免损伤肺组织和胸膜。

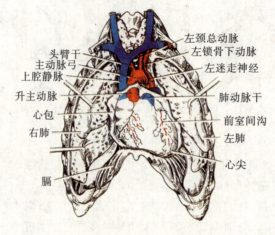

图6-4 心的位置

> **知识链接**
>
> 心内注射的护理应用要点
>
> 1. 进针部位
> ①心前区。心前区心内注射进针部位选在胸骨左侧缘第4肋间隙距胸骨左缘0.5~1cm处,沿肋骨上缘进针,刺入右心室。
> ②剑突下区。剑突下区心内注射进针部位应选在剑突左侧肋弓下约1.0cm处,针尖朝向心底方向刺入心室腔。
> 2. 体位 仰卧位。
> 3. 穿经层次 心前区进针依次穿经皮肤、浅筋膜、深筋膜、胸大肌、肋间肌、胸内筋膜、心包、右心室前壁至心室腔内。剑突下区进针依次穿经皮肤、浅筋膜、深筋膜、腹直肌、膈、膈胸膜、心包、右心室下壁,进入心腔内。
> 4. 进针技术 心前区注射刺入右心室的深度为3.0~4.0cm;左剑突下区注射进针时,进针方向与腹壁成45°角,斜向上刺入,深度为5.0~6.0cm。进针有回血后方可注药,以免将药物注入心壁。

2. 心的外形

心呈前后略扁倒置的圆锥体,大小和本人握紧的拳头相当,可分为1尖、1底、2面、3缘和3沟(图6-5)。

(1)心尖 心尖朝向左前下方,由左心室构成,其体表投影在左侧第5肋间隙锁骨中线内侧1~2cm处,在此处可扪及心尖搏动。

(2)心底 心底朝向右后上方,由左心房和右心房构成,与出入心的血管相连。

(3)2面 胸肋面(前面)大部分由右心房和右心室构成,小部分由左心室构成,朝向前方;膈面(下面)大部分由左心室构成,小部分由右心室构成,朝向后下方。

(4)3缘 心的下缘由右心室和心尖构成；右缘由右心房构成；左缘主要由左心室构成，仅小部分由左心耳构成。

(5)3沟 心表面的3条沟可作为心表面的分界。冠状沟靠近心底，近似冠状位，是心房和心室在心表面的分界标志。在心室的胸肋面和膈面各有1条自冠状沟向心尖右侧延伸的浅沟，分别为前室间沟和后室间沟，室间沟是左心室和右心室在心表面的分界标志。前、后室间沟在心下缘会合处稍凹陷，称"心尖切迹"。

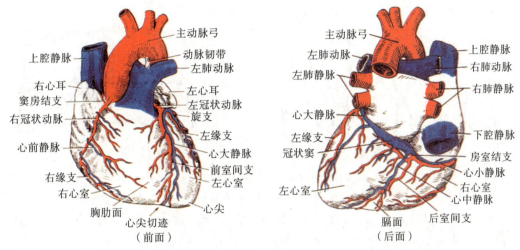

图6-5 心的外形与血管

(二)心的各腔

1.右心房 右心房位于心的右上部，分成前方的固有心房和后方的腔静脉窦2个部分(图6-6)。固有心房前上方的突出部分称"右心耳"，其腔面肌肉形成平行的隆起，称"梳状肌"。腔静脉窦腔面光滑，上方和下方分别有上腔静脉口和下腔静脉口，在下腔静脉口和右房室口之间有冠状窦口，即右心房的3个入口。右心房的出口为右房室口，通右心室。右心房的后内侧壁主要由房间隔构成，其下部有一浅窝，称"卵圆窝"，是胎儿时期卵圆孔闭锁后的遗迹，也是房间隔缺损的好发部位。

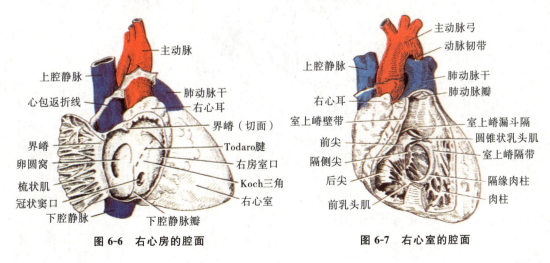

图6-6 右心房的腔面　　　　图6-7 右心室的腔面

2. 右心室 右心室腔呈锥体形,位于右心房的左前下方,内有右房室口和肺动脉口,两口之间被弓形隆起的室上嵴分为流入道和流出道2个部分(图6-7)。

(1)流入道 流入道是右心室的主要部分,其入口为右房室口,口周围的纤维环上附有3个近似三角形的瓣膜,称"三尖瓣"(右房室瓣),瓣的游离缘借腱索向下连于室壁上的乳头肌。当心室舒张时,三尖瓣开放,血液由右心房流入右心室;当心室收缩时,三尖瓣关闭,阻止血液逆流回右心房。在功能上,纤维环、三尖瓣、腱索和乳头肌是一个整体,称为"三尖瓣复合体",任何一个结构损伤均可导致心内的血液动力学改变(图6-8)。

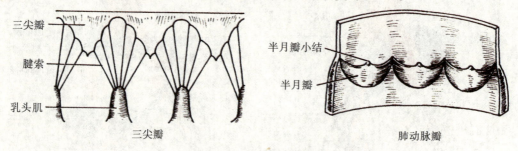

图6-8 心瓣膜模式图

(2)流出道 流出道又称"动脉圆锥",形似倒置的漏斗,其上端是肺动脉口,口周围的纤维环上附有3个袋口向上的半月形瓣膜,称"肺动脉瓣"。当心室收缩时,肺动脉瓣开放,血液由右心房流入肺动脉干;当心室舒张时,肺动脉瓣关闭,阻止血液逆流回右心室(图6-8)。

3. 左心房 左心房构成心底的大部分,其前部向右前突出的部分称"左心耳"。左心房的后部较大,有4个入口:左肺上静脉、左肺下静脉和右肺上静脉、右肺下静脉的开口,此外,还有1个出口为左房室口,通向左心室(图6-9)。

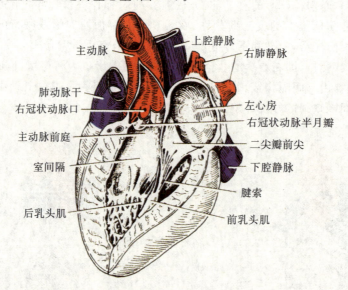

图6-9 左心房与左心室

4. 左心室 左心室位于右心室的左后下方,构成心尖及心左缘。其室腔以二尖瓣前瓣为界,分为流入道和流出道2个部分(图6-9)。

(1) 流入道　左心室流入道内壁凹凸不平，入口为左房室口，口周围的纤维环上有2片近似三角形的瓣膜，称"二尖瓣"（左房室瓣），分为前尖和后尖。瓣膜有腱索连于乳头肌，左心室的乳头肌较右心室的强大。纤维环、二尖瓣、腱索和乳头肌合称"二尖瓣复合体"，其功能与三尖瓣复合体相似。

(2) 流出道　左心室流出道内壁光滑无肉柱，其出口为主动脉口，口周围的纤维环上有3个袋口向上的半月形瓣膜，称"主动脉瓣"，其功能与肺动脉瓣相似。主动脉瓣每瓣与相对的动脉之间的腔隙称"主动脉窦"，可分为左、右、后3个窦，其中，左、右2窦分别有左、右冠状动脉的开口。

心像一个"血泵"，瓣膜似闸门，顺血流开放，逆血流关闭，以保证心内血液的定向流动。两侧的心房和心室的收缩与舒张是同步的：心室收缩时，房室瓣关闭，动脉瓣开放，血液射入动脉；心室舒张时，房室瓣开放，动脉瓣关闭，血液由心房射入心室（图6-10）。

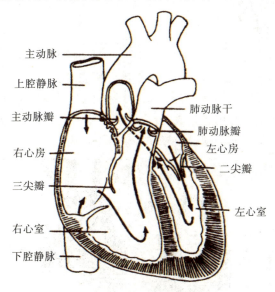

图6-10　心各腔血流方向

（三）心的构造

1. 心壁　心壁由心内膜、心肌层和心外膜构成。

(1) 心内膜　心内膜为内贴于心腔内面一层光滑的薄膜，与血管内膜相连续。心的各瓣膜由折叠的心内膜和致密结缔组织构成。

(2) 心肌层　心肌层为心壁的主体，主要由心肌构成，心房肌较薄，心室肌较厚，左心室肌最发达。心室肌大致可分内纵、中环、外斜3层（图6-11）。因在心房和心室交界处有4个纤维环和左、右纤维三角，使得心房肌和心室肌相互不连续，故心房和心室不能同时收缩（图6-12）。

(3) 心外膜　心外膜被覆于心肌层和大血管根部的表面，为浆膜心包的脏层。

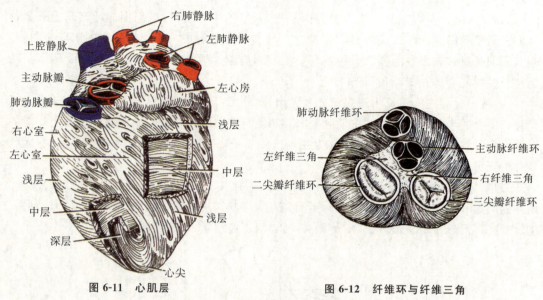

图 6-11 心肌层　　　　　图 6-12 纤维环与纤维三角

2.房间隔和室间隔　房间隔位于左、右心房之间,由心内膜、心房肌和结缔组织构成。房间隔右侧中下部的卵圆窝是房间隔的最薄弱处,是房间隔缺损的好发部位。室间隔位于左、右心室之间,由心室肌和心内膜构成,分为膜部和肌部。其中,膜部主要由心内膜和结缔组织构成,缺乏心肌层,是室间隔缺损的好发部位(图 6-13)。

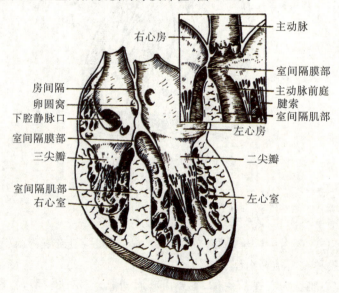

图 6-13 房间隔与室间隔

(四)心传导系

心传导系由特殊分化的心肌细胞构成,其主要功能是产生和传导冲动,控制心的节律。心传导系包括窦房结、房室结、房室束、左右束支及 Purkinje 纤维网(图 6-14)。

1.窦房结　窦房结是心的正常起搏点,呈长椭圆形,位于上腔静脉与右心房交界处的心外膜深面。

2.**房室结** 房室结呈扁椭圆形,位于冠状窦口与右房室口之间的心内膜深面,其前端发出房室束。房室结的主要功能是使窦房结传来的兴奋发生短暂延搁再传向心室,以保证心房收缩后心室再开始收缩。

3.**房室束** 房室束又称"His束",从房室结前端向前行,穿过右纤维三角,沿着室间隔膜部后下缘前行,在室间隔肌部分为左、右束支。

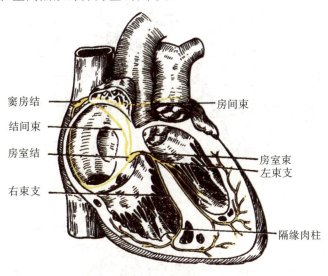

图 6-14 心传导系

4.**Purkinje 纤维网** 房室束左、右束支的分支在心内膜深面交织成 Purkinje 纤维网,由该网发出的纤维进入心肌。

(五)心的血管

1.**心的动脉** 心的动脉来源于升主动脉,主要有左冠状动脉和右冠状动脉(图 6-15)。

(1)左冠状动脉 左冠状动脉起于主动脉左窦,在肺动脉干和左心耳之间入冠状沟,随即分为前室间支和旋支。前室间支又称"前降支",是左冠状动脉主干的延续,沿前室间沟走行,绕心尖切迹到后室间沟下部,与右冠状动脉发出的后室间支吻合。前室间支分布于左心室前壁、部分右心室前壁和室间隔前 2/3 区域。旋支沿冠状沟左后行,绕过心左缘至膈面,分布于左心房、左心室及膈面。

(2)右冠状动脉 右冠状动脉分布于右心房、右心室、室间隔后 1/3 及部分左心室后壁,起于主动脉右窦,于右心耳与肺动脉干之间入冠状沟,向右后行至房室交点处分为后室间支和左室后支。后室间支较粗大,沿后室间沟下行与前室间支吻合,分布于后室间沟两侧的心室壁和室间隔后 1/3 部。左室后支较细小,分布于左心室后壁。

2.**心的静脉** 心壁的静脉绝大部分汇入冠状窦,流入右心房。冠状窦位于冠状沟后部,借冠状窦口开口于右心房(图 6-5)。主要属支如下:

(1)心大静脉 心大静脉与前室间支伴行,起自心尖右侧,上升转向心尖左后方,沿冠状沟注入冠状窦。

(2) 心中静脉 心中静脉与后室间支伴行,上升注入冠状窦。

(3) 心小静脉 心小静脉位于冠状沟后部的右侧,向左行注入冠状窦。

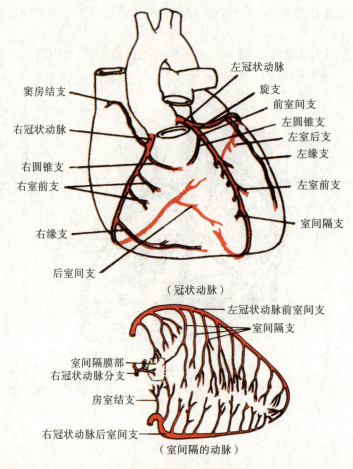

图 6-15 心的动脉

此外,心前静脉直接开口于右心房,心最小静脉直接开口于心房或心室,心壁内的小静脉直接注入各心腔内。

(六)心包

心包是包裹心和出入心大血管根部的纤维浆膜囊,外层为纤维心包,内层为浆膜心包(图 6-16)。

1.纤维心包 纤维心包即坚韧的结缔组织囊,上方与大血管的外膜连续,下方与膈的中心腱会合。

2.浆膜心包 浆膜心包薄而光滑,分脏、壁 2 层:脏层紧贴心肌层表面,即心外膜;壁层衬于纤维心包内面。脏、壁 2 层于出入的大血管根部互相移行,其间的潜在密闭腔隙称"心包腔",内含少量浆液,起润滑作用,可减少心脏搏动时的摩擦。心包腔在升主动脉、肺动脉干后壁与上腔静脉、左心房前壁之间的间隙称"心包横窦"。左心房后壁、左肺静脉、右肺静脉、下腔静脉与心包后壁之间的间隙称"心包斜窦"。

心包主要具有减少心脏搏动时的摩擦、阻止心脏过度扩张等功能。

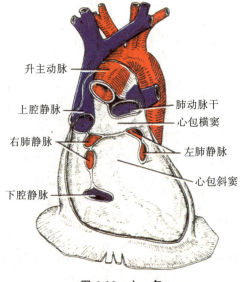

图 6-16 心 包

知识链接

心包穿刺术的护理应用要点

1. 穿刺部位

①胸骨旁心包穿刺。穿刺点在左侧第 5 和第 6 肋间隙，紧靠胸骨左缘，向内后脊柱方向进针，穿刺针经心包裸区进入心包腔。

②剑突下心包穿刺。穿刺点在胸骨剑突与左侧第 7 肋软骨交角的部位，即左剑肋角顶部，穿刺针与腹壁呈 30°~45°角，针尖向后上方经膈刺入心包腔底部。

2. 体位　坐位或半卧位。

3. 穿经层次

①胸骨旁穿刺点。穿刺针依次经皮肤、浅筋膜、深筋膜和胸大肌、肋间肌、胸内筋膜、纤维心包及浆膜心包壁层，进入心包腔。进针深度成人为 2~3 cm。

②剑突下穿刺点。穿刺针依次经皮肤、浅筋膜、深筋膜和腹直肌、膈、膈胸膜、纤维心包及浆膜心包壁层，进入心包腔。进针深度成人为 3~5 cm。

（七）心的体表投影

一般采用 4 点及其连线表示心在胸前壁的体表投影（图 6-17）。了解心的体表投影，对心脏叩诊有着重要的临床意义。

1. 左上点　左上点在左侧第 2 肋软骨下缘，距胸骨左缘约 1.2 cm。

2. 右上点　右上点在右侧第 3 肋软骨上缘，距胸骨右缘约 1 cm。

3. 左下点　左下点在左侧第 5 肋间隙，左锁骨中线内侧 1~2 cm（或距前正中线 7~9 cm），该点相当于心尖部。

4. 右下点　右下点在右侧第 6 胸肋关节处。

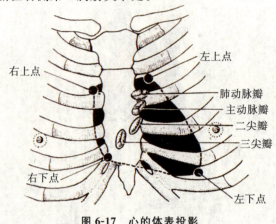

图 6-17　心的体表投影

附10　胸外心脏按压术的解剖学基础与护理应用

胸外心脏按压术对外伤、溺水、窒息、电击休克、药物过敏等引起的心跳骤停，配以人工呼吸，是一种经济、实用、有效、简单、快捷的救治措施。

(一)解剖学基础

胸廓具有一定的弹性和活动度，允许在外力作用下有一定的移动度，尤其在人为按压下，心脏前面和后面受到挤压，使滞留于心脏的血液被动流出，流向主动脉和肺动脉。按压解除时血液迅速返流回心腔，如此反复，胸腔内正压和负压交替改变，被动完成心腔的射血与充血，建立起有效大、小循环，为自主节律的恢复创造条件。同时，需要配以人工呼吸(以口对口人口呼吸最常用、最有效、最安全)，保证心、脑、肝、肾等重要脏器的血液供应，保护其功能。

(二)护理应用的要点

1. 体位　使患者仰卧于硬板床上，松解衣领、衣服，清除口腔、鼻腔内的分泌物、污泥，摘去假牙等。使患者头尽量后仰，颈部适当垫高，托起下颌，使患者下颌角与乳突尖连线与床面成垂直位，呼吸道保持通畅。

2. 胸外心脏按压术的实施

(1)按压部位　胸骨下 2/3 处(图 6-18)。

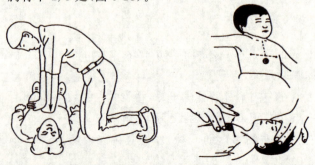

图 6-18　胸外心脏按术的按压部位

(2)按压姿势与节律 施术者立于患者一侧,一手掌根部压于胸骨下 2/3 处,另一手掌压于其上,前臂伸直且与患者胸壁垂直,以施术者上半身倾向脊柱方向,以 100 次/分做有节律、带有冲击性的按压,速度均匀,力量一致,每次按压使胸廓下陷程度约为胸廓前后径的 1/3,一般成人为 4.0～5.0 cm,随即放松,以利心脏舒张。在做胸外心脏按压术的同时,配以人工呼吸(一般胸外心脏按压与人工呼吸的比例为 30:2,至自主心律恢复为止)。当做儿童或婴幼儿胸外按压术时,胸廓下陷的程度应为胸廓前后径的 1/5～1/4,按压方式以施术者用一只手的食指与拇指并拢或一只手掌按压胸骨即可,每按压 5～6 次做一次人工呼吸。

(三)胸外心脏按压术的有效指标

1.在实施胸外按压术时,应严密观察,如患者皮肤转为红润、瞳孔缩小、自主呼吸恢复并摸到大动脉搏动,有伤口者伤口出血,表示按压有效。

2.若摸到心跳、脉搏或测到血压,说明心脏已恢复自主心律,即可停止按压。若实施胸外心脏按压术后,自主心律不能恢复,有条件者可做胸内按压。

3.如患者病情有反复,在继续坚持胸外按压的同时,可实施心内注射术,注入复苏心、肺功能的药物。

(四)失误与防范

1.按压部位要正确 患者仰卧于硬板床上,若卧于具弹性的床上,按压时所给的冲击力将被抵消或所起作用不大,在极短时间内达不到救治目的。

2.按压力量要适度 按压过重有致肋骨骨折、心包及肝破裂的危险,按压过轻则达不到按压目的,按压必须要形成带有节奏的冲击力。

3.胸外心脏按压时,同时配以人工呼吸及其他相应急救措施 其他急救措施包括血液循环通道的建立,心、肺复苏药物的应用等。大失血引起的心搏骤停多因有效血容量不足所致,对于此类患者,快速补充有效血容量是重要措施。

4.因为老年人骨内无机质高于有机质,所以骨的脆性增加,稍用力不当易引起肋骨骨折,如遇到老年患者确实需要做胸外心脏按压术,用力一定要恰当,并随时观察患者的反应。

5.禁忌 对多发性肋骨骨折,血气胸,胸廓畸形,严重二尖瓣狭窄,心、肺功能严重不全者,禁止实施胸外心脏按压术。

三、肺循环的血管

(一)肺循环的动脉

1.肺动脉干 肺动脉干短而粗,起自右心室,在升主动脉根部的前方向左后上斜行,至主动脉弓的下方分为左、右肺动脉。在肺动脉干分叉处稍偏左侧与主动脉弓下缘之间有一结缔组织索,称"动脉韧带",是胚胎时期动脉导管闭锁后的遗迹(图 6-5)。如动脉导管在婴儿出生后 6 个月尚未闭锁,则称"动脉导管未闭",是一种常见的先天性心脏病。

2.左肺动脉 左肺动脉较短,经食管、左主支气管及胸主动脉前方至左肺门,分上下 2 支进入左肺上叶和下叶。

3.右肺动脉 右肺动脉较长,经升主动脉、上腔静脉的后方至右肺门,分3支进入右肺的上叶、中叶和下叶。

(二)肺循环的静脉

肺静脉左、右各有1对,分别为左上肺静脉、左下肺静脉和右上肺静脉、右下肺静脉(图6-5)。肺静脉起自肺门,负责将含氧量高的动脉血输送到左心房。

四、体循环的动脉

动脉是导血离心的血管。由左心室发出的主动脉及其各级分支运送含氧量较高的动脉血至全身的组织器官。动脉在器官外的分布具有以下特点:
①具有明显的对称性和节段性分布。
②人体的各部都有1~2条动脉干供应血液。
③躯干部动脉的分布有壁支和脏支之分。
④多数动脉位居身体的屈侧、深部或安全隐蔽的部位。
⑤动脉从主干发出后,多数以最短的距离到达其所分布的器官。
⑥动脉在行程中常与静脉、神经伴行。
⑦动脉的管径有时不完全取决于它所供应器官的大小,还与该器官的功能有关(图6-19)。

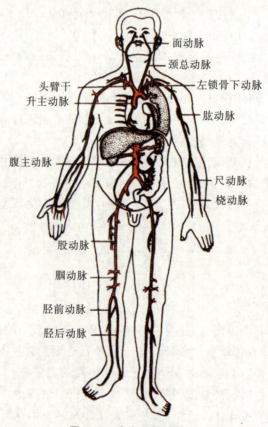

图6-19 全身的动脉分布

（一）主动脉

主动脉是体循环的动脉主干，由左心室发出，呈弓状弯向后下方，沿脊柱左前方下行，穿膈主动脉裂孔入腹腔，至第 4 腰椎下缘处分为左、右髂总动脉。主动脉依其行程可分为升主动脉、主动脉弓和降主动脉（图 6-20）。

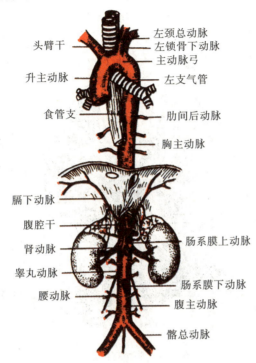

图 6-20　主动脉走行及分布概况

1. 升主动脉　升主动脉起自左心室，位于肺动脉干与上腔静脉之间，向右前上方斜行至右侧第 2 胸肋关节后方移行为主动脉弓。升主动脉根部发出左冠状动脉和右冠状动脉。

2. 主动脉弓　主动脉弓续升主动脉，为右侧第 2 胸肋关节与第 4 胸椎体下缘之间突向上的弓形动脉。主动脉弓壁内含有压力感受器，感受主动脉压力变化以调节血压。在主动脉弓稍下方动脉韧带处，有 2～3 个粟粒状小体，称"主动脉小球"，属化学感受器，能感受血液中二氧化碳浓度变化的刺激，参与调节呼吸。主动脉弓的凸侧自右向左依次发出头臂干、左颈总动脉和左锁骨下动脉三大分支。头臂干为一短而粗的动脉干，可分为右颈总动脉和右锁骨下动脉。

3. 降主动脉　降主动脉以膈的主动脉裂孔为界，分为胸主动脉和腹主动脉。

（二）头颈部的动脉

1. 颈总动脉　颈总动脉是颈部的动脉主干，左右对称，左侧直接起自主动脉弓，右侧起自头臂干。两侧颈总动脉均在胸锁关节的后方、胸锁乳突肌深面，沿食管、气管和喉的外侧上行，至甲状软骨上缘处分为颈内动脉和颈外动脉（图 6-21）。颈总动脉上段位置表浅，在活体可摸到其搏动。

颈总动脉分叉处有颈动脉窦和颈动脉小球2个重要结构。颈动脉窦是颈总动脉末端和颈内动脉起始处的膨大部分,壁内有压力感受器。颈动脉小球是1个扁椭圆形小体,借结缔组织连于颈总动脉分叉处的后方,为化学感受器,可感受血液中二氧化碳分压、氧分压和氢离子浓度变化的刺激,调节呼吸。

2.颈外动脉 颈外动脉起自颈总动脉,上行后穿腮腺实质达下颌颈高度,分为颞浅动脉和上颌动脉2个终支(图6-21)。其主要分支如下。

(1)甲状腺上动脉 甲状腺上动脉起自颈外动脉的起始处,行向前下方,至甲状腺侧叶上端,分支分布于甲状腺上部和喉。

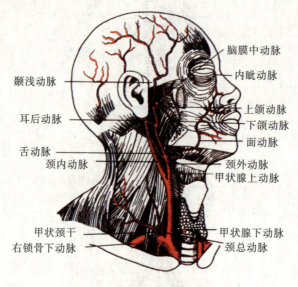

图6-21 头颈部的动脉

(2)舌动脉 舌动脉在甲状腺上动脉的稍上方平对舌骨大角处,起自颈外动脉,分支分布于舌、舌下腺和腭扁桃体。

(3)面动脉 面动脉在平下颌角高度发自颈外动脉,经咬肌前缘绕过下颌骨下缘至面部,沿口角和鼻翼的外侧,迂曲上行至内眦,又称"内眦动脉"。面动脉分支分布于面部软组织、下颌下腺和腭扁桃体等。在下颌体咬肌前缘处,可摸到面动脉的搏动,面部出血时,可在此处压迫止血。

(4)颞浅动脉 颞浅动脉在外耳门的前方上行,其分支分布于腮腺和额、顶、颞部软组织。在活体于外耳门前方可触知其搏动,可在此处压迫止血。

(5)上颌动脉 上颌动脉经下颌颈深面行向前入颞下窝,沿途分支分布于外耳道、中耳、硬脑膜、颊、腭扁桃体、牙及牙龈、咀嚼肌、鼻腔和腭部等处。其重要分支为脑膜中动脉,于上颌动脉发出后,向上穿棘孔入颅腔,分布于硬脑膜和颅骨。该动脉前支经过翼点内面,当颞部颅骨骨折时,易导致该血管破裂而引起硬膜外血肿。

3.颈内动脉 颈内动脉由颈总动脉发出后,经颈动脉管入颅腔,分支分布于脑和视器。

(三)锁骨下动脉

锁骨下动脉左侧起于主动脉弓,右侧起自头臂干。锁骨下动脉从胸锁关节后方斜向外至颈根部,呈弓状穿过斜角肌间隙,至第 1 肋外缘移行为腋动脉(图 6-22、图 6-23)。其主要分支如下。

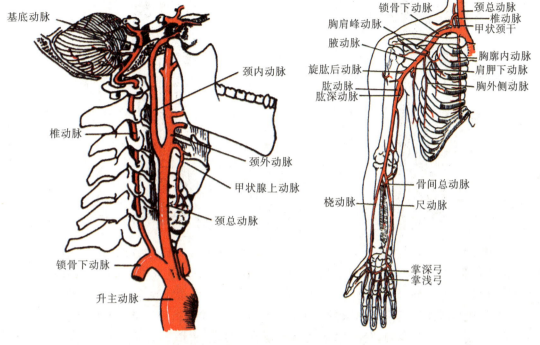

图 6-22 颈内动脉与椎动脉　　　　图 6-23 上肢动脉

1. 椎动脉　椎动脉自前斜角肌内侧发自锁骨下动脉,向上穿经第 1~6 颈椎横突孔,经枕骨大孔入颅腔,主要分布于脑和脊髓。

2. 胸廓内动脉　胸廓内动脉位于椎动脉起始处对侧,发自锁骨下动脉,经第 1~6 肋软骨下行,主要分布于胸前壁、乳房、心包等处。

3. 甲状颈干　甲状颈干在椎动脉外侧起自于锁骨下动脉,为一短干,分数支至颈部和肩部。其重要的分支是甲状腺下动脉,分布于甲状腺下部、咽、喉、气管和食管颈部等处。

(四)上肢动脉

上肢动脉包括腋动脉、肱动脉、桡动脉及尺动脉等(图 6-23)。

1. 腋动脉　腋动脉于第 1 肋外缘处续锁骨下动脉,经腋窝至大圆肌下缘处移行为肱动脉。其主要分支有胸肩峰动脉、胸外侧动脉、肩胛下动脉和旋肱后动脉,主要分布于肩、胸前壁和乳房。

2. 肱动脉　肱动脉位于大圆肌,下续腋动脉,沿肱二头肌内侧下行至肘窝,平桡骨颈高度分为桡动脉和尺动脉(图 6-24)。在肘窝肱二头肌腱的内侧,可触及肱动脉的搏动,为测量血压时的听诊部位。肱动脉的主要分支有肱深动脉,伴桡神经沿桡神经沟下行,分支分布于肱三头肌和肱骨。

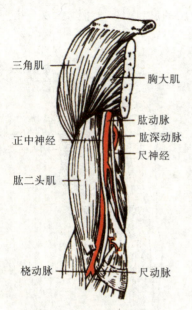

图 6-24 肱动脉及其分支　　　　图 6-25 前臂前面的动脉

3.桡动脉　桡动脉由肱动脉发出,经肱桡肌内侧向下绕桡骨茎突至手背,在腕关节上方可触及其搏动,是计数脉搏和诊脉的常用部位(图 6-25)。桡动脉的主要分支如下。

(1)拇主要动脉　拇主要动脉在手掌深处发出,分3支分布于拇指两侧和示指桡侧。

(2)掌浅支　掌浅支在桡腕关节处与尺动脉末端吻合成掌浅弓。

4.尺动脉　尺动脉发自肱动脉,在指浅屈肌与尺侧腕屈肌之间下行,经豌豆骨桡侧至手掌,与桡动脉掌浅支吻合成掌浅弓(图 6-26)。尺动脉的主要分支如下。

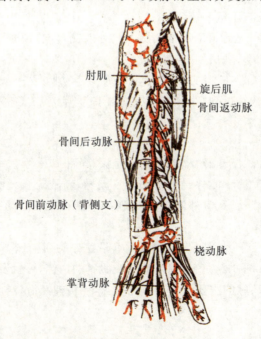

图 6-26 前臂后面的动脉

(1) 骨间总动脉　骨间总动脉自肘窝处发出，在骨间膜上缘分为骨间前动脉和骨间后动脉。其分支分布于前臂肌和桡骨、尺骨。

(2) 掌深支　掌深支在豌豆骨桡侧发自尺动脉，与桡动脉末端吻合成掌深弓。

5. 掌浅弓和掌深弓　掌浅弓位于掌腱膜和屈指肌腱之间，由尺动脉的末端和桡动脉的掌浅支吻合而成（图 6-27）。其分支有小指尺掌侧动脉和 3 支指掌侧总动脉。每支指掌侧总动脉在掌指关节平面各分 2 支指掌侧固有动脉，分别布于第 2~5 指相对缘，手指出血时可在手指两侧压迫止血。掌深弓位于屈指肌腱深面，约平腕掌关节高度，由尺动脉的掌深支和桡动脉的末端吻合而成（图 6-27）。自掌深弓凸侧发出 3 条掌心动脉，分别与相应的指掌侧总动脉吻合。

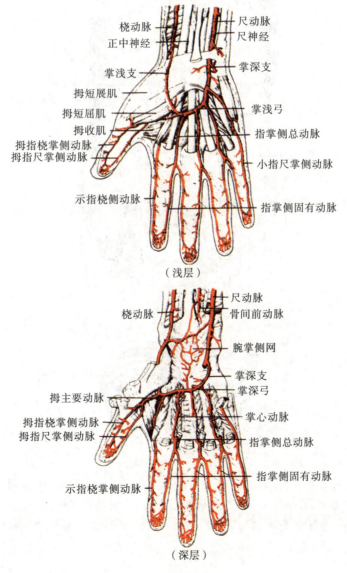

图 6-27　手部掌侧面动脉

(五)胸主动脉

胸主动脉是胸部的动脉主干,分支有壁支和脏支(图6-28、图6-29)。

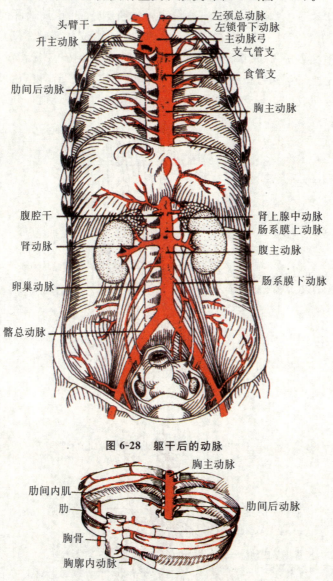

图6-28 躯干后的动脉

图6-29 胸壁的动脉

1. **壁支** 胸主动脉壁支主要有9对肋间后动脉和1对肋下动脉。9对肋间后动脉位于第3~11肋间隙,肋下动脉在第12肋下缘走行,分布于胸壁和腹壁上部。

2. **脏支** 胸主动脉脏支较细小,主要有支气管支、食管支和心包支,分布于气管、食管胸部和心包。

(六)腹主动脉

腹主动脉是腹部的动脉主干,也分壁支和脏支,但壁支细小,脏支较粗大(图6-28)。

1. 壁支　腹主动脉壁支主要有腰动脉和膈下动脉。腰动脉有4对,分布于腹后壁、背肌和脊髓。膈下动脉分布于膈下面和肾上腺。

2. 脏支　腹主动脉脏支分成对和不成对2种:成对的脏支有肾上腺中动脉、肾动脉和睾丸(卵巢)动脉;不成对的脏支有腹腔干、肠系膜上动脉和肠系膜下动脉。

(1)肾上腺中动脉　肾上腺中动脉约平第1腰椎处起自腹主动脉侧壁,分布于肾上腺。

(2)肾动脉　肾动脉约平第2腰椎起自腹主动脉,横行向外,于肾门附近分为前、后2支,经肾门入肾,并在入肾之前发出肾上腺下动脉至肾上腺。

(3)睾丸(卵巢)动脉　男性睾丸动脉在肾动脉起始处的稍下方发自腹主动脉,斜向外下,跨过输尿管前方,经腹股沟管至阴囊,分布于睾丸和附睾;女性为卵巢动脉,分布于卵巢和输卵管。

(4)腹腔干　腹腔干在主动脉裂孔稍下方发自腹主动脉,随即分为胃左动脉、肝总动脉和脾动脉(图6-30)。

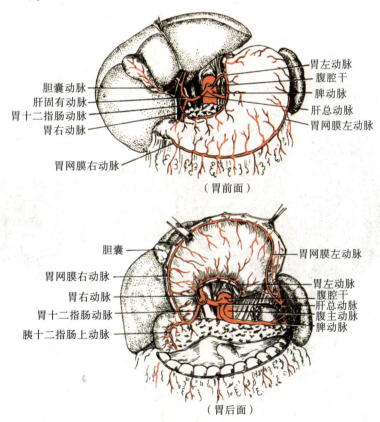

图6-30　腹腔干及其分支

①胃左动脉。胃左动脉斜向左上方至胃贲门附近,在小网膜内沿胃小弯转向右行,并与胃右动脉吻合,分布于食管腹段、贲门和胃小弯附近的胃壁。

②肝总动脉。肝总动脉行向右前方,在十二指肠上部的上缘进入肝十二指肠韧带内,分为肝固有动脉和胃十二指肠动脉。肝固有动脉位于肝十二指肠韧带内,行至肝门附近,分为左、右2支进入肝的左、右叶。右支在入肝门前发出胆囊动脉分布于胆囊。肝固有动脉还分出胃右动脉,在小网膜内行至幽门上缘,再沿胃小弯行向左,与胃左动脉吻合,分支分布于十二指肠上部和胃小弯附近的胃壁。胃十二指肠动脉在幽门下缘分为胃网膜右动脉和胰十二指肠上动脉。胃网膜右动脉在大网膜内沿胃大弯向左行,分布于胃大弯附近的前、后壁和大网膜,并与胃网膜左动脉吻合。胰十二指肠上动脉分布于胰头和十二指肠。

③脾动脉。脾动脉与脾静脉并行,沿胰体和胰尾的上缘向左达脾门,分数支入脾,沿途分支有胃短动脉和胃网膜左动脉,其中,胃短动脉分布于胃底。胃网膜左动脉于胃结肠韧带内沿胃大弯右行,与胃网膜右动脉吻合,分布于胃大弯和大网膜。

(5)肠系膜上动脉　肠系膜上动脉在腹腔干稍下方起自主动脉前壁,约平第1腰椎体高度,经胰头后方下行,越过十二指肠水平部,向右髂窝方向斜行(图6-31)。其主要分支如下。

①胰十二指肠下动脉。胰十二指肠下动脉行于胰头与十二指肠之间,较细小。其分支分布于胰头和十二指肠,并与胰十二指肠上动脉吻合。

②空肠动脉和回肠动脉。空肠动脉和回肠动脉有13~18支,起自肠系膜上动脉,走行于肠系膜内,分支分布于空肠和回肠。各支动脉反复分支再吻合成动脉弓。

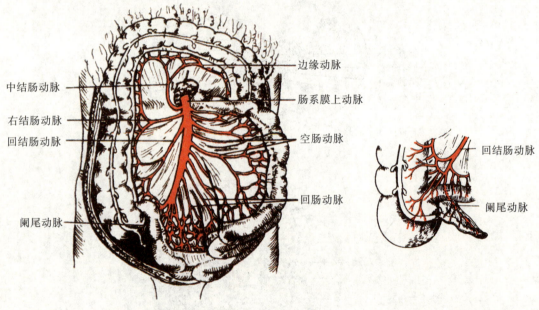

图6-31　肠系膜上动脉及其分支　　　　　　图6-32　阑尾动脉

③回结肠动脉。回结肠动脉为肠系膜上动脉发出的最下一条分支,分布于回肠末端、盲肠、阑尾和升结肠的一部分。回结肠动脉另发出阑尾动脉,沿阑尾系膜游离缘至阑尾尖端,分布于阑尾(图6-32)。

④右结肠动脉。右结肠动脉在回结肠动脉上方发出,向右横行,分布于升结肠。

⑤中结肠动脉。中结肠动脉在胰的下缘处发出,分布于横结肠。

(6)肠系膜下动脉　肠系膜下动脉在约平第3腰椎高度发自腹主动脉,于腹后壁腹膜深面向左下方走行(图6-33)。其主要分支如下。

①左结肠动脉。左结肠动脉沿腹后壁左行,分布于结肠左曲和降结肠。

②乙状结肠动脉。乙状结肠动脉常为2~3支,斜向左下方进入乙状结肠系膜内,分布于乙状结肠。

③直肠上动脉。直肠上动脉为肠系膜下动脉的直接延续,沿直肠上部两侧下降,分布于直肠上部。

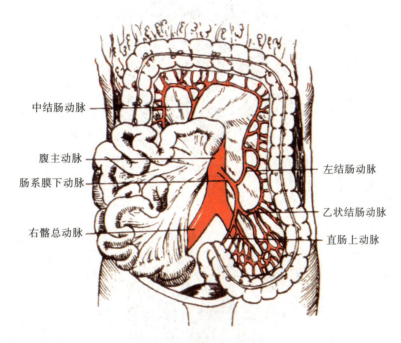

图6-33 肠系膜下动脉及其分支

(七)髂总动脉

髂总动脉左右各一,在第4腰椎体下缘由腹主动脉发出,沿腰大肌内侧走向外下方,至骶髂关节前方分为髂内动脉和髂外动脉(图6-34、图6-35)。

1. 髂内动脉　髂内动脉为一短干,发出壁支和脏支。

(1)壁支　髂内动脉壁支主要有闭孔动脉、臀上动脉和臀下动脉。

①闭孔动脉。闭孔动脉沿骨盆侧壁行向前下,伴闭孔神经穿闭膜管至大腿内侧,分布于髋关节和大腿内侧群肌。

②臀上动脉。臀上动脉从梨状肌上孔穿出行至臀部,分布于臀中肌、臀小肌和髋关节。

③臀下动脉。臀下动脉从梨状肌下孔穿出行至臀部,分布于臀大肌、臀部和股后部皮肤、髋关节和坐骨神经。

(2)脏支　髂内动脉脏支主要分布于盆腔脏器和外生殖器。其主要分支有脐动脉、膀胱下动脉、直肠下动脉、子宫动脉及阴部内动脉等。

①脐动脉。脐动脉为胎儿时期动脉干,发自髂内动脉。婴儿出生后,脐动脉远侧段闭锁形成脐内侧韧带,近侧段仍保留管腔,发出2~3支膀胱上动脉,分布于膀胱尖和膀胱体。

②膀胱下动脉。膀胱下动脉发自髂内动脉,分布于膀胱底、前列腺、精囊和输尿管下段。

③直肠下动脉。直肠下动脉分布于直肠下部,并与直肠上动脉和肛动脉的分支吻合。

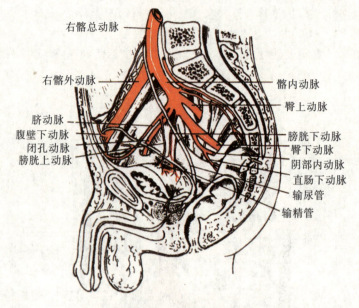

图 6-34 男性盆腔的动脉

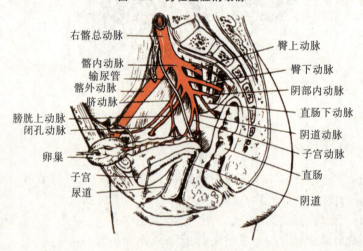

图 6-35 女性盆腔的动脉

④子宫动脉。子宫动脉发自髂内动脉,走行于子宫阔韧带内,约在子宫颈外侧 2 cm 处越过输尿管的前上方,再迂曲上行至子宫底(图 6-36)。其分支分布于子宫、卵巢、输卵管和阴道。在子宫切除术中,结扎子宫动脉时应注意勿与输尿管混淆。

⑤阴部内动脉。阴部内动脉穿梨状肌下孔出盆腔,经坐骨小孔入坐骨肛门窝,分支分布于肛门、会阴部和外生殖器(图 6-37)。

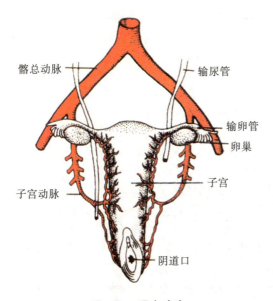

图 6-36　子宫动脉

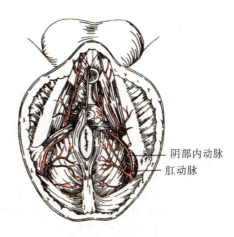

图 6-37　会阴的动脉

2.髂外动脉　髂外动脉沿腰大肌内侧缘下降,经腹股沟韧带中点深面至股前部,移行为股动脉。其主要分支为腹壁下动脉,经腹股沟管深环上行入腹直肌鞘,分布于腹直肌,并与腹壁上动脉吻合(图 6-38)。

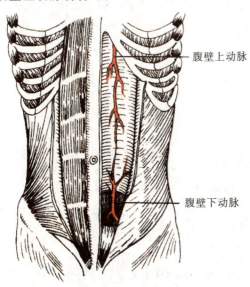

图 6-38　腹壁上动脉和腹壁下动脉

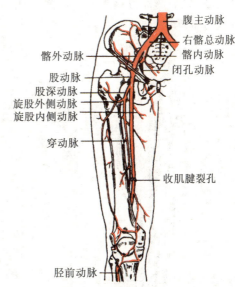

图 6-39　盆部及大腿的动脉

(八)下肢动脉

1.股动脉　股动脉为髂外动脉的直接延续,在股三角内下行,经收肌管,出收肌腱裂孔至腘窝,移行为腘动脉(图 6-39)。股动脉在腹股沟韧带下方 2~5 cm 处发出股深动脉,沿途分支有旋股内侧、旋股外侧动脉和 3~4 条穿动脉。其分支分布于大腿肌、股骨和髋关节。

> **知识链接**
>
> **股动脉和股静脉穿刺术的护理应用要点**
>
> 1. 部位选择
>
> ①股动脉穿刺。穿刺点选在腹股沟韧带中点稍下方,股动脉搏动最明显处。
>
> ②股静脉穿刺。穿刺点选在股动脉搏动处内侧 0.5~1.0 cm。
>
> 2. 体位　患者取仰卧位,膝关节微屈,臀部稍垫高,髋关节伸直并稍外展、外旋。
>
> 3. 穿经层次　穿刺针经皮肤、浅筋膜、阔筋膜、股鞘达血管壁。
>
> 4. 进针技术
>
> ①股动脉穿刺。穿刺针垂直或与股动脉长轴呈40°角刺入。当针头刺入深筋膜且有搏动感时,提示已经触及股动脉壁,再向前稍推进即刺入股动脉,此时可见鲜血直升入注射器。
>
> ②股静脉穿刺。用左手固定股静脉,右手持穿刺针垂直刺入或与皮肤呈30°~45°角刺入,边穿刺边回抽,如抽出暗红色血液,提示针头已达股静脉,应固定针头。

2.腘动脉　腘动脉在腘窝深部下行,至腘窝下部分为胫前动脉和胫后动脉。

3.胫前动脉　胫前动脉由腘动脉分出后,穿小腿骨间膜,至小腿前群肌并沿其间下行,至踝关节的前方移行为足背动脉(图6-40、图6-41),分支分布于小腿前群肌和附近皮肤。足背动脉在踝关节的前方续于胫前动脉,至第1跖骨间隙近侧端分为第1跖背动脉和足底深支,分支布于足背、足趾等处。

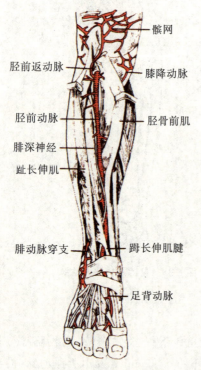

图6-40　小腿前面的动脉

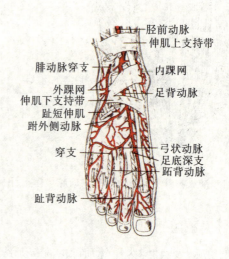

图6-41　足背动脉及其分支

4.胫后动脉 胫后动脉是腘动脉的直接延续,沿小腿后面浅肌层和深肌层之间下行,经内踝后方进入足底,分为足底内侧动脉和足底外侧动脉(图6-42、图6-43),分布于小腿肌后群、胫、腓骨和足趾。

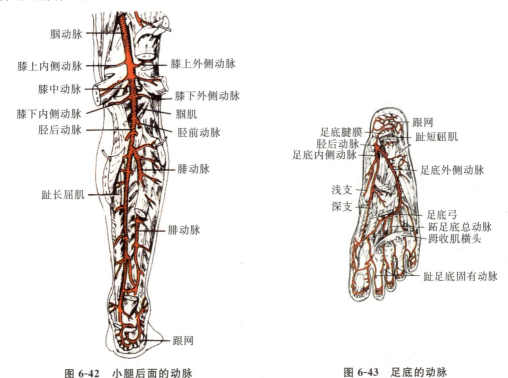

图6-42 小腿后面的动脉　　　　图6-43 足底的动脉

附11　指压止血术的解剖学基础与护理应用

指压止血术是指临时用手指或手掌压迫伤口近心端的动脉主干能迅速制止出血,达到临床止血目的的方法。对头面部、人体四肢等体表部位出血而言,指压止血术是最经济、最快速、最易掌握和推广的一种临床应用自救或他救的暂时性的救治措施,可为其他永久性救治措施赢得时间。

一、颞浅动脉和面动脉止血术

(一)解剖学基础

1.颞浅动脉　颞浅动脉是颈外动脉的2个终末支之一。颞浅动脉在外耳门前方上行,越过颧弓根至颞部皮下,分支分布于腮腺、颞顶部软组织,在外耳门前上方的颧弓根部可摸到颞浅动脉的搏动。

2.面动脉　面动脉在约平下颌角平面起自颈外动脉,向前经下颌下腺深面,于咬肌前缘绕过下颌骨下缘至面部,沿口角及鼻翼外侧,迂曲上行至内眦,又称"内眦动脉"。面动脉在咬肌前缘绕过下颌骨下缘处位置表浅,仅覆以皮肤和浅筋膜,在该处可触及该动脉的搏动。

（二）护理应用要点

1. 颞浅动脉　可用示指或拇指，在出血侧外耳道前方、颞下颌关节稍上方，将该动脉搏动处压向深部的颞骨上，止血区域为一侧颞部（图6-44）。

2. 面动脉　在下颌骨下缘与咬肌前缘交界处，将该动脉压向下颌骨下缘，止血区域可达眼裂以下至下颌骨下缘的面部（图6-45）。

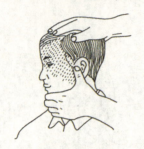

图6-44　颞浅动脉压迫止血部位

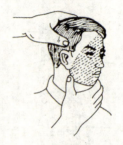

图6-45　面动脉压迫止血部位

二、颈部动脉指压止血术

（一）解剖学基础

1. 颈总动脉　颈总动脉在胸锁关节后方，沿气管、食管和喉外侧上升，至甲状软骨高度分为颈外动脉和颈内动脉。颈总动脉在颈动脉三角内、胸锁乳突肌前缘处位置浅表，易触及其搏动。

2. 锁骨下动脉　锁骨下动脉从胸锁关节后方斜向外至颈根部，呈弓状穿斜角肌间隙，至第1肋外缘移行为腋动脉。在锁骨中点上方的锁骨上窝处可触及该动脉的搏动。

（二）护理应用要点

1. 颈总动脉　在胸锁乳突肌前缘中点处，将该动脉压向第6颈椎横突，止血区域可包括一侧头面部（图6-46）。

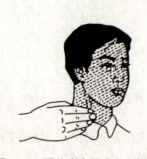

图6-46　颈总动脉压迫止血部位

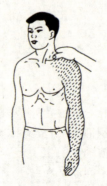

图6-47　锁骨下动脉压迫止血部位

2. 锁骨下动脉　在锁骨上窝处，将该动脉压向第1肋，止血范围为上臂、肩、腋部（图6-47）。

三、上肢动脉指压止血术

(一)解剖学基础

1. 腋动脉 在腋窝内,腋动脉与腋静脉、臂丛被包裹在腋鞘内。
2. 肱动脉 在肘窝上部,肱二头肌内侧沟处可触及该动脉搏动,该处血管也是测量血压时听诊器安放部位。
3. 桡动脉、尺动脉 在腕部,桡动脉位于肱桡肌腱与桡侧腕屈肌腱之间,位置浅表,表面仅覆以皮肤和浅、深筋膜,可触及其搏动;在腕部,尺动脉位于尺侧腕屈肌腱与指深屈肌腱之间,可触及该动脉搏动。
4. 指掌侧固有动脉 在掌指关节附近,该动脉分布于2~5指的相对缘。

(二)护理应用要点

1. 腋动脉 当腋窝外伤致腋动脉出血时,可以用毛巾、衣服等物品将腋窝填满,将血管压向腋窝内侧壁与肱骨之间,用绷带将臂部固定于躯干,可使腋部血管受压而达到止血目的(图6-48)。
2. 肱动脉 在肱二头肌内侧沟,将该动脉压向肱骨,止血范围可达前臂及手等(图6-49)。
3. 桡动脉和尺动脉 在腕前部的动脉搏动处,将这两个动脉分别压向桡骨和尺骨即可,止血范围为手部(图6-49)。

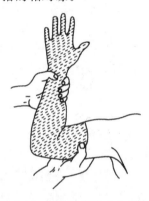

图6-48 肱动脉压迫止血部位

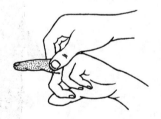

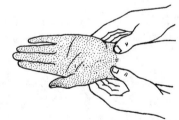

(压迫手指两侧止血)　　(压迫尺动脉和桡动脉止血)

图6-49 手指及桡动脉、尺动脉压迫止血部位

4. 指掌侧固有动脉 沿手指相对缘将动脉压向指骨即可,可控制指端部出血。

四、下肢动脉指压止血术

(一)解剖学基础

1. 股动脉 在腹股沟韧带中点下方2.0~3.0cm处可触及该动脉的搏动。
2. 胫后动脉 在内踝与跟腱间浅表位置可触及该动脉搏动。
3. 足背动脉 在内踝和外踝连线中点与第1、第2跖骨底之间可触及其搏动。

(二)护理应用要点

1. 股动脉 该动脉位于腹股沟韧带下方,用双手或止血带加垫,用力将动脉处压向深面即可,止血范围为大腿以下部位(图 6-50)。

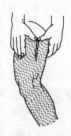

图 6-50 股动脉压迫止血部位

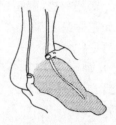

图 6-51 胫后动脉和足背动脉压迫止血部位

2. 胫后动脉 在内踝与跟腱之间,将该动脉压向跟骨,止血范围为足背部(图 6-51)。
3. 足背动脉 在内踝和外踝连线中点至第 1 跖骨间,将该动脉压向深部的骨面即可,止血范围为足背部(图 6-51)。

五、体循环的静脉

体循环静脉起自毛细血管的静脉端,终于右心房。在向心回流的过程中,静脉不断接纳属支,管径也逐级增大。与动脉相比,体循环的静脉在结构和配布上有以下特点。

①静脉分浅、深静脉 2 类。浅静脉位于皮下浅筋膜,称"皮下静脉",数目众多,无动脉伴行,最后注入深静脉。深静脉位于深筋膜的深面或体腔内,多与同名动脉伴行,其导血范围、行径、名称与伴行动脉相同。

②静脉之间有丰富的吻合交通支。浅静脉和深静脉之间、浅静脉之间均存在广泛的交通,如浅静脉吻合成静脉网(弓),深静脉吻合成静脉丛。

③静脉瓣。静脉瓣是静脉管腔内向心开放的防止血液逆流的装置(图 6-52)。其在导血回心过程中起着一定的促进作用,因此,在人体受重力影响较大的部位,静脉瓣较多,尤以下肢的静脉瓣最多。

④静脉管壁薄、弹性小,其管径较伴行动脉大,属支多,血流缓慢,压力较小。

⑤某些部位静脉结构特殊,如硬脑膜窦和板障静脉。

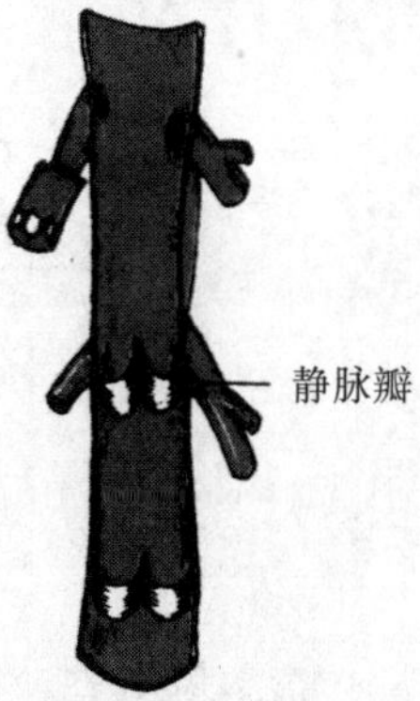

图 6-52 静脉瓣

体循环的静脉主要包括上腔静脉系、下腔静脉系(含肝门静脉)和心静脉系。

(一)上腔静脉系

上腔静脉系由收集头颈、上肢、胸壁及部分胸腔脏器的各级静脉属支组成,其主干是上腔静脉(图 6-53、图 6-54)。

上腔静脉由左、右头臂静脉在右侧第 1 胸肋结合处后方汇合而成,在升主动脉的右侧垂直下行,注入右心房。其注入心房前尚有奇静脉注入。

左头臂静脉和右头臂静脉在胸锁关节后方由同侧的颈内静脉和锁骨下静脉汇合而成，汇合处的夹角称"静脉角"，是淋巴导管注入的部位。左静脉角接受胸导管的注入，右静脉角接受右淋巴导管的注入。头臂静脉主要接纳颈内静脉和锁骨下静脉的血液。此外，头臂静脉还有椎静脉、甲状腺下静脉、胸廓内静脉等属支。

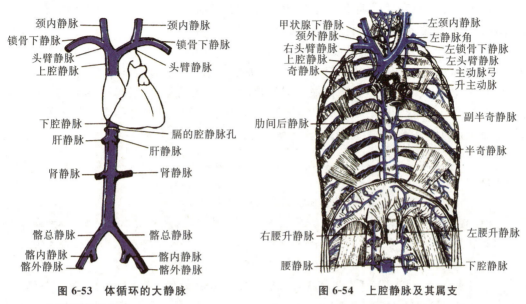

图 6-53　体循环的大静脉　　　　　　　　图 6-54　上腔静脉及其属支

1. 头颈部的静脉

（1）颈内静脉　颈内静脉是头颈部静脉回流的主干，上端在静脉孔处续于乙状窦，沿颈内动脉和颈总动脉外侧下降，至胸锁关节与锁骨下静脉汇合成头臂静脉。其属支有颅内支和颅外支 2 种（图 6-55、图 6-56）。

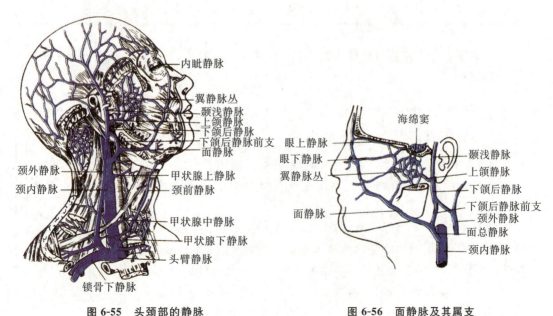

图 6-55　头颈部的静脉　　　　　　　　图 6-56　面静脉及其属支

①颅内支。颅内支通过颅内静脉及硬脑膜窦收纳脑膜、脑、眼及颅骨的静脉血液。

②颅外支。颅外支主要有面静脉和下颌后静脉。

a.面静脉。面静脉起自内眦静脉，伴面动脉行至舌骨大角高度处注入颈内静脉，收集面前部软组织的静脉血。面静脉在口角平面以上无瓣膜，借内眦静脉、眼静脉与颅内海绵窦相通。当口角以上面部感染处理不当时，病菌可经上述途径侵入海绵窦，引起颅内感染。因此，临床上称鼻根至两侧口角间的三角形区域为"危险三角"。

b.下颌后静脉。下颌后静脉收集颞浅动脉和上颌动脉分布区域的静脉血，由颞浅静脉和上颌静脉在腮腺内汇合而成，分前、后2支，分别注入面静脉和颈外静脉。

(2)颈外静脉 颈外静脉是颈部最大的浅静脉，在下颌角处由下颌后静脉后支、耳后静脉及枕静脉汇合而成，沿胸锁乳突肌表面下行，穿颈深筋膜注入锁骨下静脉。颈外静脉位置表浅而恒定，因此，临床上儿科常在此做静脉穿刺。

> **知识链接**
>
> **颈外静脉穿刺术的护理应用要点**
>
> 颈外静脉穿刺术是自颈外静脉采血的一项护理技术，因颈外静脉位置表浅，故临床常用作3岁以下婴幼儿或肥胖儿静脉采血的部位，也可用于长期静脉内滴注高浓度或有刺激性的药物，或施行静脉内高营养疗法的患者。其应用要点如下。
>
> 1.穿刺部位 穿刺部位在下颌角与锁骨中点上缘连线上1/3处、颈外静脉外侧缘。
>
> 2.体位 患儿取仰卧位，两臂贴附躯干，枕垫于肩下，头偏向穿刺部位的对侧，并尽量后仰，充分显露穿刺部位，以便穿刺时穿刺针与静脉平行。
>
> 3.穿经层次 穿刺针依次穿过皮肤、浅筋膜、颈阔肌到达静脉管壁。
>
> 4.操作方法 施术者站在患儿头端，右手持注射器沿血液回心方向刺入皮肤，当患儿啼哭时，将针头刺入血管，见有回血时抽取所需血量，如无回血可边退边抽。

(3)锁骨下静脉 锁骨下静脉在第1肋外侧缘续于腋静脉，与颈内静脉在胸锁关节后方合成头臂静脉。

> **知识链接**
>
> **锁骨下静脉穿刺置管术的护理应用要点**
>
> 锁骨下静脉直径较粗，血流量大，容易穿刺。锁骨下静脉穿刺置管术适用于全胃外高能营养疗法、中心静脉压测定、短期内大量输血或输液、肺动脉插管和心血管造影等。其应用要点下。
>
> 1.穿刺部位 之所以一般多选用右侧锁骨下静脉进行穿刺，是因为左侧有胸导管经过，且右侧锁骨下静脉较直，易插入导管。穿刺部位选在胸锁乳突肌锁骨头外侧缘与锁骨上缘交界处，从锁骨下静脉和颈内静脉汇合点处进针。
>
> 2.体位 患者取仰卧位，肩部垫枕；头后仰15°，并偏向对侧；穿刺侧肩部略上提、外展，使锁骨突出，并使锁骨与第1肋之间的间隙扩大，静脉充盈而有利于穿刺。

3. 穿经层次　穿刺针依次经过皮肤、浅筋膜、深筋膜进入锁骨下静脉,由于静脉壁扩张而使穿刺易于成功。

4. 进针技术　确定进针部位,针尖朝向胸锁关节方向,与皮肤呈30°～40°角进针;边进针,边抽吸,有回血后再插入少许,一般成人进针2.5 cm左右即达锁骨下静脉。

2. 上肢的静脉

(1) 上肢的浅静脉　上肢的浅静脉起自手背的静脉,在手背吻合成手背静脉网(图6-57)。

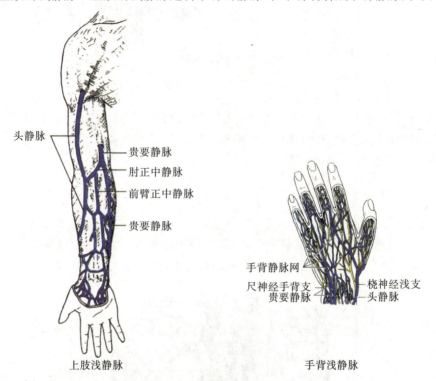

图 6-57　上肢及手背的浅静脉

①头静脉。头静脉起自手背静脉网的桡侧,转至前臂桡侧上行,在肱二头肌外侧穿深筋膜注入腋静脉或锁骨下静脉。在肘窝处,该静脉通过肘正中静脉与贵要静脉相连。

②贵要静脉。贵要静脉起自手背静脉网的尺侧,转至前臂尺侧上行,在肘窝接受肘正中静脉后,在肱二头肌内侧上升至臂中点稍下方,穿深筋膜注入肱静脉或腋静脉。因该静脉位置表浅而恒定,且管径较粗,故在临床上常被选为穿刺或插管部位。

③肘正中静脉。肘正中静脉连接头静脉和贵要静脉,接受前臂正中静脉。该静脉变异较多,是临床注射、输液或抽血的常用部位。

(2) 上肢的深静脉　上肢的深静脉与同名动脉伴行,收集同名动脉分布区域的静脉血,最后经腋静脉上续为锁骨下静脉。

3. 胸部的静脉　胸部的浅静脉在胸前壁形成静脉网,较大的浅静脉有胸腹壁静脉,始于脐周围静脉网,经胸外侧静脉注入腋静脉。胸部的深静脉主要有奇静脉等(图6-54)。

(1)奇静脉　胸部静脉的主干是奇静脉,起自右腰升静脉,穿膈沿脊柱右侧上行,至第4胸椎高度,弓形向前绕过右肺根注入上腔静脉,沿途接受食管静脉、支气管静脉、右肋间后静脉和半奇静脉的血液,并与椎静脉丛有广泛吻合,是沟通上腔和下腔静脉系的通道之一。

(2)半奇静脉和副半奇静脉　半奇静脉起自左腰升静脉,在第9或第10胸椎的高度经脊柱前方汇入奇静脉,收集左侧下部肋间后静脉、副半奇静脉和食管的静脉血。副半奇静脉收集左上部肋间后静脉的血液,沿胸椎体左侧下降,注入半奇静脉。

(3)椎静脉丛　椎静脉丛沿脊柱全长分布,分椎内静脉丛(椎管内)和椎外静脉丛(脊柱表面),两者有广泛交通(图6-58),收集脊髓、脊柱及附近肌肉的静脉血。椎静脉丛无瓣膜,与颅内、颈部、胸部、腹部、盆部的静脉均有广泛吻合,因此,椎静脉丛是感染、肿瘤等疾病的扩散途径之一。

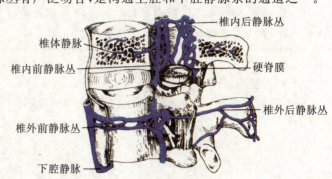

图6-58　椎静脉丛

(二)下腔静脉系

下腔静脉系由下腔静脉及其各级属支构成,主干为下腔静脉,收集下肢、盆部和腹部的静脉血。下腔静脉是人体最大的静脉干,在第5腰椎体右前方由左、右髂总静脉汇合而成,沿脊柱右前方、腹主动脉右侧上行,穿膈的腔静脉孔入胸腔,注入右心房(图6-59)。

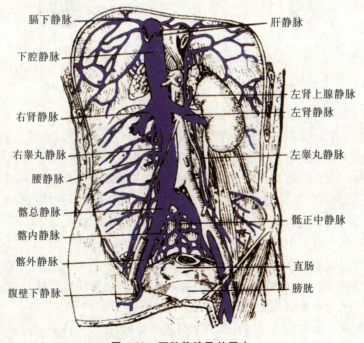

图6-59　下腔静脉及其属支

1. 下肢的静脉

(1) 下肢的浅静脉　下肢的浅静脉主要由足背静脉弓、大隐静脉和小隐静脉等组成。

①足背静脉弓。足背静脉弓位于足背远侧的皮下，由附近静脉吻合而成。

②大隐静脉。大隐静脉是全身最长的浅静脉，起自足背静脉弓内侧缘，经内踝前方沿小腿内侧面经膝关节后内至大腿前内侧，于耻骨结节外下方3~4 cm处，穿隐静脉裂孔注入股静脉（图6-60）。大隐静脉除收集足、小腿和大腿内侧浅静脉的血液外，在注入股静脉前还收集5条属支的血液，即腹壁浅静脉、阴部外静脉、旋髂浅静脉、股内侧浅静脉和股外侧浅静脉。大隐静脉位置表浅、恒定，是静脉输液或切开的常用部位，也是下肢静脉曲张的好发血管。

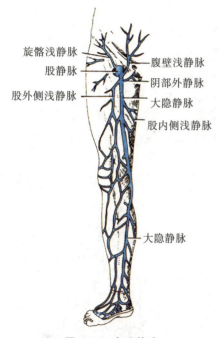

图6-60　大隐静脉

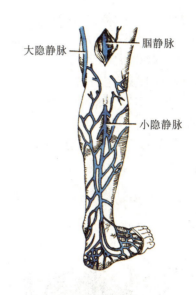

图6-61　小隐静脉

③小隐静脉。小隐静脉起自足背静脉弓外侧缘，经外踝后方沿小腿后面中线上升，至腘窝下角处穿深筋膜注入腘静脉（图6-61）。

(2) 下肢的深静脉　下肢的深静脉皆与同名动脉伴行，收集同名动脉分布区域的静脉血。

2. 盆部的静脉

(1) 髂内静脉　髂内静脉收集盆部的静脉血，与髂内动脉伴行，其属支分为脏支和壁支，收集各同名动脉分布区域的静脉血。其属支分别起自膀胱、子宫、直肠和阴道等处的静脉丛（图6-62）。

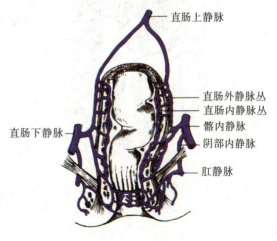

图6-62　直肠的静脉

(2)髂外静脉 髂外静脉续于股静脉,与髂外动脉伴行,收纳该动脉分布区域的静脉血。

(3)髂总静脉 髂总静脉在骶髂关节的前方,由髂内静脉和髂外静脉汇合而成。在第5腰椎右前方,两侧髂总静脉汇合成下腔静脉。

3.腹部的静脉 腹部的静脉分壁支和脏支2种。壁支与成对脏支直接或间接注入下腔静脉,不成对的脏支(除肝静脉外)先汇合成肝门静脉入肝后,再经肝静脉回流入下腔静脉(图6-59)。

(1)壁支 壁支有1对膈下静脉和4对腰静脉。各腰静脉之间有纵行的腰升静脉相连,向上分别移行为半奇静脉和奇静脉,向下连于髂总静脉。

(2)脏支

①肾上腺静脉。肾上腺静脉成对,左侧注入左肾静脉,右侧直接注入下腔静脉。

②肾静脉。肾静脉起自肾门,在同名动脉前方横向内侧注入下腔静脉。

③睾丸静脉。睾丸静脉起自睾丸和附睾,在精索内吻合成蔓状静脉丛,在腹股沟管深环处合成睾丸静脉。右睾丸静脉以锐角注入下腔静脉,左睾丸静脉以直角注入左肾静脉,因此,睾丸静脉曲张多发生于左侧。该静脉在女性称为"卵巢静脉",其回流途径同男性。

④肝静脉。肝静脉有2~3支,为肝左静脉、肝中静脉和肝右静脉,行于肝实质内,收集肝血窦回流的血液,在腔静脉窝上部注入下腔静脉。

(3)肝门静脉系 肝门静脉系由肝门静脉及其属支组成,收集除肝以外的不成对腹腔脏器的血液(图6-63、图6-64)。

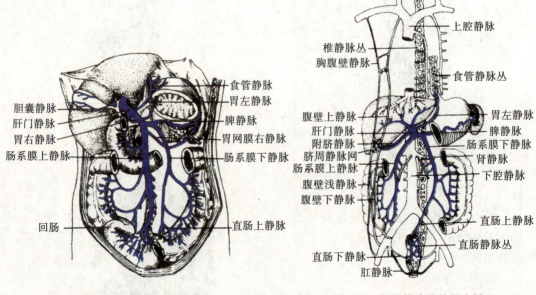

图6-63 肝静脉及其属支　　图6-64 肝门静脉及其侧支循环

①肝门静脉的组成。肝门静脉为一粗而短的静脉干,在胰头后方,由肠系膜上静脉和脾静脉汇合而成,长6~8 cm,向右上进入肝十二指肠韧带内,在胆总管和肝固有动脉后方上行至肝门,分左、右2支入肝,在肝内反复分支,最后注入肝血窦。

②肝门静脉系的结构特点。肝门静脉系的管道起始端和末端均为毛细血管,而且一般

无静脉瓣,当肝门静脉压力升高回流受阻时,可发生血液逆流。

③肝门静脉的主要属支。肝门静脉多数属支收集同名动脉分布区域的静脉血。肝门静脉的主要属支有肠系膜上静脉、脾静脉、肠系膜下静脉、胃左静脉、胃右静脉和附脐静脉。

④肝门静脉与上腔静脉系、下腔静脉系间的吻合。该吻合主要有3处：

在食管下段,经食管静脉丛与上腔静脉系吻合；

在直肠周围,经直肠静脉丛与下腔静脉系吻合；

在脐周围,借脐周静脉网,分别与上腔静脉系和下腔静脉系相吻合(图6-64)。

> **知识链接**
>
> 门脉高压的解剖学基础
>
> 在正常情况下,肝门静脉系与上腔静脉系、下腔静脉系吻合支细小,血流量也较少。当门脉高压时(如肝硬化),可以通过肝门静脉的侧支吻合将肝门静脉系的血液引流至上腔静脉系和下腔静脉系,降低肝门静脉的压力。但随着侧支循环的血液量增加和静脉压力升高,可导致吻合部位的静脉曲张：如曲张的食管静脉丛破裂,可出现急性大出血,临床表现为呕血和柏油样大便；直肠静脉丛曲张破裂,出现便血；脐周静脉网曲张,呈现以脐为中心的向四周放射的"海蛇头"样体征。当肝门静脉的侧支循环失代偿时,可导致胃肠和脾等器官淤血,从而出现腹水和脾肿大等。

附12 浅静脉干穿刺术的解剖学基础与护理应用

浅静脉干是指位于四肢皮下较为粗大的静脉干,且不与动脉伴行,而与皮神经伴行。在一般情况下,经小静脉穿刺多达到一般诊疗目的,但在一次性采血、患者末梢循环不良或输入较高浓度液体(如血液等)等情况下,浅静脉主干穿刺术在临床上仍常应用。近几年来,在临床广泛开展的静脉置管,多在浅静脉干,如头静脉、贵要静脉等浅表静脉中实施。静脉置管时应防止损伤伴行的皮神经。

(一)解剖学基础

1.头静脉 头静脉起自手背静脉网的桡侧,向上经前臂桡侧上升至前臂掌侧面,在肘窝稍下方借肘正中静脉与贵要静脉相连。头静脉在肘窝处,沿肱桡肌与肱二头肌间向外上方,经前臂外侧皮神经的表面沿肱二头肌外侧继续上升,至臂的上1/3处,行于三角肌与胸大肌间沟,穿(喙)锁胸筋膜汇入腋静脉或锁骨下静脉,在腕部至肘部与桡神经皮支和前臂外侧皮神经伴行(图6-57)。

2.贵要静脉 贵要静脉起自手背静脉网的尺侧,在前臂尺侧上升,至肘窝下方转向前,在此接受肘正中静脉,再向上经肱二头肌与旋前圆肌间沟内,继续沿肱二头肌内侧上升,至臂中点稍下方,穿深筋膜(锁胸筋膜)注入肱静脉或腋静脉,几乎全程与前臂内侧皮神经伴行(图6-57)。

3.肘正中静脉 肘正中静脉在肘窝的稍下方,起自头静脉分出的1支,斜向内上方与贵要静脉相连,称为"肘正中静脉"。该静脉还与深静脉间有交通支。肘正中静脉位于肘前部皮下,较固定,变异较多。肘正中静脉多位于肱二头肌腱膜的浅面,相贴较紧,借此与深面的肱动脉、肱静脉和正中神经隔开。临床较大量的采血,多用肘正中静脉穿刺完成。即便肘正中静脉被刺破,也不会伤及深面的肱动脉、肱静脉及与其伴行的正中神经,这是因为肱二头肌腱膜隔开了深面的肱动脉、肱静脉及与其伴行的正中神经(图6-57)。

4. 前臂正中静脉 前臂正中静脉是1支极不恒定的细支,起自手掌静脉丛,沿前臂屈侧面,经头静脉与贵要静脉间上升,末端注入头静脉或贵要静脉。前臂正中静脉可见1~4支细支,有时缺如,与头静脉和贵要静脉间的吻合则有多种形式(图6-57)。

5. 大隐静脉 大隐静脉为全身最长的浅静脉,起自足背静脉弓的内侧缘,并接受足底和足跟的小静脉,经内踝前方,沿小腿内侧上升,渐偏向后面继续经膝关节内后方至大腿内侧,渐行向前上,最后在耻骨结节外下方3.0~4.0 cm处穿深筋膜(隐静脉裂孔)注入股静脉,位置浅表、恒定。大隐静脉在小腿部与隐神经伴行,在股部与股内侧皮神经伴行。隐神经与大隐静脉在小腿下1/3段,两者紧密伴行,隐神经可分为2支夹持静脉,或在静脉的浅面或深面行走。大隐静脉穿刺或切开多选在内踝上方2~3横指处实施(图6-57)。

6. 小隐静脉 小隐静脉起自足背静脉弓的外侧,经足外侧缘,绕外踝后方上行至小腿后面,沿小腿后面中线上行,抵达腘窝下角处,穿深筋膜注入腘静脉。小隐静脉下段与腓肠神经伴行,上段与腓肠内侧皮神经伴行(图6-57)。

(二)护理应用要点

1. 体位 患者多取仰俯位,也可取坐位。
2. 穿刺实施
(1)方法与技术 穿刺主要采用直刺法或间接法。四肢浅静脉主干周围有较多的脂肪组织,加大进针角度,有利于提高穿刺成功率。
(2)促使血管扩张的方法 止血带、指压近端、肢体下垂活动,多数能使局部供血量加大,静脉回流量增大。遇休克患者需行大隐静脉切开插管,多选择大隐静脉内踝前方段,此部位大隐静脉在全程中最浅表,且极为恒定,国内资料中尚未见大隐静脉行经内踝前方处有变异报道。

(三)失误与防范

1. 穿刺困难或贯穿静脉 老年患者静脉干虽清晰可见,但因管壁弹性差、脆、硬,皮下组织少,或针头欠锐利,故针刺入管壁时易滑动,不易穿刺。在上述情况下,用力过猛可能会贯穿血管。施术者应用另一只手将穿刺血管周围皮肤绷紧,这样从上、下、左、右固定血管周围皮肤,多能成功。

2. 局部疼痛和皮肤麻木 局部疼痛多在针尚未拔除中发生,注射局部皮肤麻木多在拔针后发生,发生原因与具有刺激性的药液从管腔渗出或在行静脉穿刺时刺伤与静脉伴行的皮神经有关。

(张从会 朱晓红)

第二节 淋巴系统

一、概　述

淋巴系统由淋巴管道、淋巴器官和淋巴组织构成(图 6-65)。淋巴系统内大都流动着无色透明的淋巴,但从乳糜池到胸导管的淋巴管道中,因淋巴内含乳糜微粒而呈乳白色。淋巴组织分布于消化管和呼吸道等处的黏膜内。淋巴器官是以淋巴组织为主构成的器官,包括淋巴结、脾、胸腺和扁桃体等。

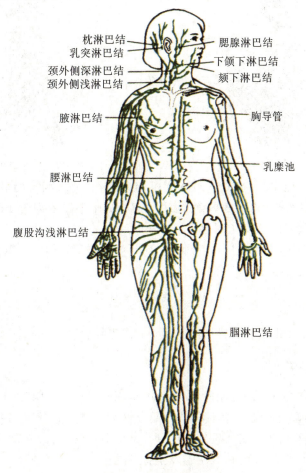

图 6-65　淋巴系统模式图

当血液流经毛细血管动脉端时,部分液体物质经毛细血管壁渗到组织间隙,形成组织液。组织液与细胞进行物质交换后,大部分经毛细血管静脉端吸收入血液,小部分含水分及大分子物质的组织液进入毛细淋巴管后成为淋巴。淋巴沿各级淋巴管向心流动,并经诸多淋巴结的过滤,最后汇入静脉(图 6-66、图 6-67)。

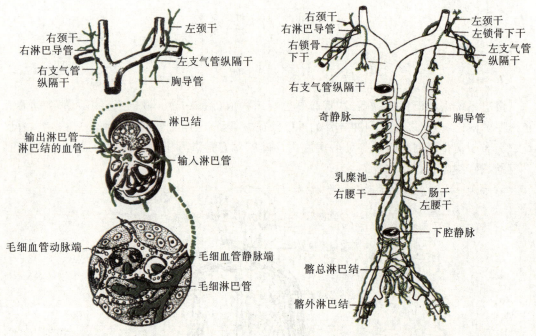

图 6-66 淋巴管道模式图　　图 6-67 胸导管和右淋巴导管

在安静状态下,每小时约有 120 ml 淋巴液流入血液,每天回流的淋巴液相当于全身血浆总量。淋巴液流动缓慢,其流量是静脉血的 1/10,如果淋巴液回流受阻,大量含蛋白质的组织液不能及时吸收,可导致淋巴水肿。

淋巴系统不仅能协助静脉进行体液回流,而且淋巴器官和淋巴组织具有产生淋巴细胞、过滤淋巴液和参与免疫应答等功能。

二、淋巴管道

淋巴管道分为毛细淋巴管、淋巴管、淋巴干和淋巴导管(图 6-66)。

(一)毛细淋巴管

毛细淋巴管是淋巴管道的起始段,以膨大的盲端起自组织间隙,彼此吻合成网。管径粗细不一,一般比毛细血管略粗。毛细淋巴管通透性大于毛细血管,一些大分子物质如蛋白质、癌细胞、细菌、异物等较易进入毛细淋巴管。毛细淋巴管除脑、脊髓、骨髓、上皮、角膜、晶状体、牙釉质、软骨等处无分布外,几乎遍及全身各处。

(二)淋巴管

淋巴管由毛细淋巴管汇合而成。管壁结构似小静脉,但管径较细、管壁较薄。淋巴管内含许多瓣膜,有防止淋巴逆流的功能。淋巴管外观呈珠状,在向心行程中要经过 1 个或多个淋巴结。淋巴管分浅、深 2 种,浅淋巴管位于皮下,多与浅静脉伴行;深淋巴管位于深筋膜深面,多与深部血管神经束伴行。浅淋巴管和深淋巴管之间有广泛的交通。

(三)淋巴干

全身各部的浅、深淋巴管通过一系列的淋巴结后,其最后一群淋巴结的输出管汇合成较大的淋巴干。全身共 9 条淋巴干,即左、右颈干,左、右锁骨下干,左、右支气管纵隔干,左、右腰干和 1 条肠干。

(四)淋巴导管

全身 9 条淋巴干最后汇合成 2 条淋巴导管,即胸导管(左淋巴导管)和右淋巴导管,分别注入左、右静脉角(图 6-67、图 6-68)。

1. **胸导管** 胸导管是全身最大的淋巴导管,长为 30～40 cm,起自乳糜池。乳糜池为胸导管起始部的膨大处,由左、右腰干和肠干于第 1 腰椎体的前方汇合而成。胸导管经膈的主动脉裂孔入胸腔,在食管后面沿脊柱右前方上行,至第 5 胸椎附近往左侧斜行,向上出胸廓上口达左侧颈根部,呈弓状向前下弯曲并注入左静脉角。在注入左静脉角之前,胸导管还收纳左颈干、左锁骨下干和左支气管纵隔干。胸导管收纳双下肢、腹部、盆部、左胸部、左上肢和左头颈部的淋巴,即人体全身约 3/4 的淋巴回流。

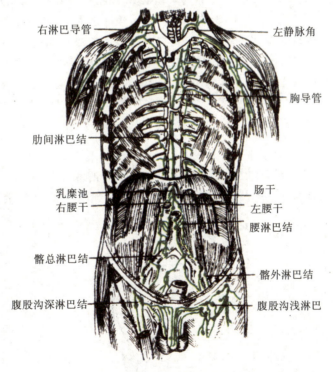

图 6-68 胸导管及腹、盆部淋巴结

2. **右淋巴导管** 右淋巴导管为一短干,长 1.0～1.5 cm,由右颈干、右锁骨下干和右支气管纵隔干汇合而成,注入右静脉角。右淋巴导管收集右头颈部、右上肢和右胸部的淋巴,即人体全身约 1/4 的淋巴回流。

三、淋巴器官

淋巴器官包括淋巴结、脾、胸腺和扁桃体等。

(一)淋巴结

淋巴结是各级淋巴管向心行程中的必经器官,为大小不等的扁椭圆形小体,质软,色灰红。其隆凸侧有数条输入淋巴管进入,而凹陷侧称"淋巴结门",有1~2条输出淋巴管及血管、神经出入。淋巴回流要经过数个淋巴结,因此,某一淋巴结的输出淋巴管又可成为下一级淋巴结的输入淋巴结(图6-65、图6-66)。

> **知识链接**
>
> **局部淋巴结的解剖学基础**
>
> 淋巴结常聚集成群,有浅、深之分。四肢淋巴结多位于关节的屈侧,内脏淋巴结多位于器官的门附近或血管的周围。人体某区域或某器官的淋巴引流至一定的淋巴结,该淋巴结则被称为这个区域或器官的"局部淋巴结",即哨位淋巴结。当某器官或局部发生病变时,致病因子(如寄生虫、细菌、病毒或肿瘤细胞等)可沿淋巴管侵入相应的局部淋巴结,引起淋巴结肿大。若局部淋巴结不能阻截或消除致病因子,则病变沿淋巴液继续蔓延。因此,局部淋巴结肿大常可反映其引流范围内存在的病变。了解局部淋巴结的位置、收纳范围及流注方向,对诊断和治疗某些疾病有重要的临床意义。

(二)脾

脾是人体最大的淋巴器官,位于左季肋区第9~11肋的深面,其长轴与第10肋一致(图6-69)。正常脾在肋弓下面不能触及。活体脾呈暗红色、扁椭圆形,质软而脆,受暴力打击易破裂。

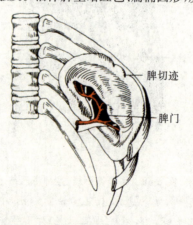

图6-69 脾的形态和位置

脾分为内、外2面,上、下2缘和前、后2端:内面凹陷为脏面,其近中央处有脾门,是血管、神经等出入之处;外面隆凸为膈面;上缘平第9肋,其前部有2~3个脾切迹,是临床上触诊脾的重要标志；下缘平第11肋。

在脾的附近，特别是胃脾韧带和大网膜中存在副脾，其出现概率为10%～40%。在对脾功能亢进患者施行脾切除术时，应注意同时切除副脾。

脾的主要功能是储血、造血、清除衰老红细胞和进行免疫应答，脾大时因过度吞噬红细胞而使患者表现出不同程度的贫血。

（三）胸腺

胸腺位于胸骨柄后方、上纵隔前部，分为不对称的左右2叶（图6-70）。胸腺既是淋巴器官，又有内分泌功能，可分泌胸腺素等，使来自骨髓的淋巴细胞转化为具有免疫能力的淋巴细胞，从而提高机体的免疫能力。

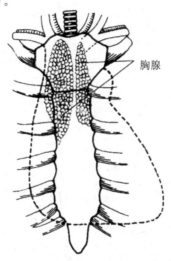

图6-70　胸腺的形态和位置

四、人体各部的淋巴引流

（一）头颈部的淋巴引流

1.头部的淋巴引流　头部的淋巴结多位于头颈交界处，由后向前依次是枕淋巴结、乳突淋巴结、腮腺淋巴结和下颌淋巴结，收纳头面部浅层的淋巴，其输出管直接或间接注入颈外侧深淋巴结（图6-71）。

2.颈部的淋巴引流

（1）颈部淋巴结　颈部淋巴结分为颈前侧淋巴结和颈后侧淋巴结。颈前侧淋巴结包括喉前淋巴结、甲状腺淋巴结、气管前淋巴结或气管旁淋巴结。

（2）颈外侧淋巴结　颈外侧淋巴结以胸锁乳突肌为界，分浅、深2群（图6-71、图6-72）。

①颈外侧浅淋巴结。颈外侧浅淋巴结沿颈外静脉排列，位于胸锁乳突肌浅面，收纳颈外侧浅部、耳后部及枕部的淋巴，其输出管注入颈外侧深淋巴结。

②颈外侧深淋巴结。颈外侧深淋巴结沿颈内静脉排列，位于胸锁乳突肌深面，数目为10～15个。其上部位于鼻咽部后方的称"咽后淋巴结"，鼻咽癌常先转移到该淋巴结。其下部位于锁骨上方的称"锁骨上淋巴结"，在胃癌或食管癌下段癌晚期，癌细胞可沿胸导管或颈

干逆流转移至左锁骨上淋巴结，引起该淋巴结肿大。颈外侧深淋巴结主要收纳头颈部淋巴，其输出管汇合成颈干。

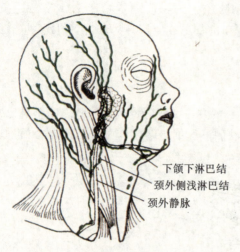

图6-71 头颈部的淋巴管和淋巴结

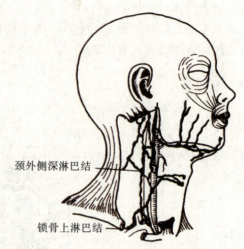

图6-72 颈深部的淋巴管和淋巴结

（二）上肢的淋巴引流

上肢的淋巴结主要有腋淋巴结和肘淋巴结。

1.腋淋巴结 腋淋巴结位于腋窝内，沿血管排列，按位置可分5群（图6-73）。

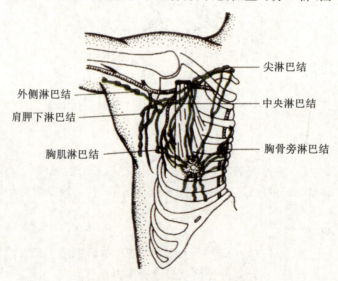

图6-73 腋淋巴结和胸骨旁淋巴结

（1）外侧淋巴结 外侧淋巴结沿腋静脉远侧段排列，收纳上肢浅、深淋巴，其输出淋巴管注入中央淋巴结。

（2）胸肌淋巴结 胸肌淋巴结沿胸外侧血管排列，收纳胸、脐以上腹前外侧壁、乳房外侧部和中央部的淋巴，其输出淋巴管注入中央淋巴结和腋尖淋巴结。

（3）肩胛下淋巴结 肩胛下淋巴结沿肩胛下血管排列，收纳项后部和背部的淋巴，其输出淋巴管注入中央淋巴结和腋尖淋巴结。

(4)中央淋巴结　中央淋巴结在腋腔中央的疏松结缔组织内，收纳上述3群淋巴结的输出管，其输出淋巴管注入腋尖淋巴结。

(5)腋尖淋巴结　腋尖淋巴结沿腋静脉近侧段排列，收纳中央淋巴结的输出管和乳房上部的淋巴，其输出管组成锁骨下干。

2.肘淋巴结　肘淋巴结位于肱骨内上髁上方和肘窝深血管周围，收纳手部尺侧半和前臂尺侧半的淋巴，其输出淋巴管注入腋淋巴结。

(三)胸部的淋巴引流

1.胸壁的淋巴引流　胸壁的浅淋巴结注入腋淋巴结；深淋巴结分别注入胸骨旁淋巴结和肋间淋巴结(图6-74)。

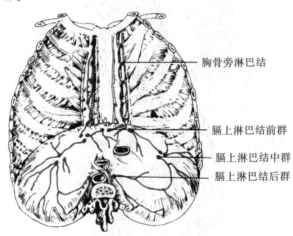

图6-74　胸骨旁淋巴结和膈上淋巴结

2.胸腔脏器的淋巴引流　胸部主要有纵隔前、纵隔后淋巴结和气管、支气管、肺淋巴结，收纳胸腔内脏器的淋巴。气管旁淋巴结、纵隔前淋巴结和胸骨旁淋巴结输出管汇合成支气管纵隔干(图6-75)。

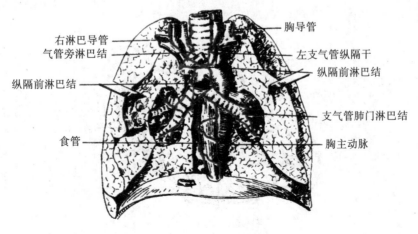

图6-75　胸腔脏器淋巴结

(四)腹部的淋巴引流

1.腹壁的淋巴引流　脐平面以上腹前壁的淋巴管一般注入腋淋巴结,脐平面以下腹前壁的淋巴管一般注入腹股沟浅淋巴结。腹前壁的深淋巴管注入腰淋巴结。腰淋巴结收纳髂总淋巴结的输出管、腹前壁及腹腔成对脏器的淋巴管,其输出管汇合成腰干,注入乳糜池。

2.腹腔脏器的淋巴引流　腹腔成对脏器的淋巴管注入腰淋巴结,不成对脏器的淋巴管分别注入沿腹腔干、肠系膜上动脉、肠系膜下动脉及其分支排列的淋巴结。腹腔淋巴结、肠系膜上淋巴结和肠系膜下淋巴结的输出淋巴管汇合成1条肠干,向上注入乳糜池。

(1)腹腔淋巴结　腹腔淋巴结位于腹腔干周围,收纳腹腔干各级分支分布区域的淋巴(图6-76、图6-77)。

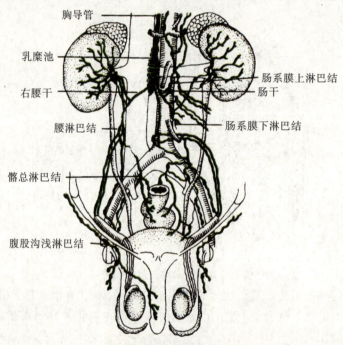

图6-76　腹腔和盆腔器官的淋巴管和淋巴结

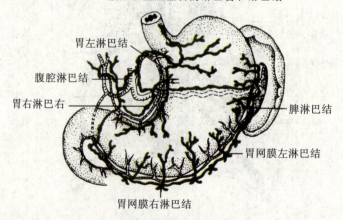

图6-77　胃的淋巴管和淋巴结

(2)肠系膜上淋巴结　肠系膜上淋巴结位于肠系膜上动脉根部周围,收纳肠系膜上动脉分布区的淋巴(图 6-78)。

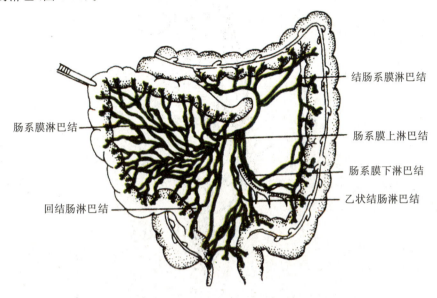

图 6-78　肠的淋巴管和淋巴结

(3)肠系膜下淋巴结　肠系膜下淋巴结位于肠系膜下动脉根部周围,收纳肠系膜下动脉分布区域的淋巴(图 6-78)。

> **知识链接**
>
> 乳糜尿的解剖学基础
>
> 肠干中淋巴因含有肠道吸收的脂肪微粒而呈乳糜状。寄生虫、原发性或继发性淋巴管梗阻,如乳糜池和胸导管的淋巴回流受阻,可形成乳糜状淋巴并反流至腹部、盆部,甚至下肢的淋巴管,造成淋巴管扩张或损伤。当泌尿系统的淋巴管因内压增高而破裂时,乳糜状淋巴在肾盏、肾盂内与尿液混合排出,形成乳糜尿。

(五)盆部淋巴结和淋巴管

盆部的淋巴结沿髂内、髂外血管及髂总血管排列,分别称"髂外淋巴结"、"髂内淋巴结"和"髂总淋巴结",收纳同名动脉分布区域的淋巴,最终经髂总淋巴结的输出管注入腰淋巴结(图 6-79)。

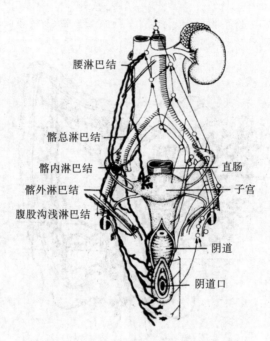

图 6-79　女性生殖器官的淋巴管和淋巴结

（六）下肢淋巴结和巴管

下肢淋巴结主要有腘淋巴结和腹股沟淋巴结（图 6-80）。

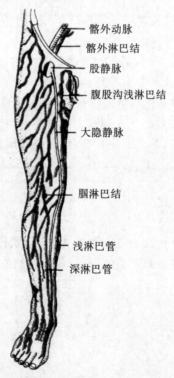

图 6-80　下肢的淋巴管和淋巴结

1.腘淋巴结　腘淋巴结沿小隐静脉末端和腘血管排列,分别接收足外侧缘、小腿后外侧部的浅淋巴和小腿的深淋巴的回流,其输出管注入腹股沟深淋巴结。

2.腹股沟淋巴结　腹股沟淋巴结以阔筋膜为界,分为腹股沟浅淋巴结和腹股沟深淋巴结。

(1)腹股沟浅淋巴结　腹股沟浅淋巴结位于腹股沟韧带下方,有 8～10 个,分上、下 2 组:上组沿腹股沟韧带排列,下组沿大隐静脉末端排列,收纳足内侧部、小腿前内侧以及大腿的浅淋巴,其输出管注入腹股沟深淋巴结或髂外淋巴结。

(2)腹股沟深淋巴结　腹股沟深淋巴结位于股静脉根部周围,收纳腹股沟浅淋巴结的输出管及下肢深淋巴结,其输出管注入髂外淋巴结。

练习题

一、名词解释

1.血液循环　2.体循环　3.卵圆窝　4.心包腔　5.动脉韧带　6.静脉角　7.危险三角　8.窦房结　9.乳糜池

二、单选选择题

1.心的位置(　　)。
　A.位于上纵隔内　　　　B.大部分在正中线右侧　　C.位于胸腔的正中
　D.位于胸腔的中纵隔　　E.位于前纵隔内

2.卵圆窝位于(　　)。
　A.室间隔右心室面　　　B.房间隔右心房面　　　　C.室间隔左心室面
　D.房间隔左心房面　　　E.右心房前壁

3.心室舒张时,防止血液逆流的装置有(　　)。
　A.二尖瓣和三尖瓣　　　B.主动脉瓣和肺动脉瓣　　C.主动脉瓣和二尖瓣
　D.主动脉瓣和三尖瓣　　E.肺动脉瓣和三尖瓣

4.营养胃大弯的动脉是(　　)。
　A.胃左动脉　　　　　　B.胃右动脉　　　　　　　C.胃短动脉
　D.胃右动脉、胃短动脉　E.胃网膜左动脉和胃网膜右动脉

5.窦房结位于(　　)。
　A.冠状窦与右心房之间的心外膜深面
　B.冠状窦口后方的心内膜深面
　C.上腔静脉与右心耳的心外膜深面
　D.上腔静脉与肺静脉之间的心外膜深面
　E.上腔静脉与右心耳的心内膜深面

6.阑尾动脉发自(　　)。
　A.空回肠动脉　　　　　B.中结肠动脉　　　　　　C.右结肠动脉
　D.回结肠动脉　　　　　E.左结肠动脉

7.面静脉(　　)。
　A.起自眼静脉　　　　　B.注入颈外静脉　　　　　C.与头静脉吻合

D. 注入颈外动脉　　　E. 在口角以上，一般无静脉瓣
8. 关于大隐静脉的说法，错误的是（　　）。
　　A. 起自足的内侧缘　　B. 途经内踝的前方　　C. 常用该静脉穿刺和输液
　　D. 位置表浅　　　　　E. 注入腘静脉
9. 下列静脉哪条不是下腔静脉的直接属支（　　）。
　　A. 门静脉　　　　　　B. 肝静脉　　　　　　C. 左肾静脉
　　D. 左腰静脉　　　　　E. 右睾丸静脉
10. 有关睾丸静脉的描述，错误的是（　　）。
　　A. 右睾丸静脉注入下腔静脉　　　B. 左睾丸静脉注入左肾静脉
　　C. 睾丸静脉下段形成蔓状静脉丛　　D. 左睾丸静脉易发生静脉曲张
　　E. 以上均不对
11. 门静脉（　　）。
　　A. 由脾静脉和肠系膜上静脉合成　　B. 其属支中有肝静脉
　　C. 由脾静脉和肠系膜下静脉合成　　D. 由肝静脉和脾静脉合成
　　E. 由肠系膜上静脉和肠系膜下静脉合成
12. 营养胃的动脉不包括（　　）。
　　A. 胃网膜左动脉和胃网膜右动脉　　B. 胃短动脉　　C. 肝固有动脉左支
　　D. 胃左动脉　　　　　　　　　　　E. 胃右动脉
13. 心尖搏动的位置在（　　）。
　　A. 左第5肋间隙，距前正中线1～2 cm处
　　B. 左第5肋间隙，左锁骨中线内侧1～2 cm处
　　C. 左第5肋间隙，左锁骨中线外侧1～2 cm处
　　D. 左第4肋间隙，距前正中线7～9 cm处
　　E. 左第4肋间隙，左锁骨中线内侧1～2 cm处
14. 下列不属于肝门静脉属支的是（　　）。
　　A. 肠系膜上静脉　　B. 肝静脉　　　　　　C. 脾静脉
　　D. 胃左静脉　　　　E. 肠系膜下静脉
15. 主动脉弓有三大分支，自右向左依次排列是（　　）。
　　A. 右锁骨下动脉、右颈总动脉、头臂干
　　B. 右颈总动脉、右锁骨下动脉、头臂干
　　C. 头臂干、左锁骨下动脉、左颈总动脉
　　D. 头臂干、左颈总动脉、左锁骨下动脉
　　E. 左锁骨下动脉、头臂干、右颈总动脉
16. 胆囊动脉通常发自（　　）。
　　A. 肝固有动脉　　B. 肝固有动脉右支　　C. 肝固有动脉左支
　　D. 肝总动脉　　　E. 腹腔干
17. 室间隔缺损常见于（　　）。
　　A. 卵圆窝　　　　B. 室间隔肌部　　　　C. 室间隔膜部

D. 室上嵴　　　　　E. 以上均不是

18. 房间隔缺损常见部位为（　　）。
    A. 肌部　　　　B. 膜部　　　　　　C. 卵圆窝
    D. 界嵴　　　　E. 以上均不是

19. 子宫动脉在子宫颈外侧 2 cm 处，与输尿管的关系为（　　）。
    A. 平行位于输尿管下方　　　　B. 平行位于输尿管上方
    C. 交叉位于输尿管前方　　　　D. 交叉位于输尿管后方
    E. 以上均不对

20. 肝门静脉不收集（　　）的血液。
    A. 肝　　　　　B. 脾　　　　　　　C. 胃和大肠
    D. 胆囊　　　　E. 胰

21. 胸导管注入（　　）。
    A. 上腔静脉　　B. 左颈内静脉　　　C. 左静脉角
    D. 右静脉角　　E. 奇静脉

22. 下列哪一个不是淋巴管道（　　）。
    A. 毛细淋巴管　B. 乳糜池　　　　　C. 胸导管
    D. 右支气管纵隔干　E. 淋巴组织

23. 脾（　　）。
    A. 大部分位于腹上区和左季肋区　　B. 膈面中央有脾门
    C. 脾切迹是触诊脾的标志　　　　　D. 下缘有 2~3 个脾切迹
    E. 以上都不对

24. 不是淋巴器官的是（　　）。
    A. 扁桃体　　　B. 胸腺　　　　　　C. 肾上腺
    D. 淋巴结　　　E. 脾

三、简答题

1. 试述体循环和肺循环的路径。
2. 简述心脏的位置和体表投影。
3. 简述腹腔干的分支和分布。
4. 营养胃的动脉有哪些？
5. 说出 5 条在体表可摸到搏动的血管。
6. 为什么唇、鼻周围感染病灶切忌挤压？
7. 为何左侧睾丸静脉曲张多见？
8. 医生治疗胆囊炎患者，在其手背桡侧的皮下静脉注射抗生素等药液，试问这些药物经何途径到达胆囊？
9. 简述胸导管的组成、行径和收纳范围。
10. 人体有哪几条淋巴干？各收纳哪些部位的淋巴引流？

（张　磊）

第七章

感觉器

案例

案例1 患者,男性,21岁,近日发现右眼下方有一阴影,患者自述几天前打篮球时右眼曾被碰撞。体格检查:双眼近视-6.00D;双眼矫正后视力右眼0.1,左眼1.0,右眼外观无红肿。眼底检查:右眼底视乳头颜色正常,黄斑中心光反射消失,视网膜上方隆起,呈灰白色,血管爬行其上方和下方,视网膜呈豹纹状;左眼底正常。临床诊断:视网膜脱离,右眼;近视,双眼。

问题:
1. 视网膜脱离是指哪两层之间发生了分离?
2. 眼球的结构是怎样的?何为眼的屈光系统?

案例2 患儿,男性,5岁,3天前出现头痛、鼻塞、低热,继而出现右耳痛,今天晨起发现右耳有分泌物流出,听力稍下降,无眩晕及恶心、呕吐。患儿既往无中耳炎史。体格检查:右耳可见大量黏稠的脓性分泌物,清理后见鼓膜紧张部中央小穿孔,有搏动性溢脓;左耳道清洁,鼓膜正常。临床诊断:急性化脓性中耳炎(右耳)。

问题:
1. 中耳包括哪几个部分?鼓室的6个壁的名称各是什么?
2. 鼓膜的位置和分部如何?
3. 小儿为何易患中耳炎?

学习目标

掌握 眼球的组成,眼球壁的组成及各部形态和结构特点;眼的屈光装置,房水的产生及循环途径;鼓膜的位置、形态及分部;中耳的组成,咽鼓管的开口及交通;骨迷路和膜迷路的分部,位置觉、听觉感受器的名称和位置。

熟悉 感受器和感觉器的概念;眼睑的形态和结构特点,结膜的分部,泪器的组成,眼球外肌的名称及作用;皮肤的结构;鼓室的位置和毗邻;骨迷路和膜迷路各部的形态结构。

第七章 感觉器

了解 眼副器的组成；视网膜中央动脉的走行、分支和分布；皮肤附属器的结构；外耳的组成，外耳道的弯曲；听小骨的位置、名称和排列；内耳的位置和分部；声波的传导路径。

感受器是机体接受内、外环境刺激的结构或装置，一般由感觉神经末梢构成。感受器的功能是接受机体内、外环境的刺激，并将刺激转化为神经冲动，神经冲动经感觉神经传至大脑皮质的感觉中枢，产生感觉。

感觉器由感受器及其附属结构组成，如眼和耳等感觉器官，是专门感受特定刺激的器官，除包含感受器外，还有更复杂的附属结构，这些附属结构是为感受刺激功能服务的辅助装置。

第一节 视 器

视器即"眼"，能感受可见光的刺激，由眼球和眼副器2个部分组成（图7-1）。眼球将可见光的刺激转变为神经冲动，经视觉传导通路传至大脑视觉中枢，产生视觉。眼副器包括眼睑、结膜、泪器和眼球外肌等结构，能支持、保护和运动眼球。

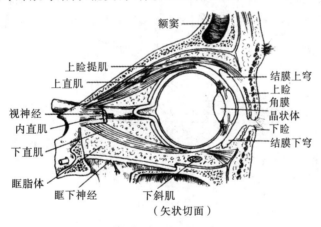

图 7-1 眼

一、眼 球

眼球是视器的主要部分，位于眶内，具有屈光成像和感受光刺激产生神经冲动的功能。眼球近似球形，由眼球壁和眼球内容物组成（图7-2）。

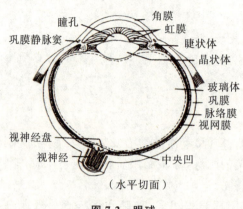

图 7-2　眼球

（一）眼球壁

眼球壁由外向内依次分为眼球纤维膜、眼球血管膜和视网膜 3 层。

1. 眼球纤维膜　眼球纤维膜又称"眼球外膜"，由厚而坚韧的致密结缔组织构成，有维持眼球形状和保护眼球内容物的作用。纤维膜分为角膜和巩膜 2 个部分。

（1）角膜　角膜占眼球纤维膜的前 1/6，曲度较大，无色透明，具有屈光作用。角膜内无血管，有丰富的感觉神经末梢，对触觉和痛觉敏感。

（2）巩膜　巩膜占眼球纤维膜的后 5/6，厚而坚韧。在巩膜与角膜交界处的深部有一环形的管道，称"巩膜静脉窦"，为房水回流的通道（图 7-3）。

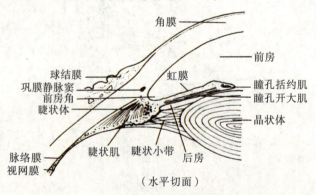

图 7-3　眼球局部放大

2. 眼球血管膜　眼球血管膜又称"眼球中膜"，因含丰富的血管和色素而呈棕黑色，具有营养眼球内结构和遮光的作用。血管膜由前向后分为虹膜、睫状体和脉络膜 3 个部分。

（1）虹膜　虹膜在血管膜最前部，角膜的后方，为冠状位圆盘形的薄膜，中央有圆形的瞳孔（图 7-2、图 7-3），光线经瞳孔进入眼内。在活体上透过角膜可看见虹膜及瞳孔。虹膜内有 2 种不同方向排列的平滑肌，一种呈环形排列，在瞳孔周围，称"瞳孔括约肌"，收缩时可缩小瞳孔；另一种呈放射状排列，称"瞳孔开大肌"，收缩时使瞳孔扩大。在强光下或看近物时，瞳孔缩小；在弱光下或看远物时，瞳孔开大，以此调节进入眼球内光线的多少。

（2）睫状体　睫状体位于虹膜的后外方，巩膜与角膜交界部的内面（图 7-2、图 7-3），是血管膜中最肥厚的部分。睫状体在眼球的矢状切面上呈三角形，其前部有许多向内突出呈放射状排列的皱襞,称"睫状突",睫状突发出睫状小带与晶状体相连。睫状体内的平滑肌称"睫状肌",收缩时使睫状体向前内移位,从而调节晶状体的曲度。睫状体可产生房水。

(3)脉络膜 脉络膜位于睫状体的后方,占血管膜的后2/3,富含血管和色素。脉络膜外面与巩膜疏松相连,内面与视网膜的色素层紧贴,其功能为营养眼内组织和吸收眼内分散光线,以免扰乱视觉。

3.视网膜 视网膜又称"眼球内膜",在血管膜的内面,由前向后可分为视网膜虹膜部、视网膜睫状体部和视网膜脉络膜部3个部分。因视网膜虹膜部和睫状体部分别贴附于虹膜和睫状体的内面,无感光作用,故又被称为"视网膜盲部"。视网膜脉络膜部贴附于脉络膜内面,有感光作用,称"视网膜视部"。在视部内面视神经的起始处,有一圆盘形白色隆起,称"视神经盘"(又称"视神经乳头"),此处无感光作用,称"生理盲点"。在视神经盘颞侧稍下方约3.5 mm处有一黄色小区,称"黄斑",其中央凹陷处称"中央凹",由密集的视锥细胞构成,是感光、辨色最敏锐的部位(图7-4)。

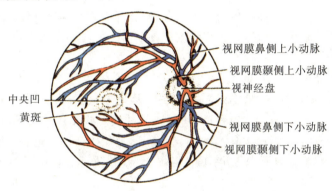

图7-4 右眼眼底

视网膜视部由内、外2层组成。外层为色素上皮层,由单层色素上皮细胞组成;内层为神经层(图7-5)。两层之间连接疏松,如发生分离,即临床所称的"视网膜脱离"。神经层由3层神经细胞组成,由外向内依次为视细胞、双极细胞和节细胞,3层神经细胞借树突、轴突依次相互联系。视细胞为感光细胞,即视觉感受器,分为视锥细胞和视杆细胞2种。视锥细胞能感受强光和分辨颜色;视杆细胞只能感受弱光,不能分辨颜色。双极细胞是连接视细胞和节细胞之间的双极神经元,将来自视细胞的神经冲动传导至节细胞,节细胞的轴突向视神经盘处汇集,然后穿出眼球壁,形成视神经。

(二)眼球内容物

眼球内容物包括房水、晶状体和玻璃体,均为透明、无血管的结构,具有屈光作用,它们与角膜共

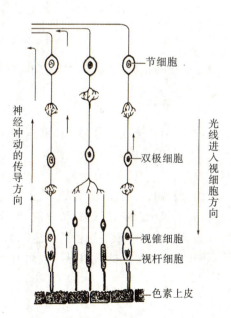

图7-5 视网膜神经细胞示意图

同构成眼的屈光系统。

1. 眼房和房水

(1) 眼房 眼房是位于角膜与晶状体之间的间隙,被虹膜分隔为较大的前房和较小的后房2个部分,前房和后房借瞳孔相通(图7-1、图7-2)。在前房的周边,虹膜与角膜交界处构成虹膜角膜角,也称"前房角"。前房角与巩膜静脉窦相邻,其间隔以网状小梁组织,小梁之间的裂隙称"虹膜角膜角隙",眼房经虹膜角膜角隙与巩膜静脉窦相通(图7-3)。

(2) 房水 房水为充满于眼房内的无色透明液体,由睫状体产生,进入后房,经瞳孔至前房,再经虹膜角膜角隙进入巩膜静脉窦,最后流入眼静脉。房水有屈光作用,房水的正常循环有维持眼内压作用,并可为角膜和晶状体输送营养物质。若因某些病理原因(如虹膜与晶状体粘连或前房角狭窄)导致房水回流受阻而造成眼房内房水增加,可引起眼内压增高,压迫视网膜,致使视力减退或失明,临床上称"青光眼"。

2. 晶状体 晶状体位于虹膜后方、玻璃体前面,呈无色透明的双凸透镜状,前面曲度较小,后面曲度较大(图7-2)。晶状体内无血管和神经,表面包有高度弹性的晶状体囊,使其富有弹性。晶状体周缘借辐射状的睫状小带连于睫状体(图7-3)。晶状体若因疾病或创伤而变混浊,称"白内障"。

晶状体是屈光系统中的主要装置,其曲度随所视物体远近不同而发生改变:看近物时,睫状肌收缩,睫状体向前内移位,使睫状小带松弛,因而放松了对晶状体的牵拉,晶状体靠本身弹性而变得更凸,屈光度增大;当看远物时,调节过程与此相反。晶状体的调节作用使物体恰好在视网膜上形成清晰的物像。随着年龄增长,晶状体弹性减退,睫状肌对晶状体的调节能力减弱,看近物时,晶状体屈光度不能相应增大,导致看近物时模糊,而看远物时较清晰,俗称"老花眼"。

3. 玻璃体 玻璃体为充满于晶状体与视网膜之间的无色透明胶状物质,约占眼球内容积的4/5,具有屈光和支撑视网膜的作用(图7-2)。

二、眼副器

眼副器包括眼睑、结膜、泪器和眼球外肌等结构,能支持、保护和运动眼球。

(一) 眼睑

眼睑俗称"眼皮",分为上睑和下睑,位于眼球的前方(图7-1),对眼球起保护作用。上睑和下睑之间的裂隙称"睑裂",睑裂两侧上、下眼睑结合处分别称为"内眦"和"外眦"。眼睑游离缘称"睑缘",其前缘有向外生长的睫毛,睫毛根部有睑缘腺,此腺发炎称"麦粒肿"。眼睑的组织结构由浅入深可分为5层:皮肤、皮下组织、肌层、睑板和睑结膜(图7-6)。眼睑皮肤较薄,皮下组织疏松,缺乏脂肪组织,可因积液而水肿。肌层主要为眼轮匝肌,收缩时使睑裂闭合。睑板为半月形的致密结缔组织板,上、下各一,其内有睑板腺,分泌脂性液体,润滑睑缘,防止泪液外溢。睑板腺导管被阻塞时,形成睑板腺囊肿,亦称"霰粒肿"。

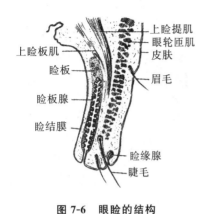

图 7-6　眼睑的结构　　　　　　　　　图 7-7　结　膜

（二）结膜

结膜是一层富含血管的薄层黏膜，覆盖于眼球的前面和眼睑的后面，可分为睑结膜、球结膜和结膜穹隆（图 7-7）。睑结膜衬覆于上睑和下睑的内面，与睑板紧密结合。球结膜覆盖于眼球巩膜的前面，在近角膜缘处移行为角膜上皮。上睑和下睑结膜与球结膜相互移行，其返折处分别形成结膜上穹和结膜下穹。当上睑和下睑闭合时，整个结膜形成的囊状腔隙称"结膜囊"，此囊经睑裂与外界相通。

知识链接

结膜囊冲洗的护理应用要点

①协助患者取仰卧位或坐位，头稍后仰并向患侧倾斜，在患眼侧头部及颈部铺治疗巾。

②给患眼滴局麻药（减轻患者不适），等候 1~2 分钟。

③嘱患者持受水器（用以接住洗眼时流淌下的液体），紧贴于待洗眼一侧的颊部。操作者右手持洗眼器，先轻轻冲洗眼睑皮肤，后用左手拇指和食指轻轻分开上、下眼睑，暴露结膜囊并冲洗，冲洗时嘱患者尽量睁开眼睛并上、下、左、右转动眼球。再将上、下眼睑翻开，使结膜囊各部分充分暴露，同时用手指推动上、下眼睑，使穹隆部的分泌物易被冲出。冲洗时冲洗结膜面，不能直接冲洗角膜，以免刺激角膜。

④冲洗完毕，用消毒干棉球擦干眼睑和面部皮肤，取下受水器。

（三）泪器

泪器由泪腺和泪道组成（图 7-8）。

1. 泪腺　泪腺位于眶上壁前外侧份的泪腺窝内，有 10~20 条排泄管开口于结膜上穹外侧部。泪腺不断地分泌泪液，泪液借眨眼活动涂布于眼球表面，湿润和清洁角膜，并可冲洗结膜囊内异物，保护眼球。泪液内还含有溶菌酶，有杀菌作用。多余的泪液流向内眦处的泪湖，经泪点、泪小管进入泪囊，最后经鼻泪管流入鼻腔。

2. 泪道 泪道包括泪点、泪小管、泪囊和鼻泪管。

（1）泪点 在上、下睑缘内眦端各有 1 个乳头状突起,其顶部有 1 个小孔,称"泪点",是泪小管的开口。上泪点较下泪点位置稍靠内,泪点变位常引起泪溢症。

（2）泪小管 泪小管上、下各一,起自泪点,分别垂直向上或向下走行,然后几乎成直角转向内侧并汇合在一起,开口于泪囊的上部。

（3）泪囊 泪囊位于泪囊窝内,上端为盲端,下端移行为鼻泪管。泪囊长约 1.2 cm,宽 0.4~0.7 cm。

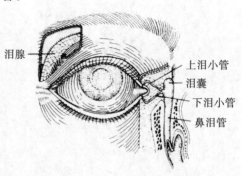

图 7-8 泪 器

（4）鼻泪管 鼻泪管为连接泪囊下端的膜性管道,上部包埋在骨性鼻泪管中,与骨膜紧密结合;下部在鼻腔外侧壁黏膜的深面,开口于下鼻道外侧壁的前部。由于鼻黏膜与鼻泪管黏膜相延续,所以鼻腔炎症可向上蔓延至鼻泪管。

（四）眼球外肌

眼球外肌为视器的运动装置,包括 1 块运动上睑的上睑提肌和 6 块运动眼球的肌,即内直肌、外直肌、上直肌、下直肌、上斜肌和下斜肌,都属于骨骼肌(图 7-9)。

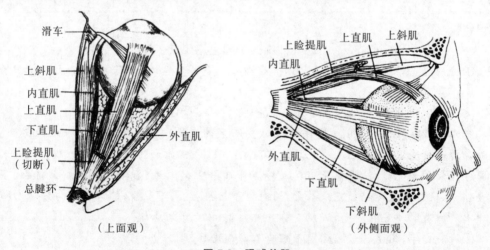

图 7-9 眼球外肌

上睑提肌起自视神经管上壁,向前止于上睑,有提上睑、开大眼裂的作用(图 7-6)。

4 块直肌均起自视神经管周围的总腱环,内、外、上、下直肌分别止于眼球巩膜的内侧、外侧、上面和下面,收缩时可使瞳孔分别转向内侧、外侧、上内和下内。上斜肌也起自总腱环,以纤细的肌腱通过附于眶内侧壁前上方的纤维软骨滑车,然后转向后外,止于眼球上面的后外侧部,收缩时可使瞳孔转向下外方。下斜肌起自眶下壁前内侧,止于眼球下面后外侧部,收缩时可使瞳孔转向上外方(图 7-10)。

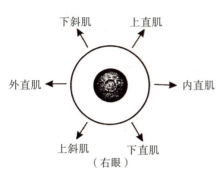

图 7-10　眼球外肌示意图

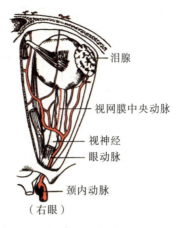

图 7-11　眼的动脉

三、眼的血管

(一)眼的动脉

营养眼球和眶内结构的主要动脉是眼动脉。眼动脉于颅腔内起自颈内动脉,与视神经一起经视神经管入眶,在眶内发出分支营养眼球、眼睑、泪腺和眼球外肌等结构(图7-11),其中,最重要的分支为视网膜中央动脉,它在眼球后方穿入视神经内,沿视神经中轴行至视神经盘处分为4支,即视网膜鼻侧上小动脉、视网膜鼻侧下小动脉、视网膜颞侧上小动脉和视网膜颞侧下小动脉,分别营养视网膜鼻侧上、下和颞侧上、下4个扇形区(图7-4)。临床上,用眼底镜可观察这些小动脉,对某些疾病的诊断和预后的判断有重要意义。

(二)眼的静脉

眼的静脉主要有视网膜中央静脉和涡静脉。视网膜中央静脉及其属支与同名动脉伴行,收集视网膜的静脉血,注入眼上静脉。涡静脉位于眼球壁血管膜外层,收集虹膜、睫状体和脉络膜的静脉血,注入眼上静脉和眼下静脉。眼上静脉和眼下静脉均起自眶的前内侧部,向后注入海绵窦,前方与面静脉相吻合。因面静脉内无静脉瓣,故面部感染可通过眼上静脉和眼下静脉侵入颅内。

附13　泪道冲洗术的解剖学基础与护理应用

泪道冲洗术是通过将液体注入泪道以疏通其不同部位阻塞的操作技术,既可作为诊断技术,又可作为治疗方法。其目的主要有:检查泪道有无狭窄或阻塞;清除泪囊内分泌物,注入药物,治疗慢性泪囊炎;作为眼或泪道手术前常规准备。

(一)解剖学基础

泪道包括泪点、泪小管、泪囊和鼻泪管。泪点上下各一,位于睑缘内眦端的乳头状隆起上。上泪点较下泪点位置稍靠内。泪点变位常引起溢泪症。泪小管为连接泪点与泪囊之间的小管,分上泪小管和下泪小管。每一泪小管的外侧部先与睑缘成垂直方向,然后近乎直角转向内,俩泪小管汇合成泪总管,而后开口于泪囊上部。泪囊为一膜性囊,位于眼眶内侧壁前下方的泪囊窝内。泪囊上端闭合成1个盲端,在内眦上方3~5 mm处;下端移行为鼻泪管。泪囊长约1.2 cm,宽0.4~0.7 cm。眼轮匝肌的肌纤维包绕泪囊和泪小管,可收缩和扩张泪囊,促使泪液排出。鼻泪管为连接泪囊下端的膜性管,上部包埋在骨性管腔中;下部逐渐变细进入鼻外侧壁黏膜内,开口于下鼻道的外侧壁。由于鼻黏膜与鼻泪管黏膜相延续,故鼻腔炎症可向上蔓延至鼻泪管。

(二)护理应用要点

1. 体位 患者取坐位,头部稍后仰并固定。
2. 操作技术

(1)清洁泪囊 以手指或棉签挤压泪囊部,排出泪囊内的积液或脓液。

(2)麻醉 滴表面麻醉剂于泪点处,或以棉签浸表面麻醉剂后置于上、下泪点间3~5分钟。

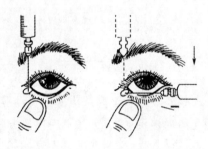

图7-12 泪道冲洗术进针技术

(3)进针 左手拇指或食指在内眦部向下轻拉下睑,暴露下泪点,右手持装有冲洗液的注射器,将冲洗针头垂直插入泪点1.5~2 mm,然后转动90°呈水平方向,使针尖朝向内眦部,顺泪小管方向推进5~6 mm,嘱患者头稍前倾,缓慢推注冲洗液(图7-12)。冲洗时询问患者有无液体流入鼻咽部,并观察泪点处有无逆流或脓液流出。

(三)失误与防范

1. 冲洗针头不要顶住泪小管内侧壁,以免推注阻力加大,而误认为泪道阻塞。
2. 冲洗针头要光滑,操作要仔细、轻柔,避免损伤泪道。
3. 进针如遇阻力,不可猛力推进,以免刺破泪管壁而将冲洗液推注入皮下;推注冲洗液时,如发现皮下肿胀,应立即停止冲洗。

第二节 前庭蜗器

前庭蜗器俗称"耳",包括感受头部位置变化的位置觉感受器(前庭器)和感受声波刺激的听觉感受器(蜗器)。前庭蜗器按部位分为外耳、中耳和内耳3个部分(图7-13)。外耳和中耳是声波的收集和传导装置,内耳有位置觉和听觉感受器。

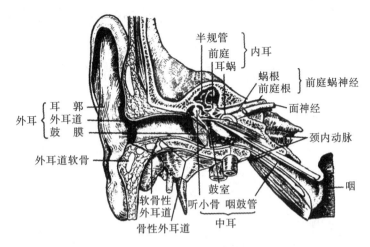

图 7-13 耳的全貌模式图

一、外　耳

外耳包括耳郭、外耳道和鼓膜 3 个部分。

(一) 耳郭

耳郭位于头部两侧,大部分以弹性软骨为支架,外面被覆皮肤,皮下组织少,血管和神经丰富。耳郭下方的小部分内无软骨,仅含结缔组织和脂肪,称"耳垂",是临床上常用的采血部位(图 7-14)。

(二) 外耳道

外耳道是从外耳门到鼓膜的管道(图 7-13),成人长 2.0~2.5 cm。外耳道外侧 1/3 为"软骨部",与耳郭的软骨相延续;内侧 2/3 为"骨性部",位于颞骨内,两部交界处较为狭窄。外耳道为一呈"S"状弯曲的管道,从外向内的弯曲方向是先向前上,然后向后,最后向前下方,其软骨可被牵动。用耳镜检查成人鼓膜或欲视清外耳道全貌时,须将耳郭向后上方牵拉,使外耳道变直。婴儿因颞骨尚未骨化,其外耳道几乎完全由软骨支持,短而直,鼓膜接近于水平位,故检查婴儿鼓膜时,需将耳郭向后下方牵拉。

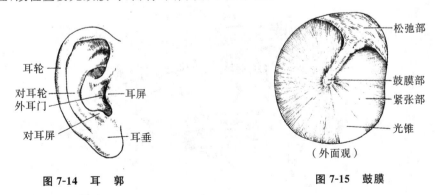

图 7-14 耳郭　　　　图 7-15 鼓膜

外耳道皮肤与软骨膜和骨膜结合紧密,皮下组织少,当外耳道皮肤发生疖肿时,疼痛剧烈。外耳道软骨部皮肤内有耵聍腺,分泌的黄褐色黏稠物称"耵聍",干燥后形成痂块。

(三)鼓膜

鼓膜为椭圆形的半透明薄膜,位于外耳道与中耳鼓室之间(图 7-13、图 7-15),呈向前、下、外倾斜位,与外耳道底成 45°~50°角,其中心向内凹陷,称"鼓膜脐"。鼓膜的上 1/4 三角形区域薄而松弛,活体呈淡红色,称为"松弛部";下 3/4 区坚实而紧张,活体呈灰白色,称"紧张部"。紧张部前下方有 1 个三角形的反光区,称"光锥",中耳和鼓膜的一些疾患可引起光锥改变或消失。

二、中 耳

中耳包括鼓室、咽鼓管、乳突窦和乳突小房。

(一)鼓室

鼓室是颞骨岩部内含气的不规则小腔,位于鼓膜与内耳之间。鼓室内有 3 块听小骨和 2 块听小骨肌,鼓室壁及室内结构均被覆黏膜。

1. 鼓室壁 鼓室有 6 个不规则的壁(图 7-16、7-17)。

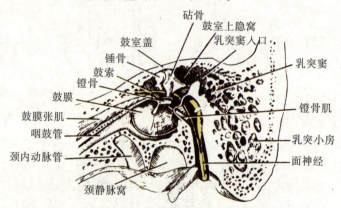

图 7-16 鼓室外侧壁

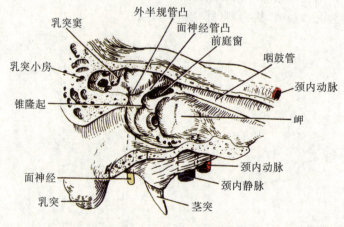

图 7-17 鼓室内侧壁

(1) 外侧壁　外侧壁又称"鼓膜壁",主要由鼓膜构成,借鼓膜与外耳道相隔。

(2) 内侧壁　内侧壁又称"迷路壁",也是内耳迷路的外侧壁。此壁中部有圆形隆起,称"岬"。岬的后上方有1个卵圆形的孔,称"前庭窗"(卵圆窗),通向前庭。岬的后下方有1个圆形小孔,称"蜗窗"(圆窗),被第二鼓膜封闭。在前庭窗的后上方有1个弓形隆起,称"面神经管凸",其深部有面神经管,管内有面神经通过。

(3) 上壁　上壁又称"盖壁",由颞骨的鼓室盖构成,为一分隔鼓室与颅中窝的薄骨板。

(4) 下壁　下壁又称"颈静脉壁",也是一薄层骨板,将鼓室与颈内静脉起始部分隔。

(5) 前壁　前壁又称"颈动脉壁",即颈动脉管的后壁,其上部有咽鼓管的开口。

(6) 后壁　后壁又称"乳突壁",上部有乳突窦入口,由此经乳突窦向后通入乳突小房。在乳突窦入口的下方有1个小的骨性突起,称"锥隆起",内藏镫骨肌。

2.听小骨　每侧鼓室内有3块听小骨,由外侧向内侧依次为锤骨、砧骨和镫骨(图7-18)。锤骨形似小锤,有1头和1柄,柄附着于鼓膜,头与砧骨体形成关节。砧骨有1体和长、短2脚,体与锤骨头相关节,长脚与镫骨头形成关节。镫骨形如马镫,分头、2脚和底,头与砧骨长脚相关节,底借韧带连于前庭窗,封闭前庭窗。3块听小骨借关节相连,形成听小骨链,介于鼓膜与前庭窗之间。当声波振动鼓膜时,听小骨链随之运动,使镫骨底在前庭窗上来回摆动,将声波振动传入内耳。

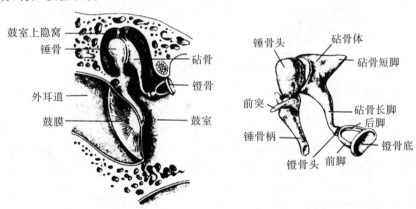

图 7-18　听小骨

3.听小骨肌　鼓室内有2块与听小骨活动有关的听小骨肌(图7-16、图7-17):一块是鼓膜张肌,位于咽鼓管上方的鼓膜张肌半管内,止于锤骨柄,收缩时可将锤骨柄牵引拉向内侧,紧张鼓膜;另一块是镫骨肌,位于锥隆起内,止于镫骨,收缩时牵拉镫骨底向后外,以减轻镫骨底对内耳的压力。

(二)咽鼓管

咽鼓管是连通鼻咽部与鼓室的管道,成人长3.5～4.0 cm,近咽腔的2/3段为软骨部,近鼓室的1/3段为骨部(图7-13、图7-16)。软骨部以咽鼓管咽口开口于鼻咽部的侧壁,骨部以咽鼓管鼓室口开口于鼓室的前壁。咽鼓管咽口平时处于闭合状态,当吞咽或尽力张大口时开放,空气便经咽鼓管进入鼓室,以保持鼓室内外两侧压力平衡,有利于鼓膜的振动。小儿的咽鼓管短而平直,咽部感染易经此管侵入鼓室,引起中耳炎。

> **知识链接**
>
> ### 咽鼓管导管吹张术的护理应用要点
>
> 患者取坐位,面向操作者。咽鼓管导管须经鼻腔送至鼻咽部侧壁的咽鼓管咽口处,具体操作如下:清除鼻腔分泌物,做鼻咽黏膜表面麻醉,将听诊管一端塞入患者吹张耳的外耳道,另一端塞入检查者外耳道;选用合适的咽鼓管导管,先将导管弯头朝下沿鼻腔底部缓慢送至鼻咽部后壁,而后将导管弯头向外侧旋转90°,使导管前端直抵鼻咽部外侧壁的咽鼓管咽口,将导管轻轻插入咽鼓管咽口(图7-19);固定导管,轻捏导管后端的橡皮球进行吹气。如导管放置位置正确且患者咽鼓管通畅,吹气时检查者可经听诊管听见吹风声,患者感觉耳内有吹风感或胀感;若鼓室内有积液,可听到水泡声;若声音尖锐、断续或无声,表示咽鼓管有不同程度的狭窄或阻塞,也可能提示导管前端放置不当,应适当调整导管位置再行吹张。

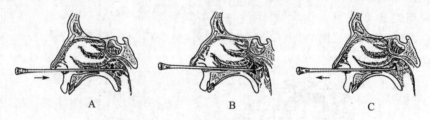

图 7-19　咽鼓管导管吹张术

(三)乳突小房和乳突窦

乳突小房是颞骨乳突内的许多含气小腔,它们相互连通。乳突窦为1个介于乳突小房与鼓室之间的腔,向前开口于鼓室后壁上部,向后下与乳突小房相通(图7-16、图7-17)。乳突小房和乳突窦内衬黏膜,与鼓室内面的黏膜相延续,中耳炎症可经乳突窦侵入乳突小房而引起乳突炎。

三、内　耳

内耳又称"迷路",位于颞骨岩部内,介于鼓室内侧壁和内耳道底之间,由构造复杂且迂曲的管道组成,包括骨迷路和膜迷路2个部分。骨迷路是颞骨岩部内的骨性隧道,膜迷路是套于骨迷路内的封闭的膜性小管或囊,与骨迷路的形态基本一致。膜迷路内充满内淋巴,膜迷路与骨迷路之间有一定的间隙,间隙内充满外淋巴,内、外淋巴互不相通。

(一)骨迷路

骨迷路是由骨密质形成的腔和管,由前内侧向后外侧沿颞骨长轴排列,依次分为前庭、骨半规管和耳蜗3个部分,它们相互连通(图7-20)。

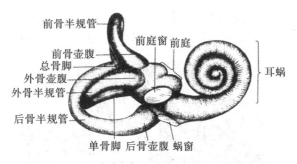

图 7-20　骨迷路

1. 前庭　前庭位于骨迷路的中部,是 1 个不规则的近似椭圆形的小腔。前庭外侧壁即鼓室的内侧壁,其上有前庭窗和蜗窗;前庭内侧壁即内耳道底,将前庭与内耳道分隔开。前庭向前以一孔通向耳蜗,向后以 5 个小孔与 3 个骨半规管相通。

2. 骨半规管　骨半规管为 3 个半环形的骨管,分别位于 3 个互相垂直的平面内,按其位置可分为前骨半规管、后骨半规管和外侧骨半规管。每个半规管都有 2 个脚:一个脚膨大,称"壶腹骨脚",膨大的部分称"骨壶腹";另一个脚细小,称"单骨脚"。前、后骨半规管的单骨脚合并成 1 个总骨脚,因此,3 个骨半规管以 5 个孔开口于前庭。

3. 耳蜗　耳蜗位于前庭的前方,形似蜗牛壳。其尖朝向前外侧,称为"蜗顶";底朝向后内侧,称为"蜗底"。耳蜗由蜗轴和蜗螺旋管构成(图 7-21)。

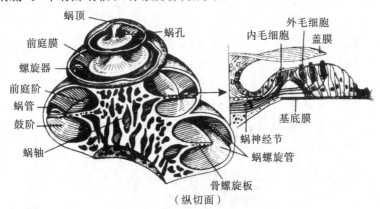

图 7-21　耳蜗纵切面

蜗轴为位于耳蜗中央呈圆锥形的疏松骨质,有血管和神经穿行其中,自蜗轴发出骨螺旋板伸入蜗螺旋管。蜗螺旋管是 1 条螺旋形骨管,环绕蜗轴盘曲约 2.5 圈,在蜗底处管腔较大,通向前庭,向蜗顶管腔渐细,以盲端终于蜗顶。由蜗轴发出的骨螺旋板突向蜗螺旋管内,此板并未到达蜗螺旋管的外侧壁,其空缺处由蜗管填补封闭。因此,蜗螺旋管可分为 3 个部分:近蜗顶侧的管腔为前庭阶,起自前庭;近蜗底侧为鼓阶;中间为膜性的蜗管。鼓阶起始部的外侧壁上有 1 个孔,即蜗窗,被第二鼓膜封闭。前庭阶和鼓阶内充满外淋巴,两者在蜗顶处借蜗孔相通。

(二)膜迷路

膜迷路是套在骨迷路内密闭的膜性管或囊,管径小于骨迷路,借纤维束固定于骨迷路的壁上。膜迷路由相互连通的椭圆囊和球囊、膜半规管和蜗管组成,其内充满内淋巴(图7-22)。

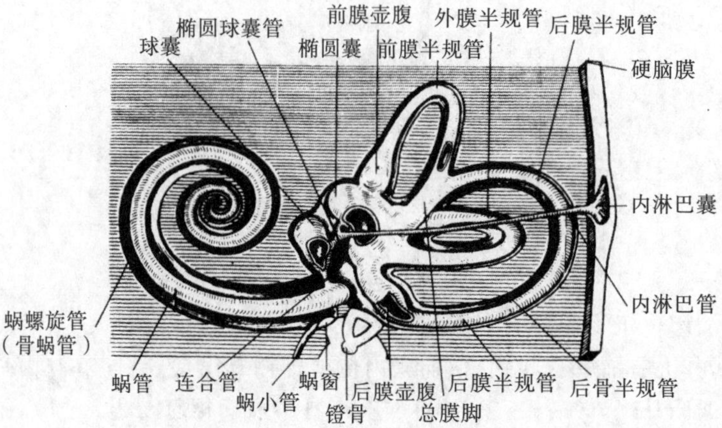

图 7-22 膜迷路模式图

1. **椭圆囊和球囊** 椭圆囊和球囊位于前庭内,为2个膜性小囊。椭圆囊位于后上方,球囊在前下方,两者之间以椭圆球囊管相连。椭圆囊后壁有5个开口与3个膜半规管相通,球囊下端以连合管连于蜗管。在椭圆囊的底部、前壁和球囊的前壁上均有感觉上皮,称"椭圆囊斑"和"球囊斑",两者是位置觉感受器,能感受头部静止的位置及直线变速运动的刺激。

2. **膜半规管** 膜半规管形态与骨半规管相似,分别套于同名骨半规管内。膜半规管在骨壶腹内的部分也膨大,称"膜壶腹",其壁上都有隆起的壶腹嵴,是位置觉感受器,能感受头部旋转变速运动的刺激。

3. **蜗管** 蜗管位于蜗螺旋管内,也随蜗螺旋管一起盘绕蜗轴2.5圈,其前庭端借连合管连于球囊,蜗顶端为盲端。蜗管横切面呈三角形,有上壁、外侧壁和下壁(图7-21、图7-22):其上壁为蜗管前庭壁(前庭膜),将前庭阶和蜗管隔开;外侧壁为蜗螺旋管内表面增厚的骨膜;下壁为螺旋膜(基底膜),与鼓阶相隔,其上有螺旋器,或称"Corti器",为听觉感受器(图7-23)。

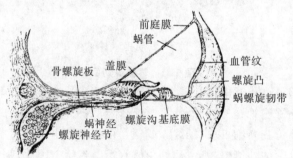

图 7-23 蜗 管

四、声波的传导

声波传入内耳感受器的途径有2条,即空气传导和骨传导,正常情况下以空气传导为主。

1. **空气传导** 耳郭收集声波经外耳道传至鼓膜引起鼓膜振动,继而引起听小骨链振动,经镫骨底传至前庭窗,引起前庭阶的外淋巴波动。外淋巴的波动由前庭阶传向蜗孔,再经蜗孔传至鼓阶,最后波动到达蜗窗上的第二鼓膜,使第二鼓膜外凸而使波动消失。外淋巴波动可通过前庭膜传向内淋巴,引起内淋巴波动,也可直接使基底膜振动,刺激基底膜上的螺旋器,螺旋器将声波的刺激转变为神经冲动,经蜗神经传入中枢,从而产生听觉。

2. 骨传导　骨传导为声波经颅骨传入内耳的过程。声波的冲击和鼓膜的振动可经颅骨和骨迷路传入,引起内耳淋巴的波动,经螺旋器转变为神经冲动,传入中枢而产生听觉。

附 14　耳镜检查术的解剖学基础与护理应用

耳镜检查术是通过耳镜观察外耳道和鼓膜的形态、色泽及活动等情况,以利于诊断和治疗相关疾病。

(一)解剖学基础

外耳道起自外耳门,止于鼓膜,全长 2.0~2.5 cm,以骨和软骨为基础,内衬皮肤。其外 1/3 为软骨部,内 2/3 为骨部,两者交界处较狭窄。外耳道并非直管,而是略成"S"形弯曲,由外向内其弯曲方向是先向前上,而后稍向后,再向前下(图 7-13)。用耳镜检查成年人鼓膜或欲视清外耳道全貌时,须将耳郭向后上提起,使外耳道成一直线。因婴儿的外耳道发育不完全,较短而狭窄,幼儿外耳道的方向向内、向前、向下,故检查其鼓膜时,应将耳郭向下牵拉,检查方法较成人困难。

(二)护理应用要点

1. 体位　被检查者常取侧坐位,侧对检查者。

2. 检查方法　检查者左手牵拉耳郭,尽量使耳道变直(被检查者若为成人,则将其耳郭向后上方提起,小儿则向后下牵拉)。选择大小适宜的耳镜,右手将耳镜从外耳道口轻轻插入,为便于上下左右移动,插入深度以不超越外耳道的外 1/3 为宜,然后观察外耳道及鼓膜的全貌。

(三)失误与防范

1. 耳镜插入过深可压迫外耳道骨部,引起疼痛与咳嗽(与反射有关),因此,耳镜插入深度不宜超过外耳道软骨部与骨部的交界处。

2. 在进行耳镜检查时,检查者要看清所检查的各个部位,不可盲目操作,以防损伤鼓膜,因此,必须牢记外耳道的形态、长度及鼓膜的形态特征。

第三节　皮　肤

皮肤是人体内最大的器官,被覆于人体的表面。成人皮肤的表面积为 $1.2\sim2.0\ m^2$,平均为 $1.7\ m^2$,重量约占体重的 16%。全身皮肤厚薄不一,厚者为 3~4 mm,薄者则不到 2 mm,借皮下组织与深部的组织相连。

皮肤与外界环境直接接触，不但感受刺激，发挥重要的屏障保护作用，能阻挡各种异物和病原生物的入侵，防止体液丢失，还具有排泄废物、进行物质代谢及调节体温等功能。同时，皮肤又是一个重要的免疫器官，参与机体的各种免疫反应并发挥免疫监视作用。此外，皮肤也是临床给药途径之一。

一、皮肤的结构

皮肤分为由表皮和真皮2层(图7-24)。

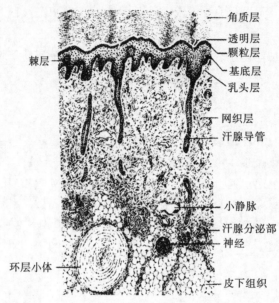

图 7-24　皮肤的结构

(一) 表皮

表皮位于皮肤的浅层，由角化的复层扁平上皮组成，无血管分布。表皮厚度一般为 0.07～0.12 mm，在手掌和足底为 0.8～1.5 mm。在表皮的基底层细胞之间有色素细胞，色素细胞的数量是决定肤色的主要因素。

根据上皮细胞的结构特点，表皮从基底到表面可分为 5 层，即基底层、棘层、颗粒层、透明层和角质层。正常情况下，基底层细胞不分裂增殖，新生细胞向浅部推移，依次转化成各层细胞，最后成为皮屑。

(二) 真皮

真皮位于表皮深面，由致密结缔组织组成，并含有从表皮陷入的毛囊和腺体，以及深处的血管、神经和淋巴管等。身体各部位真皮厚薄不均，一般为 1～3 mm，足跟处可达 3 mm，眼睑处最薄，为 0.3 mm。

真皮分为乳头层和网状层，两者间无明显界限。

1.乳头层　乳头层位于真皮浅层，借基膜与表皮相连，并向表皮基底部突出形成乳头，与表皮交错，称"真皮乳头"。它增加了表皮与真皮的接触面积，有利于两者的连接和表皮的营养代谢。乳头层内有丰富的含毛细血管的感受器,如游离的神经末梢、触觉小体等。

2.网状层　网状层位于乳头层深面,是真皮的主要部分,主要由粗大的胶原纤维束交织成网形成,夹有许多弹性纤维,使皮肤具有较强的韧性和较大的弹性。网状层内还有较多的血管、淋巴管和神经,汗腺、皮脂腺、毛囊多延伸于此层,此外,还可见环层小体等。

皮内注射是把小量药液注入表皮与真皮之间的注射方法,一般用于药物过敏试验、疼痛治疗、预防接种及局部麻醉的先驱步骤等(图 7-25)。

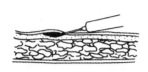
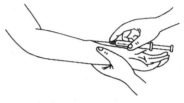

图 7-25　皮内注射

> **知识链接**
>
> 皮内注射的护理应用要点
>
> 1.注射部位　做药物过敏试验,注射部位常选择前臂掌侧下段中部;做预防接种时,注射部位多选择在臂部三角肌下缘等处;配合镇痛治疗时,注射在相应的穴位上进行。
>
> 2.穿经层次　注射针头由浅入深斜行,穿经表皮各层至表皮与真皮乳头层之间。
>
> 3.进针技术　做皮内注射时,施术者左手绷紧局部皮肤,右手持注射器,使针尖斜面向上,与皮肤成 5°～10°角刺入皮内(图 7-25),待针尖斜面刺入皮内后放平注射器,左手拇指固定针栓,右手轻推,注入药液约 0.1 ml,使局部形成一圆形隆起的"皮丘",皮肤变白,毛孔变大,随即拔出针头。
>
> 4.注意事项
>
> ①皮内注射较痛,施术者应熟练操作流程,缩短注射时间。
>
> ②皮内注射要求针刺入表皮与真皮之间。
>
> ③进针时注意掌握好刺入的角度和深度。
>
> ④皮内注射为侵入性操作,可引起疼痛、局部组织反应、注射失败、过敏性休克等情况。

二、皮下组织

(一)皮下组织的结构

浅筋膜内有皮神经、浅静脉、浅动脉和淋巴管分布:皮神经自深筋膜穿出,走行于浅筋膜内,分布于皮肤;浅动脉细小;浅静脉较粗,在浅筋膜内互相吻合成网,最后穿深筋膜注入深静脉;浅筋膜内含有丰富的淋巴管,管径细小,壁薄透明,汇集于局部淋巴结。在头、颈、腋窝和腹股沟等部位,浅筋膜内分布有一定数量的淋巴结。

(二)皮下组织的功能

皮下组织的厚度因个体、年龄、性别、部位和营养状态等而有较大的差别,皮下组织为连接皮肤和肌肉间的组织,它的主要功能是将皮肤与深层组织相连,并使皮肤有一定的移动度,具有保温、缓冲、储存能量、防御保护等功能。

皮下注射是将少量药液注入皮下组织内的常用方法(图 7-26),常在需迅速达到药效,但患者不能或不宜经口给药时采用,如胰岛素口服在胃肠道内易被消化酶破坏而失去作用,但皮下注射可迅速被吸收。皮下注射也用于局部麻醉、预防接种等。

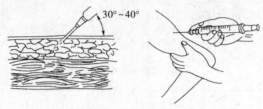

图 7-26 皮下注射

> **知识链接**
>
> 皮下注射的护理应用要点
>
> 1. 注射部位　注射部位一般选择在臂外侧三角肌下缘中区处,亦可选在前臂外侧、腹壁、背部及股外侧等处。
>
> 2. 穿经层次　注射针头经表皮、真皮达浅筋膜。
>
> 3. 进针技术　施术者左手绷紧局部皮肤,右手持注射器,针尖斜面向上,使针与皮肤成30°~40°角要快速刺入皮下,进针深度一般为针柄的1/2~2/3,以左手示指、拇指抽动活塞柄,抽吸无回血方可推注药液。由于真皮结构致密,进针阻力大,所以针头穿过真皮后有阻力减小的感觉。瘦弱的患者可捏起注射部位皮肤进针。
>
> 4. 注意事项
>
> ①针头刺入角度不宜超过45°角,以免刺入肌层;注射深度不宜过浅,以免将药物注入皮内。
>
> ②浅筋膜内含有丰富的静脉,为防止药液误入血管,进针后应回抽活塞,无回血后方可注入药物。
>
> ③选择注射部位时要注意避开有炎症肿胀和瘢痕的部位,以免药物吸收不良。长期注射者应注意更换注射部位。
>
> ④对组织刺激性强的药物,不能用作皮下注射。
>
> ⑤皮下注射可引起疼痛、出血、局部组织反应、硬结形成、低血糖反应、虚脱等并发症。

三、皮肤的附属器

皮肤的附属器有毛、皮脂腺、汗腺和指（趾）甲，它们均由表皮衍生而来（图7-27）。

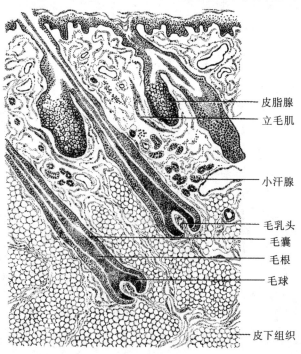

图 7-27　皮肤的附属器

（一）毛

人体皮肤除了手掌和足底外，大部分都长有毛，毛的基本结构分为毛干、毛根和毛球3个部分：露出皮肤外面的部分称为"毛干"，埋于皮肤内面的部分称为"毛根"，包在毛根外面的上皮和结缔组织形成的鞘，称为"毛囊"，毛囊末端膨大呈球状，称为"毛球"。毛和毛囊斜长在皮肤内，在它们与皮肤表面呈钝角的一侧，有1束斜行的平滑肌，连接毛囊和真皮，称为"竖毛肌"。竖毛肌受交感神经支配，在人遇冷或恐惧时收缩，使毛发竖立。

（二）皮脂腺

几乎所有的皮肤都存在皮脂腺，但手掌和足底没有皮脂腺。皮脂腺常位于毛囊与竖毛肌之间，为泡状腺体，以短导管开口于毛囊。皮脂腺分泌的脂性分泌物称为"皮脂"，经毛囊排至皮肤，有润滑皮肤的作用，其分泌活动受性激素的调控。在青春期，皮脂分泌旺盛，如皮脂排出发生障碍，可形成痤疮。

> **知识链接**
>
> 不同类型皮肤的护理应用要点
>
> 根据皮脂腺的发达程度和皮脂分泌的多少,将皮肤分为油性皮肤、干性皮肤、中性皮肤和混合性皮肤4类,尤以面部表现最明显。了解皮肤类型,对护理和保养皮肤、延缓衰老有重要意义。
>
> 1.油性皮肤　油性皮肤外观油腻,毛孔粗大、明显,皮纹亦较显著。由于皮脂分泌旺盛,所以皮肤表面光泽润滑、饱满且不易起皱纹。但由于皮脂分泌过多,易粘附灰尘和细菌而堵塞皮脂腺排泄口,引起炎症和痤疮。因此,这类皮肤人群应常用肥皂清洗,及时清除皮肤尤其是面部过多的油脂和污垢。油性皮肤人群不能用油性护肤品,同时应少吃带刺激性的辛辣食物和油腻食品,以减少皮脂的分泌。
>
> 2.干性皮肤　干性皮肤的毛孔细而不明显,肤色洁白,但由于皮肤干燥缺少光泽,易引起皱纹,对外界刺激如风吹、日晒等较敏感,触之较粗糙,常有皮屑。由于皮脂分泌少,表皮易脱落,故皮肤易皲裂,甚至因微血管破裂而出血。此类皮肤人群洗澡不宜过频,不能用力摩擦,不宜用肥皂清洗,清洗后宜适量使用油脂护肤品,平时应多饮水,适当增加脂肪含量高的食品的摄入量。
>
> 3.中性皮肤　中性皮肤介于油性皮肤和干性皮肤之间,皮脂分泌适量,皮肤表面滋润光滑,细腻丰满,富于弹性,对外界刺激耐受性较好,皮肤衰老较慢,为理想、健康型皮肤。
>
> 4.混合性皮肤　混合性皮肤是指油性皮肤和干性皮肤混合存在,多表现为额区、鼻部和下颌等处为油性皮肤,眼周、面颊和颈部为干性皮肤或中性皮肤。

(三)汗腺

除乳头和阴茎头等个别区域外,汗腺遍布全身皮肤,以手掌、足和腋窝最多。汗腺分泌的汗液经导管排到皮肤表面,含大量的水分和含氮化合物。分泌汗液是身体散热的主要方式,有湿润皮肤、调节体温和排出代谢废物的作用。腋窝和会阴等处还有大汗腺,分泌物为较黏稠的乳状液,含蛋白质、脂类和碳水化合物等,经细菌分解后产生特殊气味,俗称"腋臭(狐臭)"。

(四)指(趾)甲

指(趾)甲为指(趾)端背面的硬角质板,露在外面的部分为甲体,埋在体内的部分为甲根,甲体下面的皮肤为甲床,甲根附着处的上皮为甲母质,为指(趾)甲的生长点。

附15　皮肤年龄性变化的解剖学基础与护理应用

随着人体的发育、生长、成熟和衰老,皮肤也相应地发生一系列改变,因此,对皮肤的护理也应根据不同年龄阶段而区别对待。

(一)新生儿和婴幼儿期皮肤特点及护理要点

1. 新生儿期 新生儿皮肤菲薄,表皮的角质层也较薄,真皮内结缔组织纤维较细,毛细血管网丰富,皮肤呈红色。新生儿皮下脂肪少,弹性差,其单位面积内汗腺数目虽远高于成人,但因汗腺的发育和脑部泌汗中枢均不成熟,尚不能发挥正常泌汗功能,故皮肤的新陈代谢功能和体温调节功能均较差。新生儿皮脂腺数目多,分泌亦旺盛,常在头皮表面干枯结痂,易导致细菌感染。新生儿皮下脂肪密度大,遇冷易变硬,甚至会发生新生儿寒冷损伤综合征,因而对新生儿应注意保暖。

2. 婴幼儿期 婴幼儿皮肤结构与新生儿类似,但逐步向成熟皮肤发展:表皮细胞层次增多,角质层增厚;真皮的乳头发育,纤维成分增多,腺体生长,毛发变粗;皮下组织逐渐增厚,皮肤弹性逐渐增强,新陈代谢逐渐旺盛,含水量相对较成年人高,因而皮肤饱满、润滑。由于皮肤较薄,真皮内和皮下血管网发达,所以皮肤易受伤和出血,婴幼儿对周围环境温度变化很敏感,皮肤抵抗力低,易发生感染。

根据新生儿和婴幼儿皮肤的解剖生理特点,在护理时要给予特殊关照,注意保持皮肤清洁、保温和防止损伤。

(二)青春期皮肤特点及护理要点

随着青春期的到来,性腺开始发育,内分泌系统逐渐进入全盛时期,全身各器官、系统的发育都逐渐进入人生的高峰阶段,皮肤表皮细胞分裂增生活跃,细胞层次增多,以角质层最明显,因此,表皮进一步增厚,皮脂腺迅速发育,皮肤亮泽润滑。但由于青春期皮脂腺分泌旺盛,导管易阻塞形成痤疮和感染,所以要经常清洗皮肤,预防炎症发生。

(三)成年期皮肤特点及护理要点

成年期各器官、系统发育完善,机体代谢和各系统生理功能处于最佳状态。一般自40岁起,人们感觉体质开始逐渐下降,虽然人体老化是一个缓慢、复杂的生物学过程,但作为人体门面和最大器官的皮肤,其老化征象最先被观察到,如眼角出现"鱼尾纹",皮肤变得干燥、粗糙等。因此,此期皮肤护理要点是保养,延缓皮肤老化。

(四)老年期皮肤特点及护理要点

老年期皮肤发生退行性变化,表皮变薄,真皮乳头变低,网状纤维、弹性纤维减少,使皮肤弹性降低,导致皮肤松弛并形成细小皱纹。面部皱纹是面部皮肤老化最突出的表现,而且皱纹的多少和深浅也标志着老化的程度。同时,因汗腺萎缩、分泌功能减退,使老年人对外界的气温变化不易适应,而且皮肤易患各种疾病,如溃疡、皮肤癌等。由于皮脂腺分泌减少,所以皮肤易失去润泽而显得干燥。此期皮肤护理要点仍是注意保养,保持皮肤清洁,预防皮肤损伤。

练习题

一、名词解释
  1. 视神经盘 2. 眼房 3. 巩膜静脉窦 4. 虹膜角膜角 5. 黄斑 6. 螺旋器

二、单项选择题
  1. 不属于眼球壁的是（ ）。
    A. 视网膜 B. 角膜 C. 巩膜 D. 晶状体 E. 睫状体
  2. 属于眼球外膜的是（ ）。
    A. 视网膜 B. 脉络膜 C. 虹膜 D. 巩膜 E. 睫状体
  3. 关于角膜的说法，错误的是（ ）。
    A. 无色 B. 透明 C. 无血管 D. 无神经末梢 E. 具有折光作用
  4. 属于眼球血管膜的是（ ）。
    A. 角膜 B. 睫状体 C. 晶状体 D. 巩膜 E. 视网膜
  5. 视网膜感光最敏锐的部位是（ ）。
    A. 视神经盘 B. 黄斑 C. 中央凹 D. 视网膜视部 E. 视网膜盲部
  6. 视网膜脱离是指（ ）分离。
    A. 视网膜与眼球血管膜   B. 视网膜视细胞层与双极细胞层
    C. 视网膜神经层与色素上皮层 D. 视网膜双极细胞层与节细胞层
    E. 视网膜视部与盲部
  7. 不属于眼球内容物的是（ ）。
    A. 房水 B. 晶状体 C. 玻璃体 D. 睫状体 E. 以上都不是
  8. 不属于眼的屈光系统的是（ ）。
    A. 房水 B. 晶状体 C. 玻璃体 D. 虹膜 E. 角膜
  9. 产生房水的结构是（ ）。
    A. 睫状体 B. 晶状体 C. 玻璃体 D. 泪腺 E. 巩膜
  10. 有辨色能力的细胞是（ ）。
    A. 视锥细胞 B. 视杆细胞 C. 双极细胞 D. 节细胞 E. 视细胞
  11. 当视近物时（ ）。
    A. 睫状肌收缩，晶状体曲度变大 B. 睫状肌收缩，晶状体曲度变小
    C. 睫状肌舒张，晶状体曲度变大 D. 睫状肌舒张，晶状体曲度变小
    E. 睫状肌收缩，晶状体曲度不变
  12. 不能运动眼球的肌是（ ）。
    A. 上直肌 B. 上斜肌 C. 下直肌 D. 上睑提肌 E. 下斜肌
  13. 不属于中耳的是（ ）。
    A. 鼓室 B. 乳突 C. 咽鼓管 D. 乳突小房 E. 乳突窦
  14. 与鼓室相通的管道是（ ）。
    A. 外耳道 B. 内耳道 C. 咽鼓管 D. 蜗管 E. 面神经管

15. 鼓室（　　）。
    A. 内侧壁为迷路壁　　　　B. 前壁为鼓膜壁
    C. 外侧壁为颈静脉壁　　　D. 下壁为乳突壁
    E. 上壁为颈动脉壁

16. 不属于骨迷路的是（　　）。
    A. 骨半规管　B. 蜗管　　C. 耳蜗　　D. 前庭　　E. 以上都不是

17. 不属于膜迷路的是（　　）。
    A. 膜半规管　B. 耳蜗　　C. 蜗管　　D. 椭圆囊　　E. 球囊

18. （　　）为位置觉感受器。
    A. 壶腹嵴　B. 螺旋器　　C. 球囊　　D. 椭圆囊　　E. 膜壶腹

19. （　　）为感受头部旋转变速运动刺激的位置觉感受器。
    A. 壶腹嵴　B. 螺旋器　　C. 球囊斑　　D. 椭圆囊斑　　E. 椭圆囊

20. （　　）为听觉感受器。
    A. 壶腹嵴　B. 螺旋器　　C. 球囊斑　　D. 椭圆囊斑　　E. 球囊

三、简答题

1. 请写出眼球壁各层次结构的名称。
2. 简述眼房的组成、房水的产生及循环途径。
3. 光线经过哪些结构到达视网膜？
4. 眼球内容物包括哪些？何谓"眼的屈光系统"？
5. 请描述鼓室的位置及鼓室各壁的名称。
6. 小儿为何易患中耳炎？
7. 试述骨迷路和膜迷路的分部，位置觉和听觉感受器的名称及功能。
8. 简述声波的空气传导的概念。
9. 简述皮肤及皮下组织的结构及功能。
10. 简述皮肤附属器的组成及特点。

（黄焱平　胡捍卫）

第八章

神经系统

案例

案例1　患者,男性,55岁,有高血压病史5年,平时口服降压片控制血压,每天2次,自诉血压控制良好。昨日晨起大便后患者感右侧肢体麻木无力,并伴有头痛、眩晕、恶心,休息后无好转。今日患者感右侧肢体无力加重,并且出现言语不清,前来就诊。体格检查:血压160/110 mmHg,右侧鼻唇沟浅,伸舌右偏,颈软,右侧肢体肌张力降低,右侧划跖无反应,右侧半身皮肤针刺觉减退,发音障碍。放射检查:左侧基底核高密度灶(出血)。临床诊断:脑出血。

问题:
1. 神经系统的组成有哪些？脑包括哪些部分？
2. 什么是基底核？基底核位于何处？
3. 患者左侧脑出血为什么会出现右侧肢体麻木无力？

案例2　患者,男性,19岁,3周前出现咽痛、咳嗽、发热38.6℃,5天后好转,2周后出现四肢末端麻木、无力并逐渐加重,出现呼吸困难、双眼闭不严、面无表情、不能吞咽。体格检查:四肢肌力Ⅱ级,肌张力低,无病理反射。脑脊液检验:正常。临床诊断:急性炎症性脱鞘性多发性神经病(格林巴利综合征)。

问题:
1. 脊神经的组成与性质如何？
2. 由什么神经丛发出至上肢和下肢的神经干？
3. 胸神经前支按怎样的规律分布？

学习目标

掌握　神经系统的组成；脊髓的位置和外形；脑的位置和分部,脑干的组成,大脑半球的外形和叶,大脑皮质的功能定位,基底核,大脑半球的髓(白)质的投射纤维(内囊)；脑和脊髓的被膜,硬膜外隙和蛛网膜下隙的位置和结构；脊神经的组成、性质；坐骨神经的行程、分支和分布；脑神经的名称和性质；神经系统的传导通路。

第八章 神经系统

熟悉 神经系统的常用术语;脊髓的内部结构;脑干的外形、内部结构与功能;小脑、间脑的位置、外形、结构与功能;第3脑室的位置与交通;大脑半球的重要沟回,侧脑室的位置与交通;脑脊液及其循环,脑的动脉;颈丛、臂丛、腰丛、骶丛的组成、位置、分支与分布概况;胸神经前支的节段性分布;动眼神经、滑车神经、三叉神经、展神经、面神经、迷走神经、副神经、舌下神经的分布概况;交感神经、副交感神经的分布概况及其区别。

了解 神经系统的活动方式;脊髓节段及其与椎骨的对应关系,脊髓的功能;小脑的分叶,后丘脑的位置及功能;大脑半球的髓(白)质的联络纤维和连合纤维,锥体外系;脊髓的血管,脑的静脉;嗅神经、视神经、前庭蜗神经、舌咽神经的分布概况;内脏感觉的特点,牵涉性痛的概念。

神经系统是由脊髓、脑以及连于脊髓和脑的周围神经组成。神经系统是人体内结构和功能最复杂的系统,是机体内起主导调节作用的系统。神经系统通过调节人体各个系统的活动,维持机体内、外环境的平衡,从而保证生命活动的正常进行。

第一节 概 述

一、神经系统的组成

神经系统根据其所在部位不同,分为中枢神经系统和周围神经系统(图8-1、图8-2)。中枢神经系统包括脑和脊髓。周围神经系统按其与中枢神经系统的连接关系分为脊神经和脑神经,脑神经与脑相连,脊神经与脊髓相连;按其在各器官、系统中所分布的对象不同,分为躯体神经和内脏神经,躯体神经分布于体表、骨骼、关节和骨骼肌,内脏神经分布于内脏、心脏、血管、平滑肌和腺体。躯体神经和内脏神经都包含运动神经和感觉神经。内脏运动神经又可分为交感神经和副交感神经(图8-1)。

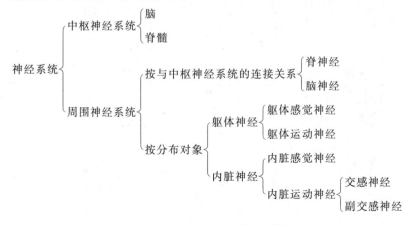

图 8-1 神经系统的区分

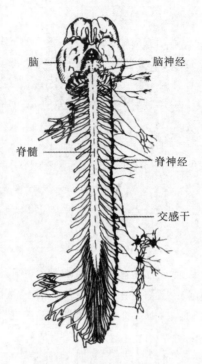

图 8-2 神经系统的构成

二、神经系统的活动方式

神经系统的活动方式十分复杂,其基本方式是反射。反射的结构基础是反射弧,反射弧包括感受器、传入神经、中枢、传出神经和效应器 5 个部分(图 8-3)。神经系统通过感受器接

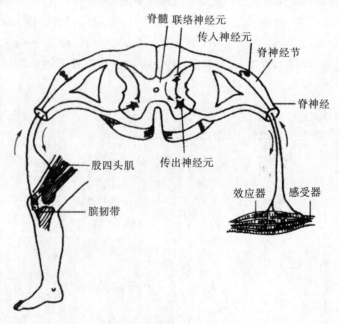

图 8-3 反射弧示意图

受体内、外环境的各种刺激，经传入神经传至中枢，由中枢整合信息后发出相应的神经冲动，经传出神经传至相应的效应器，产生反应，称为"反射"。反射弧的任何部位受到损伤，反射活动即出现障碍。临床上常用检查反射的方法，来协助诊断某些疾病。

三、神经系统的常用术语

（一）灰质和白质

在中枢神经系统内，由神经元的胞体和树突聚集的部位，在新鲜标本上呈灰色，称为"灰质"。大脑和小脑的灰质位于表层，称为"皮质"。在中枢神经系统内，由神经纤维聚集的部位，在新鲜标本上色泽白亮，称为"白质"。大脑和小脑的白质位于深部，称为"髓质"。

（二）神经核和神经节

在中枢神经系统内，由形态和功能相似的神经元胞体聚集而成的团块，称为"神经核"。在周围神经系统内，由形态和功能相似的神经元胞体聚集而成的团块，称为"神经节"。

（三）纤维束和神经

在中枢神经系统内，由起止和功能相同的神经纤维聚集在一起而形成的束状结构，称为"纤维束"。在周围神经系统内，由起止和功能相同的神经纤维聚集在一起而形成的束状结构，称为"神经"。

（四）网状结构

在中枢神经系统内，灰质和白质相混合，神经纤维交织成网状，灰质团块散在集中。

知识链接

中枢神经系统感染的护理应用要点

中枢神经系统感染是神经内科和神经外科的严重病症之一。因为脑和脊髓所在部位与外界隔绝，一般治疗途径难以到达感染的部位，加上目前治疗中枢神经系统感染的医疗手段不多，抗生素治疗效果较差。因此，治疗上常采用侵入性方法，如脑室穿刺、置管引流等，但这些方法在治疗疾病的同时又为病原体提供了绕过血—脑脊液屏障侵入中枢神经系统的机会。另外，中枢神经系统感染患者一般病情重危，随时可能因颅内压增高诱发脑疝而死亡，因此，对临床护理提出了较高的要求，需要护理人员具备相应的神经系统解剖基本知识。

第二节 中枢神经系统

一、脊髓

(一)脊髓的位置和外形

脊髓位于椎管内,上端在枕骨大孔处与脑相连,下端在成人约平对第1腰椎体下缘,新生儿约平对第3腰椎体下缘。因此,临床上常选择在第3~4腰椎或第4~5腰椎之间进行腰椎穿刺,以避免损伤脊髓。

脊髓呈前后略扁、粗细不均的圆柱形,成人全长40~45 cm。脊髓全长有2处膨大,即颈膨大和腰骶膨大,分别连有上肢和下肢的神经。脊髓下端变细呈圆锥状,称"脊髓圆锥"。从脊髓圆锥向下发出一条细丝,称为"终丝",终止于尾骨的背面(图8-4)。

脊髓表面有6条纵行的沟或裂。脊髓前面正中的深沟称为"前正中裂",后面正中的浅沟称为"后正中沟"。在脊髓的两侧,有1对前外侧沟和1对后外侧沟,沟内分别连有脊神经的前根和后根(图8-5)。

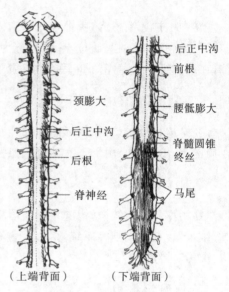

图 8-4 脊髓的外形

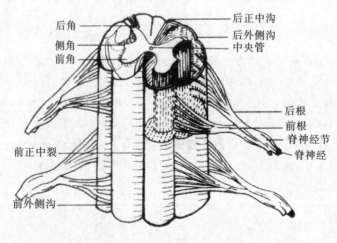

图 8-5 脊髓与脊神经示意图

脊髓两侧连有31对脊神经,每1对脊神经对应1段脊髓,称为1个"脊髓节段"。脊髓共有31个脊髓节段,包括8个颈节、12个胸节、5个腰节、5个骶节和1个尾节。

(二)脊髓节段与椎骨的对应关系

在胚胎早期,脊髓长度与脊柱的长度基本相等。从胚胎第 4 个月起,脊柱的生长速度比脊髓要快,因此,成人的脊髓长度和脊柱长度不相等,脊柱的长度和脊髓节段不完全对应。由于脊髓上端与脑相连,位置相对固定,所以脊髓各节段与椎骨的对应关系发生改变,即脊髓节段逐渐高于相应的椎骨(图 8-6,表 8-1),在成人,一般的推算方法为:第 1~4 颈节大致与同序数的椎骨相对应;第 5~8 颈节和第 1~4 胸节与同序数椎骨的上 1 个椎体相对;第 5~8 胸节与同序数椎骨上 2 个椎体相对;第 9~12 胸节与同序数椎骨上 3 个椎体相对;腰节约平对第 10~12 胸椎;骶节和尾节约平对第 1 腰椎。了解脊髓节段与椎骨的对应关系,对确定脊髓的病变部位和麻醉的定位有重要意义。

表 8-1 成人脊髓节段与椎骨的对应关系

脊髓节段	对应椎骨	具体举例
颈段 $C_{1\sim4}$	约平同序数椎骨	如第 3 颈节对应第 3 颈椎
颈段 $C_{5\sim8}$	约比同序数椎骨高 1 个椎骨	如第 7 颈节对应第 6 颈椎
胸段 $T_{1\sim4}$	约比同序数椎骨高 1 个椎骨	如第 3 胸节对应第 2 胸椎
胸段 $T_{5\sim8}$	约比同序数椎骨高 2 个椎骨	如第 7 胸节对应第 5 胸椎
胸段 $T_{9\sim12}$	约比同序数椎骨高 3 个椎骨	如第 10 胸节对应第 7 胸椎
腰段 $L_{1\sim5}$	约平第 10~12 胸椎	
骶、尾段 $S_{1\sim5}$、Co	约平对第 1 腰椎	

图 8-6 脊髓节段与椎骨的对应关系

(三)脊髓的内部结构

脊髓各个节段的内部结构大致相似,主要由灰质、白质和网状结构等组成(图 8-7)。在脊髓的横切面上,灰质中央有贯穿脊髓全长的纵行小管,称为"中央管",中央管周围是灰质,灰质的外面是白质。

1. 灰质 在脊髓横断面上,灰质围绕脊髓中央管呈"H"形(图 8-7),由前角(前柱)、后角(后柱)及侧角(侧柱)等组成。

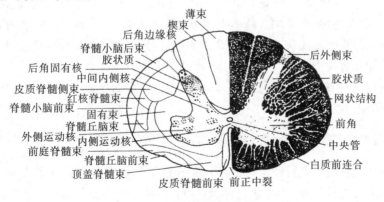

图 8-7 脊髓颈段横切面

(1) 前角（前柱） 灰质两侧向前方伸出的部分称为"前角"（前柱），由运动神经元组成，其轴突出脊髓后参与组成脊神经前根，支配骨骼肌的运动。临床上脊髓灰质炎是指脊髓的前角运动神经元受到病毒的侵犯，致使相应的骨骼肌瘫痪，因常见于小儿，故又称为"小儿麻痹症"。

(2) 后角（后柱） 脊髓两侧向后方伸出的部分称为"后角"（后柱），由联络神经元组成，接受脊神经后根的纤维传来的感觉冲动。

(3) 侧角（侧柱） 脊髓的胸1~腰3节段，在脊髓的前角和后角之间有向外侧伸出的部分，称为"侧角"（侧柱），由交感神经元组成，是交感神经的低级中枢。

在脊髓的第2~4骶节，相当于侧角的部位，有骶副交感核，由副交感神经元组成，是副交感神经的脊髓部低级中枢。

2. 白质 白质位于灰质的周围，由纵行排列的神经纤维组成。每侧白质借脊髓表面的沟或裂分为3个索：前正中裂与前外侧沟之间称为"前索"；前外侧沟和后外侧沟之间称为"外侧索"；后外侧沟与后正中沟之间称为"后索"。各索由密集的神经纤维束组成，分为上行（感觉）纤维束和下行（运动）纤维束（图8-8）。

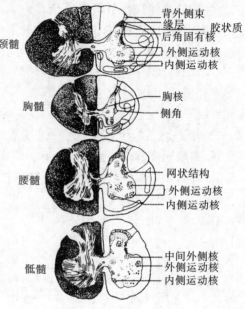

图8-8 各部脊髓横断面

(1) 上行（感觉）纤维束

①薄束和楔束。薄束和楔束位于脊髓后索内，薄束在内侧，楔束在外侧。第5胸节及以下的纤维组成薄束，第4胸节及以上的纤维组成楔束。薄束和楔束的功能是传导同侧躯干和上、下肢的本体觉（骨骼肌、肌腱、关节的位置觉、运动觉和震动觉）和精细触觉（如辨别物体的纹理的粗细和两点间的距离等）。

②脊髓丘脑束。脊髓丘脑束位于脊髓外侧索的前部和前索的后部，位于脊髓外侧索的称为"脊髓丘脑侧束"，位于脊髓前索的称为"脊髓丘脑前束"。脊髓丘脑束传导对侧躯干和上、下肢的痛觉、温度觉、压觉和粗触觉。

(2) 下行（运动）纤维束 下行（运动）纤维束主要是皮质脊髓束，位于脊髓的前索和外侧索内，位于脊髓前索的称为"皮质脊髓前束"，位于脊髓外侧索内的称为"皮质脊髓侧束"。皮质脊髓束的功能是将大脑皮质的神经冲动传递至脊髓灰质前角运动神经元，管理躯干和四肢的骨骼肌的随意运动。

3. 网状结构 在灰质后角基部外侧与外侧索白质之间，灰质和白质混合交织，称为"网状结构"，在脊髓不发达。

（四）脊髓的功能

1. 传导功能 脊髓的上行和下行纤维束是连通脑与躯干和四肢的感受器、效应器之间的枢纽。脊髓通过上行纤维束，将躯干和四肢的各种感觉传至脑；通过下行纤维束将脑发出的冲动（管理躯干和四肢骨骼肌的运动）传至效应器。

2.反射功能 脊髓内具有许多反射中枢,如腱反射、排尿反射、排便反射、屈肌反射等,因此,当脊髓受到损伤时,可引起排尿、排便等功能障碍。

二、脑

脑位于颅腔内,由脑干、小脑、间脑和端脑4个部分组成(图8-9)。

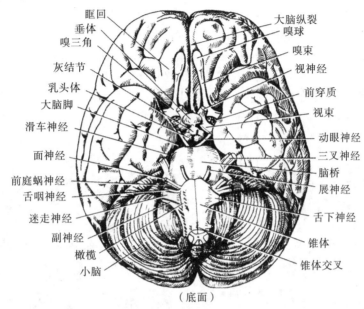

(底面)

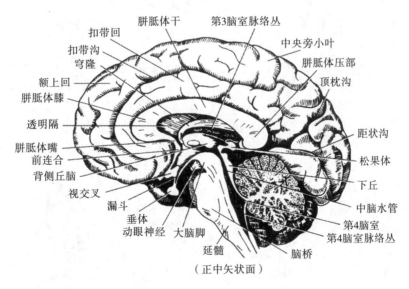

(正中矢状面)

图 8-9 脑

(一)脑干

脑干从上而下由中脑、脑桥和延髓3个部分组成(图8-10)。延髓在枕骨大孔处与脊髓相连续,中脑向上与间脑相接,脑干的背面与小脑相连。

1. 脑干的外形

(1) 腹侧面　中脑位于脑干的上部。中脑的腹侧面有1对柱状结构，称为"大脑脚"。两脚之间的深窝称为"脚间窝"。大脑脚的内侧有动眼神经出脑。

脑桥位于脑干的中间。脑桥的腹侧面膨隆，称为"脑桥基底部"。脑桥基底部正中有1个纵行的浅沟，称为"基底沟"，基底沟内有基底动脉走行。基底部向两侧延伸的纤维束称为"小脑中脚"，在基底部和小脑中脚移行处连有三叉神经。脑桥下缘借延髓脑桥沟与延髓分界。在延髓脑桥沟内，由内侧向外侧依次连有展神经、面神经和前庭蜗神经。

延髓位于脑干的下部。延髓上端膨大，下端缩细，表面有和脊髓相续的同名沟或裂。在延髓前正中裂的两侧，各有1个纵行的隆起，称为"锥体"，其内有皮质脊髓束通过。在锥体的下部，皮质脊髓束的纤维大部分左、右交叉，形成"锥体交叉"。在锥体的外侧有1对卵圆形的隆起，称为"橄榄"。在锥体和橄榄之间的前外侧沟内，连有舌下神经。在橄榄的后面，从上往下依次连有舌咽神经、迷走神经和副神经。

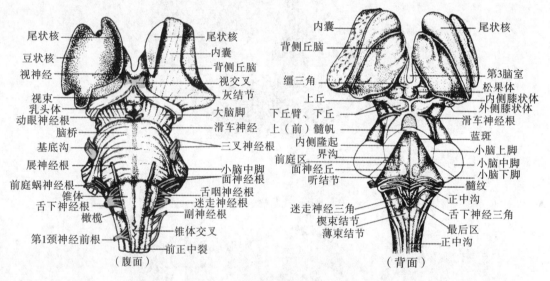

图 8-10　脑干

(2) 背侧面　中脑的背侧面有2对圆形的隆起，上方的1对称为"上丘"，是视觉反射的中枢；下方的1对称为"下丘"，是听觉反射的中枢，在下丘的下部连有滑车神经。脑桥的背侧面构成菱形窝的上部分，两侧是小脑上脚和小脑中脚。延髓的背侧面下半部分形似脊髓。后正中沟的两侧有2对隆起，分别称为"薄束结节"和"楔束结节"，在两者的深面分别有薄束核和楔束核。

第4脑室是位于延髓、脑桥和小脑之间的室腔。第4脑室向上借中脑水管和第3脑室相通，向下借正中孔和左、右外侧孔与蛛网膜下隙相通（图8-11）。

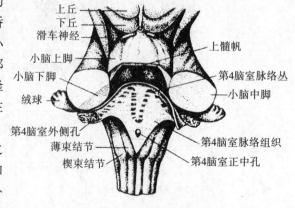

图 8-11　第4脑室脉络组织

2. 脑干的内部结构　脑干由灰质、白质和网状结构构成。

(1) 脑干的灰质　脑干的灰质不形成连续的灰质柱,而是分散成团块,称"神经核",可分为脑神经核和非脑神经核。

①脑神经核。除嗅神经和视神经外,脑干连有10对脑神经。脑神经核的名称多与其相连的脑神经的名称一致,按照其功能的不同,可分为躯体运动核、躯体感觉核、内脏运动核和内脏感觉核4种类型(图8-12)。

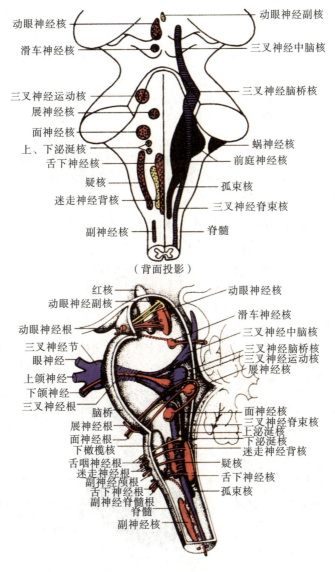

图 8-12　脑神经核的位置

躯体运动核有8对。

a.动眼神经核,位于中脑,发出的纤维加入动眼神经,支配上直肌、下直肌、内直肌、下斜肌和上睑提肌。

b.滑车神经核,位于中脑,发出的纤维加入滑车神经,支配上斜肌。

c. 三叉神经运动核,位于脑桥,发出的纤维加入三叉神经,支配咀嚼肌。

d. 展神经核,位于脑桥,发出的纤维加入展神经,支配外直肌。

e. 面神经核,位于脑桥,发出的纤维加入面神经,支配面肌。

f. 疑核,位于延髓,发出的纤维分别加入舌咽神经、迷走神经和副神经,支配咽喉肌。

g. 副神经核,位于延髓,发出的纤维加入副神经,支配胸锁乳突肌和斜方肌。

h. 舌下神经核,位于延髓,发出的纤维加入舌下神经,支配舌肌。

躯体感觉核有3对。

a. 三叉神经感觉核,纵贯脑干全长,包括三叉神经中脑核、三叉神经脑桥核和三叉神经脊束核。三叉神经中脑核与头面部骨骼肌的本体觉传导有关,三叉神经脑桥核与头面部触觉传导有关,三叉神经脊束核与头面部痛觉和温度觉传导有关。

b. 前庭神经核,与位置觉传导有关。

c. 蜗神经核,与听觉传导有关。

内脏运动核有4对。

a. 动眼神经副核,位于中脑,发出的纤维加入动眼神经,支配瞳孔括约肌和睫状肌。

b. 上泌涎核,位于脑桥,发出的纤维加入面神经,管理舌下腺、下颌下腺和泪腺的分泌。

c. 下泌涎核,位于延髓,发出的纤维加入舌咽神经,管理腮腺的分泌。

d. 迷走神经背核,位于延髓,发出的纤维加入迷走神经,支配心肌和颈部、胸腔和腹腔大部分器官的平滑肌的活动以及腺体的分泌。

内脏感觉核只有1对孤束核,位于延髓内,接受内脏一般感觉和味觉。

②非脑神经核。非脑神经核是不与脑神经相连的神经核,如延髓内的薄束核和楔束核,分别位于延髓的薄束结节和楔束结节的深面,与躯干和四肢的本体觉和精细触觉的传导有关;中脑内的红核和黑质,对骨骼肌肌张力的调节有重要作用。

(2)脑干的白质 脑干的白质主要由上行和下行纤维束组成(图8-13、图8-14)。

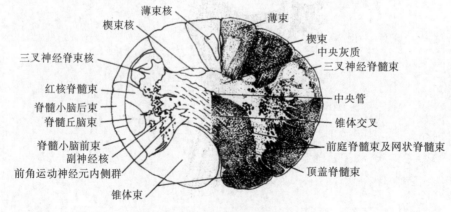

图 8-13 脑干平延髓锥体交叉横切面

①上行纤维束。

a. 内侧丘系。由薄束核和楔束核发出的纤维,左、右交叉,形成内侧丘系交叉,交叉后的纤维继续上行,终止于背侧丘脑的腹后外侧核,形成的纤维束称为"内侧丘系"。内侧丘系传导对侧躯干和上、下肢的本体觉和精细触觉。

b.脊髓丘系。脊髓丘脑束进入脑干后,与从脊髓投射到上丘的纤维聚合一起,组成脊髓丘系。脊髓丘系最初走行于延髓的腹外侧,以后转至内侧丘系的背侧面的外侧,终止于背侧丘脑的腹后外侧核。脊髓丘系传导对侧躯干和上、下肢的痛觉、温度觉、压觉和粗触觉。

c.三叉丘系。由三叉神经的脑桥核和脊束核发出的纤维,左、右交叉,形成三叉丘系交叉,交叉后的纤维继续上行,终止于背侧丘脑的腹后内侧核,形成的纤维束称为"三叉丘系"。三叉丘系传导对侧头部和面部的痛觉、温度觉、压觉和粗触觉。

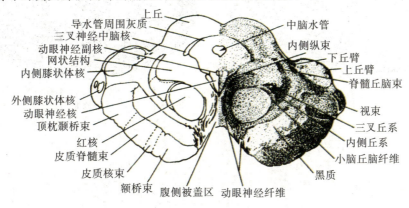

图 8-14 脑干平中脑上丘横切面

②下行纤维束。下行纤维束主要是锥体束,是大脑皮质发出的管理骨骼肌随意运动的下行纤维束,包括 2 个部分,即皮质脊髓束和皮质核束。

a.皮质脊髓束。由大脑皮质发出的下行纤维束,下降至延髓的上部形成锥体,在锥体的下部,大部分纤维左、右交叉,形成锥体交叉,交叉后的纤维走行于脊髓的外侧索内,称为"皮质脊髓侧束"。小部分没有交叉的纤维走行于脊髓的前索内,称为"皮质脊髓前束"。皮质脊髓束管理躯干和四肢骨骼肌的随意运动。

b.皮质核束。由大脑皮质发出的下行纤维束,终止于脑干的躯体运动核。皮质核束管理头部和面部骨骼肌的随意运动。

(3)网状结构　在脑干的中央部,纤维纵横交错成网状,其间散在分布着大小不等的神经核,这些结构即网状结构。脑干网状结构与中枢神经系统的各部有着广泛的联系。

3.脑干的功能

(1)传导功能　脑干有大脑与脊髓、小脑相互联系的上行和下行纤维束,因此,脑干具有传导功能。

(2)反射功能　在脑干内有多个反射中枢,如:中脑内有瞳孔对光反射中枢;脑桥内有角膜反射中枢;延髓内有呼吸中枢和心血管活动中枢,即"生命中枢"。

(3)网状结构的功能　网状结构的功能十分复杂,有调节骨骼肌张力和内脏活动,维持大脑皮质的觉醒、警觉等功能。

(二)小脑

1.小脑的位置和外形　小脑位于颅后窝内,在延髓和脑桥的后上方。小脑两侧膨隆的部分称为"小脑半球",中间缩细的部分称为"小脑蚓"。在小脑半球的下面,靠近枕骨大孔处的膨出部分称为"小脑扁桃体",当颅内压升高时,小脑扁桃体可嵌入枕骨大孔,从而压迫延髓,危及生命,称为"小脑扁桃体疝"或"枕骨大孔疝"(图8-15)。

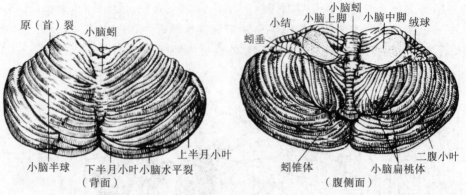

图8-15 小脑的外形

2.小脑的分叶 根据小脑的功能、发生和纤维联系的不同,将小脑分为3叶(图8-16)。

(1)绒球小结叶 绒球小结叶位于小脑下面的最前面,包括绒球、绒球脚和小结,此叶在进化上是最早出现的部分,又称为"原(古)小脑"。

(2)前叶 前叶是小脑原裂以前的部分,此叶在进化上要晚于原小脑,又称为"旧小脑"。

(3)后叶 后叶是小脑原裂以后的部分,此叶在进化中属于新发生的部分,因此,又称为"新小脑"。

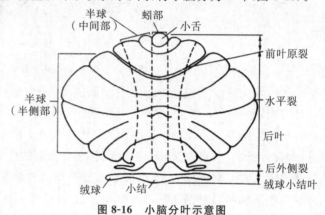

图8-16 小脑分叶示意图

3.小脑的内部结构 小脑的灰质和白质的配布与脊髓不同。小脑的灰质大部分集中在表面,称为"小脑皮质"。小脑的白质位于深面,称为"小脑髓质"。小脑髓质内有灰质团块,称为"小脑核"。小脑核有4对,由外侧向内侧依次为齿状核、栓状核、球状核和顶核,其中,最大的为齿状核(图8-17)。

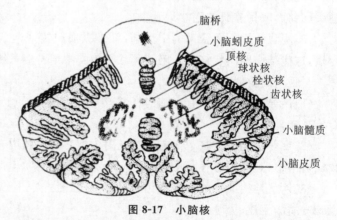

图8-17 小脑核

4.小脑的功能 小脑是一个重要的运动调节中枢:古小脑的功能是维持身体的平衡,损伤后患者表现为平衡失调、步态蹒跚、站立时身体摇摆不稳;旧小脑的功能是调节肌张力,损伤后患者表现为骨骼肌张力降低;新小脑的主要功能是协调肌群间的活动,损伤后患者表现为共济失调、肌群间的协调运动出现混乱等。

（三）间脑

间脑位于中脑和端脑之间,大部分被大脑半球所遮盖。间脑由5个部分组成,主要包括背侧丘脑、后丘脑、下丘脑、上丘脑和底丘脑。间脑内的腔隙称"第3脑室"(图8-18)。

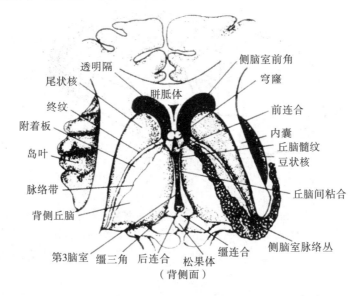

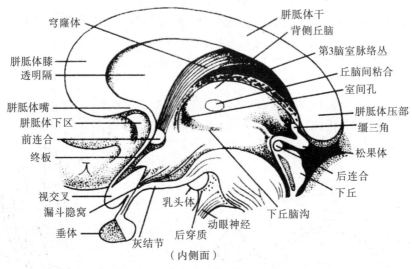

图8-18 间 脑

1.背侧丘脑 背侧丘脑又称为"丘脑",是位于间脑背侧面的1对卵圆形灰质团块。背侧丘脑被"Y"形的内髓板分为3个部分,即前核群、外侧核群和内侧核群。外侧核群又分为背侧和腹侧2个部分,腹侧部分由前往后又分为腹前核、腹中间核和腹后核,腹后核又分为腹后外侧核和腹后内侧核。腹后核是全身躯体感觉的中继站。腹后外侧核接受内侧丘系和脊髓丘系发出的纤维,其发出的纤维参与组成丘脑皮质束,终止于大脑皮质的中央后回的上2/3和中央旁小叶后部,传导躯干和四肢的深、浅感觉。腹后内侧核接受三叉丘系发出的纤维,腹后内侧核发出的纤维参与组成丘脑皮质束,终止于大脑皮质的中央后回的下 1/3,传导头面部的痛觉、温度觉、压觉和粗触觉(图 8-19)。

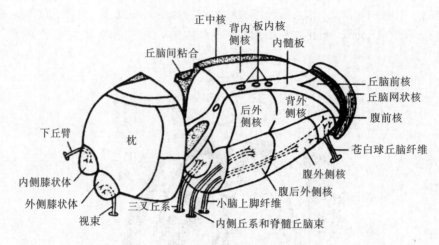

图 8-19 右侧背侧丘脑核团的立体观

2.后丘脑 后丘脑位于背侧丘脑后端的外下方,有 2 对隆起,位于外侧的称为"外侧膝状体",与视觉冲动传导有关;位于内侧的称为"内侧膝状体",与听觉冲动传导有关(图 8-19)。

3.下丘脑 下丘脑位于背侧丘脑的前下方,构成第 3 脑室侧壁的下部和下壁。下丘脑从脑底面由前向后可见视交叉、灰结节和乳头体。灰结节向下延伸为漏斗,漏斗下端连有垂体(图 8-20)。下丘脑的主要核团有视上核和室旁核(图 8-21)。视上核位于视交叉的上方,室旁核位于第 3 脑室的侧壁。视上核和室旁核能够分泌抗利尿激素和催产素,经漏斗运至神经垂体储存。

下丘脑是神经内分泌调节中枢,也是内脏活动的较高级中枢,对体温、生殖、摄食、水盐平衡等起重要的调节作用,同时,也参与机体的睡眠和情绪反应的调节。

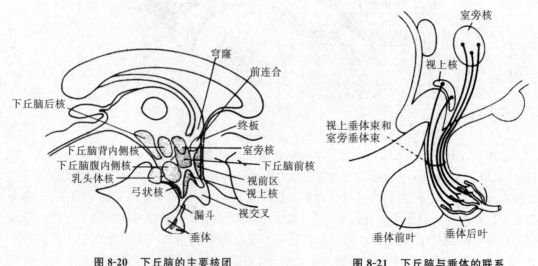

图 8-20 下丘脑的主要核团   图 8-21 下丘脑与垂体的联系

4. 第 3 脑室　第 3 脑室位于背侧丘脑和下丘脑之间的腔隙。第 3 脑室向前借左、右室间孔与左、右侧脑室相通,向后借中脑水管与第 4 脑室相通。

(四)端脑

端脑是由左、右两侧大脑半球借胼胝体连接而成,是脑最发达的部分。左、右大脑半球之间被大脑纵裂分开,大脑与小脑之间有大脑横裂将其分开。

1. 大脑半球的外形和分叶　大脑半球表面凹凸不平。大脑半球表面的沟裂称为"大脑沟",沟与沟之间隆起的部分称为"大脑回"。每侧大脑半球有 3 个面,即上外侧面、下面和内侧面。每侧大脑半球借 3 条叶间沟分为 5 个叶(图 8-22)。

(1)大脑半球的叶间沟

①中央沟。中央沟起自大脑半球上缘中点的稍后方,向前下斜行,终止于大脑半球的上外侧面。

②外侧沟。外侧沟起自大脑半球的下面,向前外侧走行,至上外侧面再向后上方走行。

③顶枕沟。顶枕沟起自大脑半球内侧面的后部,自前下方向后上方走行,并延续至上外侧面。

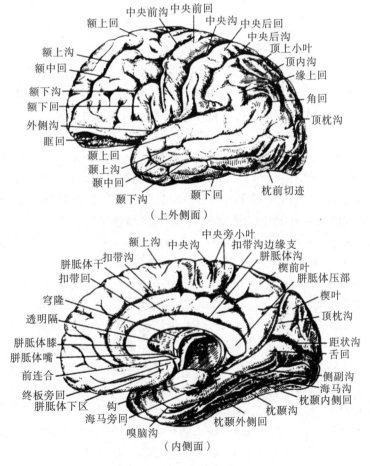

图 8-22　大脑半球

(2)大脑半球的分叶

①额叶。额叶为中央沟的前方、外侧沟上方的部分。

②顶叶。顶叶为中央沟的后方、顶枕沟的前方、外侧沟上方的部分。

③枕叶。枕叶为顶枕沟之后的部分。

④颞叶。颞叶为外侧沟下方的部分。

⑤岛叶。岛叶在外侧沟的深面,呈三角形,被额叶、顶叶和颞叶所遮盖(图 8-23)。

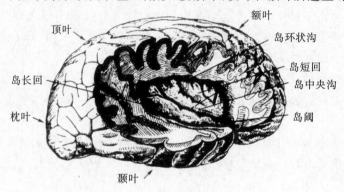

图 8-23 岛 叶

2.大脑半球的重要沟和回

(1)上外侧面　大脑半球上外侧面主要有额叶、顶叶及颞叶(图 8-22)。

①额叶。在中央沟的前方有与之平行的中央前沟,两沟之间的大脑回称为"中央前回"。在中央前沟的前方,有 2 条向前水平走行的沟,称为"额上沟"和"额下沟"。额上沟上方的部分称为"额上回";额上沟和额下沟之间的部分称为"额中回";额下沟下方的部分称为"额下回"。

②顶叶。在中央沟的后方有与之平行的中央后沟,两沟之间的大脑回称为"中央后回"。围绕外侧沟的末端的大脑回称为"缘上回"。围绕颞上沟末端的大脑回称为"角回"。

③颞叶。在外侧沟的下方,有与之平行的颞上沟和颞下沟。颞上沟上方的部分称为"颞上回";颞上沟和颞下沟之间的部分称为"颞中回";颞下沟下方的部分称为"颞下回"。从颞上回伸入到外侧沟内的 2～3 个短而横行的大脑回称"颞横回"。

(2)内侧面　在大脑中部有前后方向略呈弓形的胼胝体,胼胝体连接两侧大脑半球。胼胝体上方有 1 条与之平行的沟,称"扣带沟",其间的大脑回称为"扣带回"。扣带回中部的上方为中央旁小叶,是中央前回和中央后回在大脑半球内侧面的延续。从顶枕沟向枕叶延伸的弓形沟称"距状沟"。顶枕沟和距状沟之间的三角区称"楔叶"。距状沟下方的大脑回称"舌回"(图 8-22)。

(3)下面　在额叶下面有纵行的嗅束,其前端膨大称为"嗅球",嗅束向后扩大为嗅三角,均与嗅觉传导有关。在颞叶下面有与大脑半球下缘平行的枕颞沟,在此沟内侧有与之平行的侧副沟。侧副沟内侧的大脑回为海马旁回,其前端弯曲成钩状,称为"钩"。海马旁回上内侧面的沟为海马沟,在海马沟的上方有呈锯齿状的大脑回,称为"齿状回"。在齿状回的外侧,有一呈弓状的隆起,称为"海马"(图 8-24)。

扣带回、海马旁回以及钩等大脑回合称"边缘叶"。边缘叶及其邻近的结构,如杏仁体、背侧丘脑前核群、下丘脑等皮质下结构,共同组成边缘系统(图 8-25)。边缘系统与内脏活动关系密切,因此,也被称为"内脏脑"。边缘系统与人体的内脏活动、情绪反应、性活动、学习与记忆等功能密切相关。

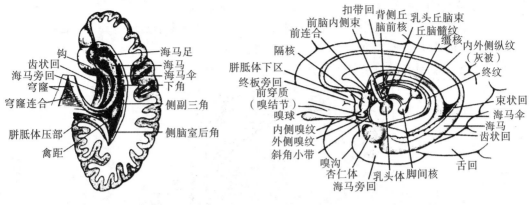

图 8-24　海马结构　　　　　图 8-25　嗅球和边缘系统图解

3.端脑的内部结构　大脑的灰质位于大脑半球的浅层，称"大脑皮质"；大脑的白质位于大脑半层的深层，称"大脑髓质"。大脑髓质内包含的若干灰质团块，称"基底核"。大脑半球内部形成的室腔，称"侧脑室"。

（1）大脑皮质的功能定位　大脑皮质是人体功能活动的最高级中枢。人类在进化的过程中，大脑皮质的不同部位形成了接受某种不同刺激并完成某些反射活动的集中区域，称为"大脑皮质功能区"。到目前为止，人类仅仅掌握了一些比较简单的功能障碍的定位区（图8-26）。

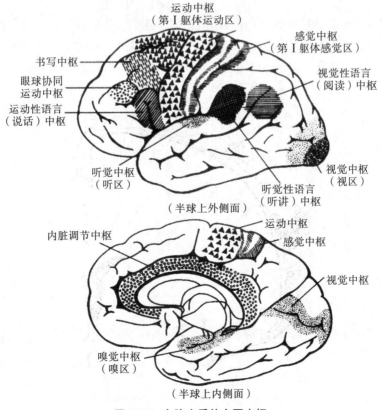

图 8-26　大脑皮质的主要中枢

①躯体运动区。躯体运动区位于中央前回和中央旁小叶的前部。该区管理全身骨骼肌的随意运动。此区的特点为：身体各部的投影为倒立的人形，但头面部不倒立；左、右交叉管理，即一侧大脑半球的躯体运动区支配对侧肢体的骨骼肌的运动，但一些与联合运动有关的骨骼肌，则受两侧躯体运动区的共同支配，如面上部的骨骼肌、咀嚼肌、躯干肌等；身体各部分投射区的大小与其功能的灵巧性、复杂性及精细程度有关，如拇指的投射区比躯干的投射区大（图 8-27）。

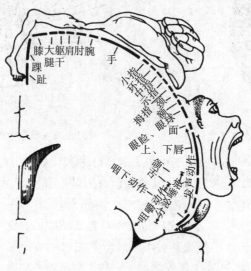

图 8-27　人体各部在躯体运动区的定位

②躯体感觉区。躯体感觉区位于中央后回和中央旁小叶的后部。该区接受对侧半身躯体感觉纤维。该区的投射特点与躯体运动区相似：身体各部的投影在躯体感觉区为倒立的人形，但头面部不倒立；左、右交叉管理，即一侧大脑皮质的躯体感觉区接受对侧半身的深、浅感觉；身体各部的投射区的大小与该部的感觉灵敏程度有关，如手指的投射区比躯干的投射区大（图 3-28）。

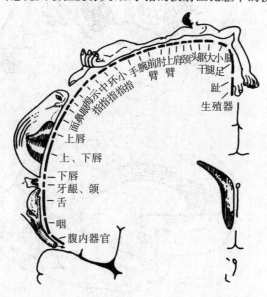

图 8-28　人体各部在躯体感觉区的定位

③视区。视区位于大脑半球距状沟两侧的皮质。一侧视区接受同侧视网膜颞侧半和对侧视网膜鼻侧半的视觉信息。因此,一侧视区损伤,会引起双眼对侧半视野同向性偏盲(图8-26)。

④听区。听区位于大脑的颞横回。一侧听区接受双侧听觉信息,因此,一侧听区受到损伤,不会引起全聋(图8-26)。

⑤语言区。语言区是人类特有的一个区域,是人类与其他动物的本质区别。语言区是人类进行思维和意识等高级活动的区域,也是人类进行语言表达的区域,管理人类的听、说、读、写4个方面的功能(图8-26)。语言区分为:听觉性语言区,又可称为"听话中枢",位于颞上回的后部,若此区受到损伤,患者可以听到别人说话,但不能理解其意思,因此,被称为"感觉性失语症"(听不懂说话);运动性语言区,又可称为"说话中枢",位于额下回的后部,若此区受到损伤,患者能发音,但不能将音节组合成有意义的语言;视觉性语言区,又可称为"阅读中枢",位于角回,若此区受到损伤,患者视觉正常,但不能理解文字的意思,临床上称为"失读症"(看不懂文字意思);书写中枢,位于额中回的后部,若此区受到损伤,患者手部的运动正常,但写字、绘画等精细运动会发生障碍,因此,被称为"失写症"。

(2)基底核 基底核是位于大脑髓质内的灰质团块,包括豆状核、尾状核和杏仁体等(图8-29)。

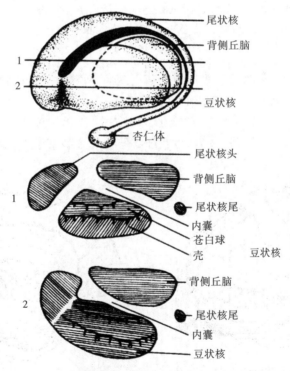

图8-29 纹状体和背侧丘脑示意图(示内囊位置)

①豆状核。豆状核在岛叶的深部,位于背侧丘脑的外侧,豆状核的外侧部称为"壳",内侧部称为"苍白球"。

②尾状核。尾状核呈"C"型弯曲,围绕豆状核和背侧丘脑,分头、体、尾3个部分。

③杏仁体。杏仁体位于海马旁回的深面,与内脏活动和内分泌功能有关。

豆状核和尾状核合称为"纹状体",苍白球称为"旧纹状体",壳和尾状核称为"新纹状体"。纹状体的功能与调节骨骼肌张力、协调肌群间的活动有关。

知识链接

Parkinson 病与 Alzheimer 病的解剖学基础

Parkinson 病又称"帕金森病",200 多年前由英国医师 James Parkinson 首先描述。该病多见于中老年人,患者主要表现为肌肉强直、运动迟缓、随意运动减少和震颤等。典型患者可有面部表情呆板和手的静止震颤(搓丸样动作),同时,还可伴有认知障碍及抑郁等精神症状。现在认为,该病是由于中脑黑质病变导致纹状体内多巴胺类神经递质不足所致。目前,该病的治疗方法除针对脑内多巴胺类递质不足的药物治疗外,学者们还开展了对多种类型细胞移植的研究,但还没有收到满意的临床效果。

Alzheimer 病又称"老年性痴呆",是一种慢性的大脑退行性变性疾病,因在 20 世纪初由德国神经内科医师 Alzheimer 最先描述并报告,故以他的名字命名为"Alzheimer's disease",简称"AD"。典型患者的大脑具有特征性神经病理和神经化学改变。AD 起病可在老年前期,但在老年期的发病率更高。65 岁以前起病的患者常有痴呆家族史,病情进展较快,有明显颞叶和顶叶损害的特征,包括失语、失用等,锥体系症状也较多。AD 可延续 20 年,给个人、家庭和社会带来沉重的负担和痛苦。

---

(3)大脑髓质　大脑半球的髓质位于大脑皮质的深层,由大量的神经纤维组成,主要包括 3 种神经纤维,即联络纤维、连合纤维和投射纤维。

①联络纤维。联络纤维是指连接同侧大脑半球叶与叶之间、回与回之间的神经纤维。其中,短纤维联系相邻的大脑回,称为"弓状纤维";长纤维联系各大脑叶,主要有扣带束、上纵束、下纵束和钩束等(图 8-30)。

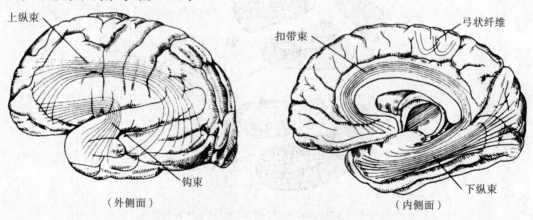

图 8-30　大脑髓质联络纤维

②连合纤维。连合纤维是指连接两侧大脑半球之间的神经纤维,包括胼胝体、前连合、穹窿和穹窿连合(图 8-31)。其中,最大的连合纤维是位于大脑纵裂底部的胼胝体。胼胝体呈弓形,由前往后分为胼胝体嘴、胼胝体膝、胼胝体干和胼胝体压部 4 个部分。

③投射纤维。投射纤维是指连接大脑皮质和皮质下结构的神经纤维,这些神经纤维大部分经过内囊。

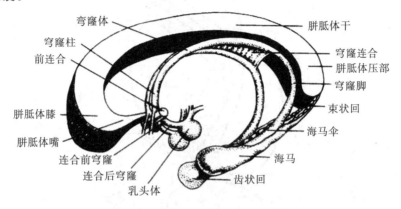

图 8-31 胼胝体、前连合和穹窿连合

位于背侧丘脑、尾状核和豆状核之间的神经纤维,形成了宽厚的白质纤维板,称为"内囊"。两侧的内囊在大脑的水平切面上,呈"＞＜"形,分为3个部分:豆状核与尾状核之间的部分,称为"内囊前肢";豆状核与背侧丘脑之间的部分,称为"内囊后肢",主要有丘脑中央辐射、皮质脊髓束、视辐射和听辐射通过,内囊前肢和内囊后肢相交处称"内囊膝",主要有皮质核束通过(图8-32、图8-33)。

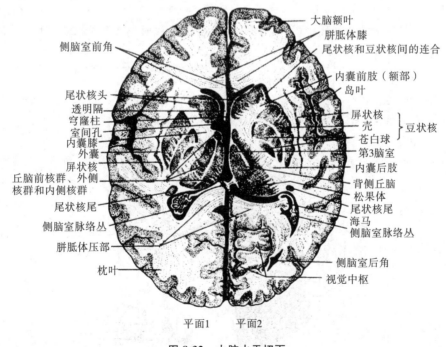

图 8-32 大脑水平切面

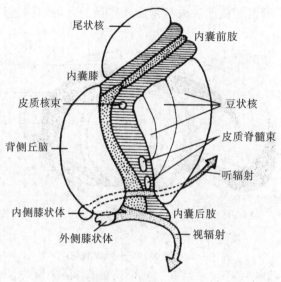

图 8-33 内囊示意图

> **知识链接**
>
> **"三偏综合征"的解剖学基础**
>
> 内囊内有大量的上行纤维束和下行纤维束,因此,一侧内囊动脉破裂或栓塞,致使内囊膝和后肢受损,可导致对侧半身深、浅感觉障碍(丘脑中央辐射受损,偏身感觉障碍)、对侧半身随意运动障碍(锥体束受损,偏瘫)、双眼对侧半视野缺失(视辐射受损,偏盲),即临床所谓的"三偏综合征"。

(4)侧脑室 侧脑室左、右各一,是位于大脑半球内部的腔隙。左、右侧脑室借左、右室间孔与第3脑室相通。侧脑室有脉络丛,可不断产生脑脊液(图8-34)。

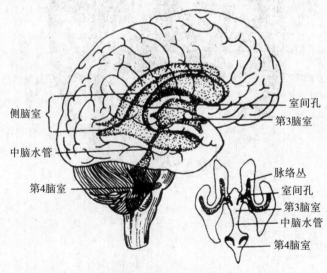

图 8-34 脑室系统投影图

三、脑和脊髓的被膜、血管及脑脊液循环

（一）脑和脊髓的被膜

脑和脊髓表面都包有被膜,自外向内依次为硬膜、蛛网膜和软膜;硬膜由厚而坚韧的结缔组织组成;蛛网膜为紧贴在硬膜内面的半透明的薄膜;软膜为紧贴在脑和脊髓表面的薄膜,富含血管。脑和脊髓的被膜具有保护、支持、营养脑和脊髓的作用。

1.脊髓的被膜

（1）硬脊膜　硬脊膜上端在枕骨大孔处与硬脑膜相续,下端于第2骶椎处逐渐变细,末端附着于尾骨背面,包绕脊髓和马尾。硬脊膜与椎管内面骨膜之间形成的狭窄腔隙,称"硬膜外隙"。硬膜外隙内含疏松结缔组织、脂肪组织、椎内静脉丛、淋巴管,有脊神经根通过,此隙呈负压。临床上进行硬膜外麻醉是将麻醉药物注入此腔隙,用来阻滞脊神经的传导（图8-35）。

（2）脊髓蛛网膜　脊髓蛛网膜紧贴在硬脊膜的内面,上端在枕骨大孔处与脑蛛网膜相续,下端可达第2骶椎平面。脊髓蛛网膜与软脊膜之间所形成的腔隙,称"蛛网膜下隙",此间隙内充满了脑脊液。蛛网膜下隙下部在马尾周围的扩大,称"终池"。终池内无脊髓,因此,临床上通常在此进行腰椎穿刺,以避免损伤脊髓（图8-35）。

（3）软脊膜　软脊膜紧贴在脊髓表面,并伸入到脊髓表面的沟或裂中。

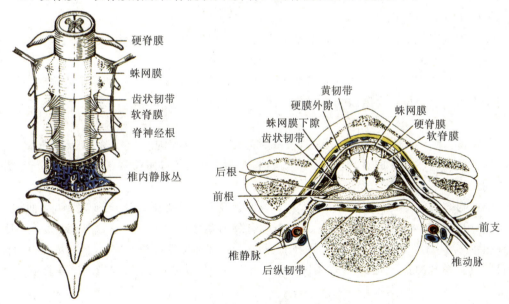

图8-35　脊髓的被膜

2.脑的被膜

（1）硬脑膜　硬脑膜厚而坚韧,有光泽,分2层,外层为颅骨内面的骨膜,内层为硬膜。硬脑膜与颅骨各部连接的疏密不同,硬脑膜与颅盖骨结合比较疏松,而与颅底骨的连接比较紧密。因此,当颅盖骨损伤时,容易形成硬膜外血肿;当颅底骨折时,易将硬脑膜和蛛网膜一起撕裂,引起脑脊液外漏（图8-36）。

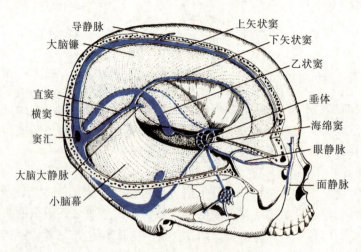

图 8-36 硬脑膜及硬脑膜窦

硬脑膜的内层在某些部位可折叠成不同形态的板状结构,其中,主要有大脑镰和小脑幕(图 8-36)。大脑镰形似镰刀,呈矢状位伸入到大脑纵裂内、胼胝体之上。小脑幕位于大脑与小脑之间,呈半月形伸入到大脑横裂内,其前缘游离,呈一弧形切迹,称为"小脑幕切迹"。小脑幕切迹前邻中脑。

2 层硬脑膜在某些部位分开,内面衬以内皮细胞,形成的腔隙称"硬脑膜窦"。窦内无瓣膜,窦壁无平滑肌,内有静脉血流注。硬脑膜窦主要有上矢状窦、下矢状窦、直窦、横窦、乙状窦和海绵窦(图 8-37、图 8-38)。

①上矢状窦。上矢状窦位于大脑镰的上缘,前方起自盲孔,向后流入窦汇,是大脑上静脉的主要引流通道。

②下矢状窦。下矢状窦位于大脑镰下缘,其走向与上矢状窦一致,向后汇入直窦。

③直窦。直窦位于大脑镰与小脑幕连接处,由大脑大静脉和下矢状窦汇合而成,向后通窦汇。

④横窦。横窦成对,位于小脑幕后外侧缘附着处的枕骨横窦沟内,连于窦汇与乙状窦之间。

⑤乙状窦。乙状窦成对,位于乙状窦沟内,是横窦的延续,向前内于颈静脉孔处出颅续为颈内静脉。

⑥海绵窦。海绵窦位于蝶鞍两侧,为 2 层硬脑膜间的不规则腔隙,形似海绵,故而得名,左、右海绵窦借海绵间窦互相交通。海绵窦内有颈内动脉和展神经通过,在外侧壁自上而下有动眼神经、滑车神经、眼神经和上颌神经通过。海绵窦与颅外静脉有广泛的交通,面部感染可通过眼静脉波及海绵窦,造成颅内感染和血栓形成,也可累及上述神经,出现相应症状。

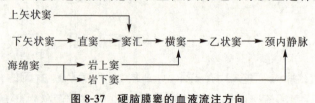

图 8-37 硬脑膜窦的血液流注方向

(2)脑蛛网膜 脑蛛网膜与脊髓蛛网膜一样,薄而透明,缺乏血管和神经。脑的蛛网膜与软脑膜之间所形成的腔隙,称"蛛网膜下隙",在小脑与延髓背面之间扩大,形成小脑延髓池脑。蛛网膜下隙在枕骨大孔处与脊髓蛛网膜下隙相通,充满了脑脊液。蛛网膜在上矢状窦两侧,形成许多细小的突起,并突入到上矢状窦内,称为"蛛网膜粒"。脑脊液可以通过这些蛛网膜粒渗入到硬脑膜窦内,从而回流至静脉(图8-38)。

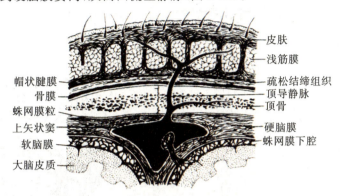

图 8-38 硬脑膜窦和蛛网膜粒

(3)软脑膜 软脑膜紧贴在脑表面,并随血管伸入到脑的沟和裂之中。在脑室附近,软脑膜、室管膜上皮细胞和毛细血管共同突入到脑室内形成脑室脉络丛,是产生脑脊液的主要结构。

知识链接

小脑延髓池穿刺术的护理应用要点

小脑延髓池穿刺术是将穿刺针直接刺入小脑延髓池抽取脑脊液的操作技术,主要适用于因腰部有感染、腰部脊椎畸形或蛛网膜下隙有阻塞的患者,也用于需与腰椎穿刺抽取脑脊液作对比检查者。其护理应用要点如下。

①进针部位。枕外隆凸与第2颈椎棘突连线之间的凹陷处可作为进针部位。

②体位。取侧卧位,患者颈部略弯曲,头下垫枕,使小脑延髓池与脊椎位于同一平面。

③穿经层次。穿刺针依次经皮肤、浅筋膜、深筋膜、项韧带、寰枕后膜、硬膜外隙、硬脊膜及蛛网膜达小脑延髓池。

④进针方法。用20～30号腰穿针,以距针尖4.0cm作为深度标志,左手定位进针点,右手持针刺入皮肤,针尖朝向眉间方向缓慢刺入,进针2.0～3.0cm时拔出针芯,观察有无脑脊液滴出,然后再进针0.5cm。重复观察一次,直至有脑脊液流出。

(二)脑和脊髓的血管

1. 脊髓的血管

(1)脊髓的动脉 脊髓的动脉来源有2个(图8-39):一是椎动脉,椎动脉经枕骨大孔进入颅腔后,发出脊髓前动脉和脊髓后动脉,脊髓前动脉沿着脊髓的前正中裂下行,脊髓后动脉沿着脊髓的后外侧沟下行;二是节段性动脉,是由颈升动脉、肋间后动脉、腰动脉发出的脊髓支,与脊髓前动脉和脊髓后动脉相互吻合,形成血管网,共同营养脊髓各段。

(2)脊髓的静脉 脊髓的静脉多与动脉伴行,大多数注入硬膜外隙的椎内静脉丛。

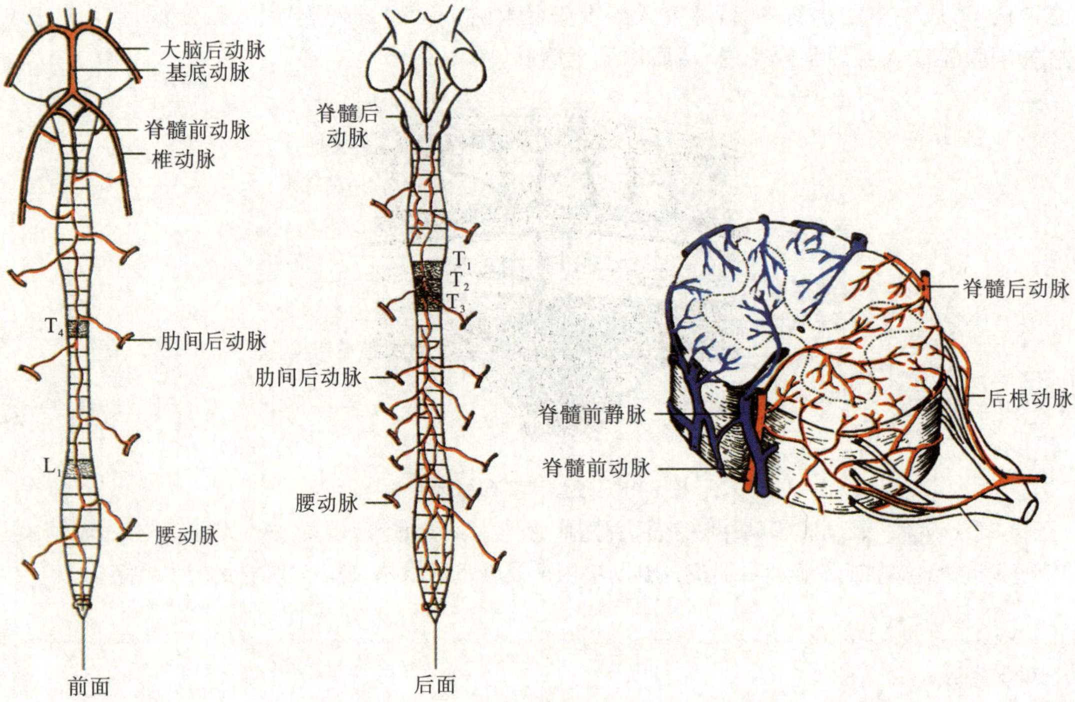

图 8-39 脊髓的动脉

2. 脑的血管

(1)脑的动脉 脑的动脉来源于椎动脉和颈内动脉。椎动脉供应脑干、小脑、间脑后部和大脑半球的后 1/3;颈内动脉供应间脑的前部和大脑半球的前 2/3。其中,供应大脑皮质和大脑髓质浅层的动脉分支,称为"皮质支";供应大脑髓质深层、间脑、基底核和内囊等的动脉分支,称为"中央支"。

①椎动脉。椎动脉起自锁骨下动脉,左、右椎动脉经枕骨大孔进入颅腔后,向内上行至脑桥下缘,合成 1 条基底动脉。基底动脉沿着基底沟上行,至脑桥上缘分为左、右大脑后动脉,营养枕叶和颞叶的大部分。椎动脉和基底动脉沿途发出分支,营养脊髓、小脑和脑干(图 8-40、图 8-41)。

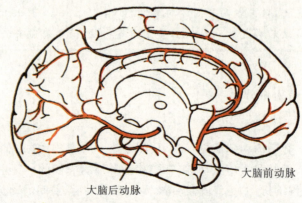

图 8-40 大脑半球内侧面的动脉

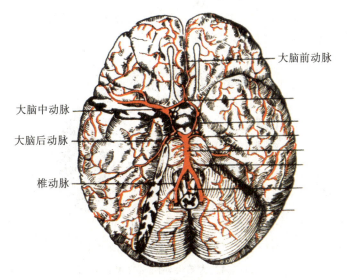

图 8-41　脑底的动脉

②颈内动脉。颈内动脉起自颈总动脉,经颈动脉管进入颅腔,向前穿过海绵窦,至视交叉的外侧,分为大脑前动脉和大脑中动脉等分支。

大脑前动脉进入大脑纵裂内,沿着胼胝体上方向后走行,分支分布于大脑半球枕叶以前的内侧面和上外侧面的上部(图 8-40)。左、右两侧大脑前动脉在进入大脑纵裂处,借前交通动脉相互吻合(图 8-41)。

大脑中动脉沿着外侧沟上行,分支分布于大脑半球上外侧面的大部分。大脑中动脉发出一些细小的中央支,称"豆纹动脉",垂直向上进入脑实质,营养基底核和内囊(图8-42、图8-43)。豆纹动脉行程呈"S"形弯曲,因血流动力关系,在高血压动脉硬化时,容易发生破裂,可导致严重的脑卒中(中风),因此,大脑中动脉又有"出血动脉"之称。

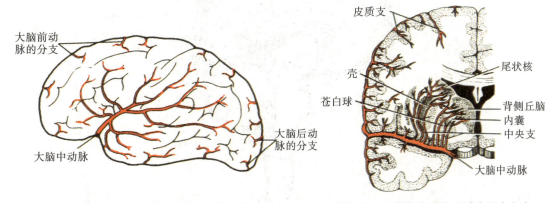

图 8-42　大脑半球上外侧面的动脉　　　图 8-43　大脑中动脉的皮质支和中央支

③大脑动脉环。大脑动脉环又称为"Wills环",由大脑前动脉和后动脉、颈内动脉借着前、后交通动脉吻合而成(图 8-41)。大脑动脉环在保证脑部的血液供应中起着重要作用。当构成大脑动脉环的某一动脉血流减少或者被阻断时,大脑动脉环可以通过自身调节,重新分配血流,以补偿缺血部分,从而维持脑的血液供应和功能活动。

（2）脑的静脉　脑的静脉不与动脉伴行，可分为深静脉和浅静脉（图 8-44）。脑的静脉血主要由硬脑膜窦来收集，最后注入颈内静脉。

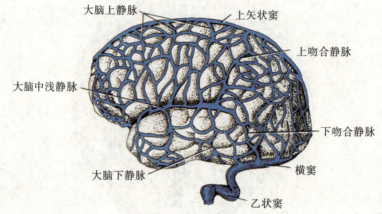

图 8-44　大脑上外侧面的浅静脉

（三）脑脊液及其循环

脑脊液是一种无色透明的液体，成人总量约为 150 ml，充满脑室和蛛网膜下隙。脑脊液主要由脑室脉络丛产生，处于不断产生、循环和回流的动态平衡状态。其循环途径为：左、右侧脑室产生的脑脊液经左、右室间孔流入第 3 脑室，先同第 3 脑室产生的脑脊液一起经中脑水管进入到第 4 脑室，再同第 4 脑室产生的脑脊液一起经正中孔和左、右外侧孔进入蛛网膜下隙，经蛛网膜粒渗入上矢状窦，最终回流至静脉（图 8-45、图 8-46）。当脑脊液的循环出现障碍时，可引起颅内压增高或脑积水，严重时可导致脑疝，危及生命。

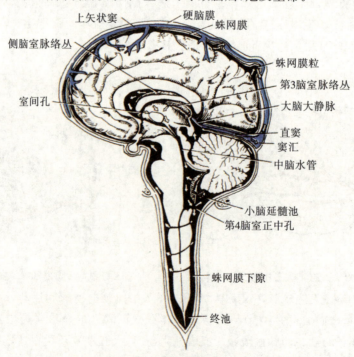

图 8-45　脑脊液循环模式图

左、右侧脑室 —→ 左、右室间孔 —→ 第3脑室 —→ 中脑水管 —→ 第4脑室 —→ 正中孔和左、右外侧孔 —→ 蛛网膜下隙
—→ 蛛网膜粒 —→ 上矢状窦

图 8-46　脑脊液的循环途径

脑脊液具有缓冲震荡、运送营养物质、带走代谢产物、调节颅内压、保护脑和脊髓的作用。正常的脑脊液具有恒定的化学成分和细胞数，某些脑的病变可改变脑脊液的成分，因此，临床上抽取脑脊液并检查其成分，可用来协助诊断相关疾病。

附16　椎管穿刺术的解剖学基础与护理应用

椎管穿刺术包括硬膜外隙穿刺术、蛛网膜下隙穿刺术和骶管穿刺术。硬膜外隙穿刺术多在行硬脊膜外隙麻醉时实施，蛛网膜下隙穿刺术则多在抽取脑脊液、测颅腔的压力或行蛛网膜下隙麻醉时实施。

（一）解剖学基础

1.椎管　椎管由全部椎骨的椎孔、骶骨的骶管及邻近韧带构成，上端接连枕骨大孔，下达骶管裂孔。椎管是1个骨纤维性管道，前壁由椎体、椎间盘、后纵韧带构成，后壁由椎弓板和椎间孔构成。椎管内包含脊髓及其血管、脊髓被膜及其形成的腔隙、脊神经根等。

2.椎管与脊髓被膜及被膜诸层之间形成的腔隙　该腔隙主要有硬膜外隙和蛛网膜下隙。

（1）硬膜外隙　硬膜外隙位于硬脊膜外面、椎骨骨膜和椎管内的韧带之间，内含丰富的疏松结缔组织、淋巴管、椎内静脉丛和31对脊神经根。硬膜外隙的深度在不同的部位是不同的，胸部深2~4 mm，在第3腰椎处最深，达6 mm。硬膜外隙为负压，且可随呼吸运动而有所波动。硬膜外隙总容积约为100 ml，其中，骶管内硬膜外隙容积为25~30 ml。

（2）蛛网膜下隙　蛛网膜下隙位于蛛网膜与软脊膜之间，腔内充满脑脊液。脊髓周围蛛网膜下隙与脑周围的蛛网膜下隙相连通，下达第2骶椎高度。此腔隙下端在相当于第1腰椎至第2骶椎处扩大，形成终池。

（二）护理应用要点

1.硬膜外隙穿刺术　临床上多将麻醉药品注入此腔隙，用来阻滞脊神经的传导。

（1）体位　取侧卧位，患者身体屈曲（图8-47）。

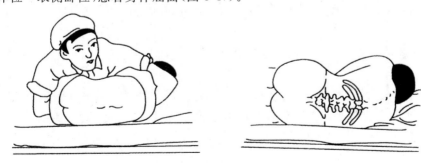

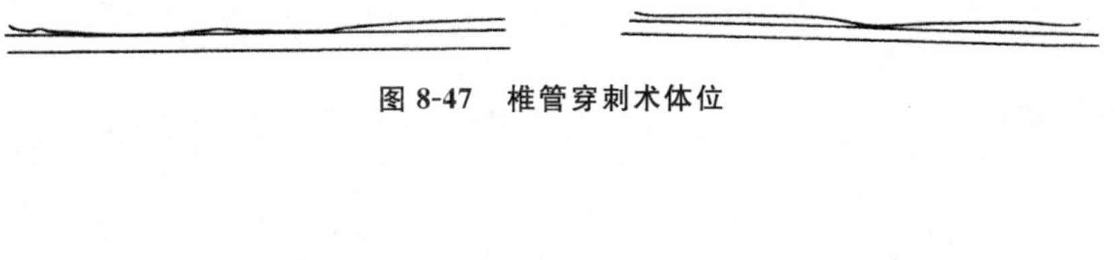

图 8-47　椎管穿刺术体位

(2)穿刺 采用后正中线穿刺法或旁正中线穿刺法,一般在胸上段和腰段用后正中线刺入法,而在胸椎中、下段多用旁正中线进针法。老年人及棘上韧带钙化、脊柱弯曲畸形或棘突间隙不清者,宜采用旁正中线穿刺法。

(3)穿经层次

①正中线穿刺法穿经层次。穿刺针由外向内依次穿经皮肤、浅筋膜、棘上韧带、棘间韧带、黄韧带,达硬膜外隙(图8-48)。

②旁正中线穿刺法穿经层次。穿刺针由外向内依次穿经皮肤、竖脊肌、黄韧带,达硬膜外隙。

2.蛛网膜下隙穿刺术

(1)体位 以屈曲侧卧位为宜。

(2)穿刺 取侧卧位,使患者膝、髋关节屈曲,双手紧抱头部,使身体呈屈曲状。穿刺针从第3~4或第4~5腰椎棘突间隙垂直刺入。

(3)穿经层次 穿刺针由外向内依次穿经皮肤、浅筋膜、棘上韧带、棘间韧带、黄韧带、硬膜外隙、硬脊膜、蛛网膜,达蛛网膜下隙(图8-48)。

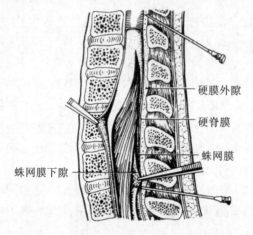

图8-48 硬膜外隙和蛛网膜下隙穿刺术

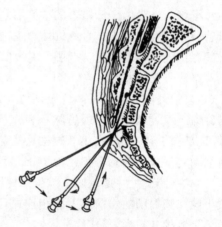

图8-49 骶管穿刺术

3.骶管穿刺术

(1)体位 取侧卧位,患者身体屈曲。

(2)穿刺 摸清骶角,两侧骶角连线的中点即为穿刺点。穿刺针垂直刺入皮肤,当穿透骶尾韧带时有阻力消失感,将针尖向尾侧倾斜,与皮肤成30°~45°角,将针推进2 cm即可(图8-49)。

(3)穿经层次 穿刺针由外向内依次穿经皮肤、浅筋膜、硬脊膜、蛛网膜,达蛛网膜下隙。

(三)失误与防范

1.进针困难 进针困难多因穿刺部位不在棘突间隙中点,或是进针时针尖未保持原进针方向,而偏向两侧或上、下,若为骨质增生、黄韧带骨(钙)化等原因导致进针困难,多可在术前得到证实。

2.脊神经损伤 用力过猛、刺入过深可伤及神经根。为防止损伤脊髓,在进针过程中应注意以下问题。

(1) 穿刺时椎间隙的位置一定要正确。

(2) 动作要轻、柔、巧,忌在同一椎间隙反复穿刺。

(3) 刺入深度要严格控制。

第三节　周围神经系统

周围神经系统是指脑和脊髓以外的神经成分。根据与中枢的连接部位和分布区域的不同,将周围神经系统分为 3 个部分:脊神经、脑神经和内脏神经。脊神经共有 31 对,与脊髓相连,主要分布于躯干和四肢;脑神经共有 12 对,与脑相连,主要分布于头部和颈部;内脏神经分布于内脏、心血管和腺体。

一、脊神经

脊神经共有 31 对,包括 8 对颈神经、12 对胸神经、5 对腰神经、5 对骶神经和 1 对尾神经。每对脊神经都由前根和后根汇合而成,前根为运动根,后根为感觉根,因此,脊神经都是混合性神经(图 8-50)。脊神经后根在靠近椎间孔处有 1 处膨大,称"脊神经节",节内有感觉神经元胞体。

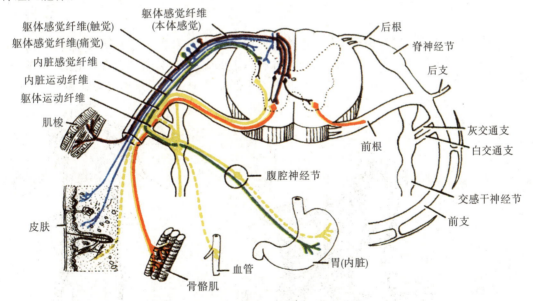

图 8-50　脊神经的组成及分布示意图

脊神经出椎间孔后,分为前支和后支(图 8-51)。脊神经前支较粗大,分布于躯干的前外侧和四肢的骨骼肌和皮肤等处。除胸神经前支呈明显的节段性分布以外,其余的脊神经前支先交织成丛,再由丛发出分支分布于相应的区域,形成的脊神经丛有颈丛、臂丛、腰丛和骶丛。脊神经后支较细小,主要分布于项、背、腰、骶部的深层骨骼肌和皮肤。

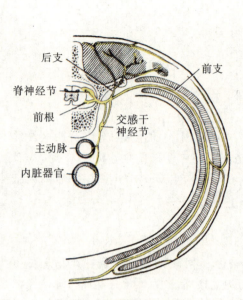

图 8-51 典型脊神经的分布

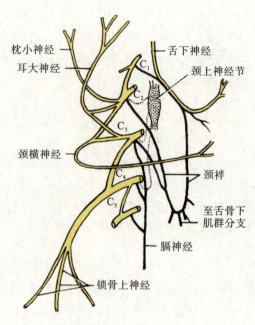

图 8-52 颈丛的组成

（一）颈丛

颈丛（图 8-52、图 8-53）由第 1～4 颈神经的前支组成。颈丛位于胸锁乳突肌上部的深面，发出皮支和深支。皮支在胸锁乳突肌后缘中点附近浅出，呈放射状分布于枕区、耳郭、颈部和肩部的皮肤。因此，临床上常选择在胸锁乳突肌后缘中点进行颈丛浸润麻醉。

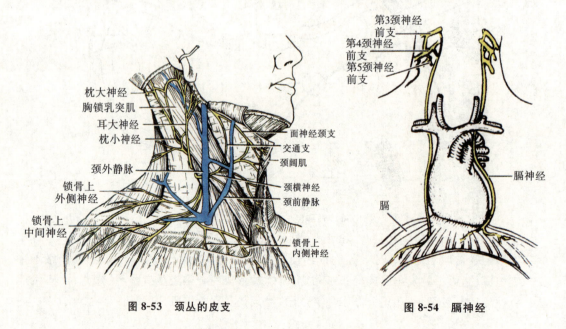

图 8-53 颈丛的皮支　　　　　　　　图 8-54 膈神经

> **知识链接**
>
> **颈丛阻滞麻醉术的护理应用要点**
>
> 临床在进行颈部手术或疼痛诊疗时，常要施行颈丛阻滞麻醉术。
>
> （1）进针部位
>
> ①颈浅丛阻滞麻醉术。其进针部位在胸锁乳突肌后缘中点处，将药物注入胸锁乳突肌深面。
>
> ②颈深丛阻滞麻醉术。沿乳突至颈动脉结节的连线确定第2～4颈椎横突的位置，从此处进针。
>
> （2）注意事项
>
> ①颈椎椎孔大，横突短，因而不可将穿刺针触及横突作为达到颈深丛的唯一指标，要警惕穿刺针误入蛛网膜下隙，引起全脊髓麻醉。
>
> ②颈丛周围结构复杂，颈深丛麻醉常可波及周围结构，若累及膈神经可引起呼吸困难，累及喉返神经可引起声音嘶哑，麻药注入椎动脉可引起毒性反应，应特别注意。
>
> ③严格定位，把握进针方向和穿刺深度。在注药之前要回抽，确定是否有血液或脑脊液，推药速度要慢，注意观察患者情况。
>
> 颈丛深支主要是膈神经（图8-52、图8-54），为混合性神经。膈神经沿前斜角肌前面下行，在锁骨下动脉和锁骨下静脉之间进入胸腔，在肺根的前方、纵隔胸膜与心包之间下行至膈肌。膈神经的感觉纤维分布于胸膜、心包和膈下腹膜，其中，右膈神经的感觉纤维还分布到肝和胆囊。膈神经的运动纤维支配膈肌。

（二）臂丛

臂丛是第5～8颈神经的前支和第1胸神经前支的大部分纤维组成（图8-55）。臂丛经斜角肌间隙和锁骨中点的后方进入腋窝，在腋窝内形成3个束包绕腋动脉；在腋动脉外侧的称"外侧束"，在腋动脉内侧的称"内侧束"，在腋动脉后侧的称"后束"。臂丛在锁骨中点的后方比较集中，位置表浅，可以触摸到。因此，临床上常选择锁骨中点作为臂丛的阻滞麻醉点。

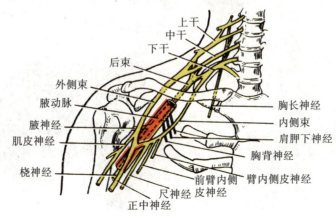

图8-55 臂丛的组成

> **知识链接**
>
> 臂丛阻滞麻醉术的护理应用要点
>
> 临床在施行上肢手术时，根据手术范围，选用不同途径，注射适量药物施行臂丛阻滞麻醉术。其应用要点如下。
>
> ①斜角肌肌间沟阻滞。在环状软骨平面与前、中斜角肌相交处有1处凹陷，即为前、中斜角肌之间的肌间沟。针头与皮肤垂直刺入，当患者出现上肢异感，回抽无血，即可注入药物。
>
> ②锁骨中点上方阻滞。常从锁骨中点上方1.0～1.5 cm处穿刺，向内、后、下方进针，直达第1肋。当患者出现异感且回抽穿刺针无血，即可注入药物。
>
> ③腋路阻滞。在腋窝尖触及腋动脉搏动后，左手示指压住动脉，在其一侧刺入；穿刺针沿指尖方向向腋窝顶刺入，刺破腋鞘时有落空感，放开针体可见针随腋动脉搏动而摇摆，回抽无血，即可注入药物。
>
> ④喙突下阻滞。在喙突下2.0 cm处，相当于三角肌、胸大肌肌间沟处，与皮肤垂直进针，然后向外、下、后倾斜10°左右推进。穿刺针在穿过胸大肌和胸小肌时出现2次突破感，或患者出现异感，表示针头已达腋血管周围，回抽无血，即可注药。

臂丛的主要分支有腋神经、肌皮神经、尺神经、正中神经和桡神经（图8-56）。

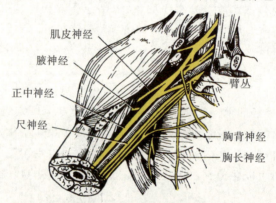

图8-56　臂丛及主要分支

1.腋神经　腋神经（图8-56、图8-57）起自臂丛的后束，绕肱骨外科颈，至三角肌深面。肌支支配三角肌，皮支分布于肩部及臂外侧部的皮肤。肱骨外科颈骨折时，易损伤腋神经，其主要表现为：三角肌瘫痪，臂不能外展，三角肌萎缩后，肩部失去圆隆外形，形成"方形肩"。

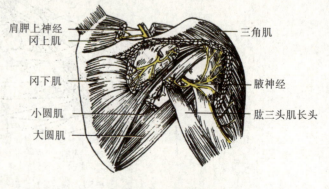

图8-57　腋神经

2.**肌皮神经** 肌皮神经(图 8-56、图 8-58)起自臂丛的外侧束,向下斜穿喙肱肌,在肱肌和肱二头肌之间下行,在肱二头肌的肌腱外侧穿出深筋膜,延续为前臂外侧皮神经。肌支支配臂部前群肌(肱肌、喙肱肌、肱二头肌),皮支分布于前臂外侧的皮肤。

3.**正中神经** 正中神经(图 8-56、图 8-58、图 8-59)以 2 个根起自臂丛的内侧束和外侧束,沿肱二头肌内侧下行,至肘窝在指浅屈肌和指深屈肌之间下行,经腕管进入手掌。正中神经肌支支配除了肱桡肌、尺侧腕屈肌和指深屈肌尺侧半以外的前臂肌的前群;在手掌,肌支支配手掌的外侧肌群(除拇收肌)及中间群的小部分。

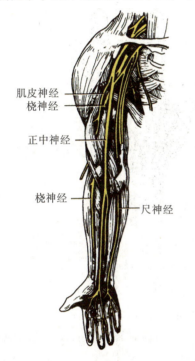

图 8-58 上肢前面的神经　　　**图 8-59** 手的神经

正中神经皮支分布于手掌的桡侧 2/3、桡侧 3 个半手指掌面皮肤及其中、远节指背皮肤。正中神经受到损伤后,运动障碍主要表现为前臂不能旋前,屈腕力减弱,拇指、示指及中指不能屈曲,拇指不能对掌,鱼际肌萎缩,手掌变平坦,称为"猿手"(图 8-62、图 8-63);感觉障碍表现为皮支分布区域的感觉障碍,尤以拇指、示指、中指远节最为明显。

4.**尺神经** 尺神经(图 8-56、图 8-58、图 8-59)起自臂丛的内侧束,伴随肱动脉下行至臂中部,转向后下,经尺神经沟下行,沿着尺动脉的内侧下行,至桡腕关节的上方分出手掌支和手背支。尺神经肌支支配尺侧腕屈肌和指深屈肌尺侧半;在手掌,支配手肌的内侧群和中间肌群的大部分以及拇收肌。

尺神经皮支分布于手掌的尺侧 1/3、尺侧 1 个半手指掌面的皮肤和手背的尺侧半、尺侧 2 个半手指背面的皮肤。尺神经损伤后,运动障碍主要表现为屈腕力减弱,环指和小指远节指关节不能屈曲,小鱼际和骨间肌萎缩,拇指不能内收,手指不能并拢,掌骨间呈深凹,表现为"爪形手"(图 8-62、图 8-63)。感觉障碍主要表现为手掌和手背内侧缘皮肤感觉丧失。

5.**桡神经** 桡神经(图 8-60、图 8-61)是臂丛中最粗大的神经,起自臂丛的后束,自腋窝斜向外下,沿着肱骨的桡神经沟下行,经前臂背侧的浅层和深层肌之间下降,到达腕部。桡神经肌支支配肱桡肌和上肢所有的后群肌。

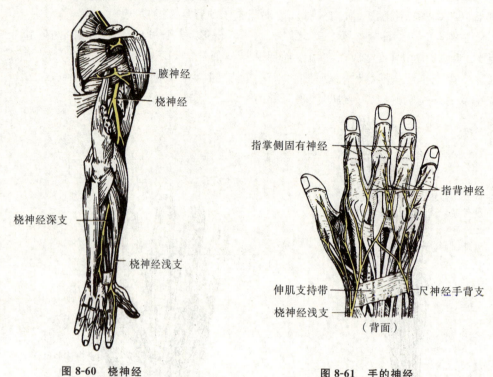

图 8-60 桡神经　　　　　图 8-61 手的神经

桡神经皮支分布于臂后部、前臂后面的皮肤以及手背的桡侧半、桡侧 2 个半手指背面的皮肤。当桡神经受到损伤时,运动障碍主要表现为不能伸腕和伸指,拇指不能外展,前臂旋后功能减弱,抬前臂时腕下垂,呈"垂腕"状态;感觉障碍表现为前臂背侧皮肤及手背桡侧半感觉减退,"虎口"区皮肤感觉明显丧失(图 8-62、图 8-63)。

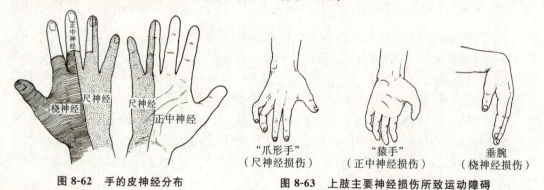

图 8-62 手的皮神经分布　　　　　图 8-63 上肢主要神经损伤所致运动障碍

(三)胸神经前支

胸神经前支共有 12 对,除了第 1 和第 12 对胸神经前支的部分纤维参与组成臂丛和腰丛以外,其余的胸神经前支呈节段性分布。第 1~11 对胸神经前支走行于相应的肋间隙,称"肋间神经",第 12 胸神经前支走行于第 12 肋的下缘,称"肋下神经"(图 8-64)。肋间神经和肋下神经的肌支支配肋间肌和腹前外侧肌群,皮支分布于胸壁、腹壁的皮肤以及相应的壁胸膜和壁腹膜。

胸神经前支在胸壁和腹壁的皮肤分布呈环带状,有明显的节段性。例如:第2胸神经前支分布区相当于胸骨角平面;第4胸神经前支分布区相当于乳头平面;第6胸神经前支分布区相当于剑突平面;第8胸神经前支分布区相当于肋弓平面;第10胸神经前支分布区相当于脐平面;第12胸神经前支分布区相当于脐与耻骨联合连线中点平面(图8-64)。临床上常以节段性分布区域的皮肤感觉障碍,来推断脊髓的损伤平面或麻醉平面的高低。

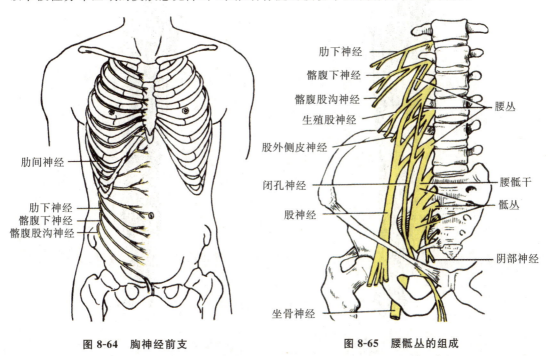

图 8-64 胸神经前支　　　　图 8-65 腰骶丛的组成

(四)腰丛

腰丛(图8-65)由第12胸神经前支的部分纤维、第1~3腰神经前支和第4腰神经前支的部分纤维组成。第4腰神经前支的其余部分和第5腰神经前支共同组成腰骶干,向下加入骶丛。腰丛的位置在腹后壁、腰大肌的深面。

腰丛除了发出分支支配髂腰肌和腰方肌外,主要分支如下。

1.髂腹下神经　髂腹下神经(图8-64、图8-65)出腰大肌的外侧缘,在髂嵴的上方走行,在腹内斜肌和腹横肌之间下行,终支在腹股沟管浅环上方斜穿腹外斜肌的腱膜至皮下。髂腹下神经的肌支支配腹壁肌,皮支分布于腹股沟区及下腹部的皮肤。

2.髂腹股沟神经　髂腹股沟神经(图8-64、图8-65)在髂腹下神经的下方、腹壁肌之间向前走行,在腹股沟韧带中点附近进入腹股沟管,于腹股沟管浅环处穿出。髂腹股沟神经的肌支支配腹壁肌,皮支分布于阴茎根部及阴囊的皮肤或大阴唇附近的皮肤。

临床上在施行腹股沟疝手术时,应注意保护上述2条神经。

3.闭孔神经　闭孔神经(图8-65、图8-66)沿盆腔侧壁前行,穿过闭孔到达大腿内侧部。

其肌支支配大腿内侧群肌；皮支分布于髋关节、大腿内侧面的皮肤。

4.股神经　股神经（图8-65、图8-66）是腰丛中最大的分支，在腰大肌和髂肌之间下行，经腹股沟韧带深面，进入股三角，至股动脉的外侧。股神经的肌支支配大腿前群肌；皮支除分布于大腿前部的皮肤外，还有1条长分支，称"隐神经"。隐神经分布于小腿内侧面和足内侧面的皮肤。

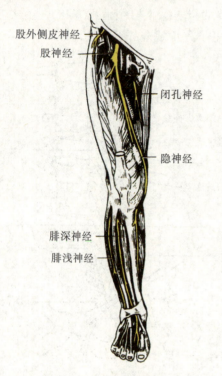

图8-66　下肢前面的神经

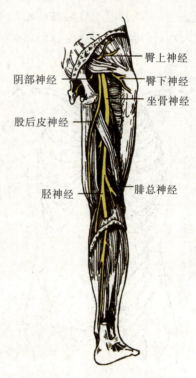

图8-67　下肢后面的神经

股神经损伤时，运动障碍表现为大腿前群肌瘫痪，行走时抬腿困难，不能伸膝关节，膝反射消失；感觉障碍表现为大腿前面及小腿内侧面的皮肤感觉障碍。

（五）骶丛

骶丛（图8-65）由腰骶干、第1～5骶神经前支和尾神经前支组成。骶丛位于盆腔内，在梨状肌的前方。骶丛的分支经梨状肌上、下孔出骨盆腔，分支分布于盆壁、会阴、臀部、大腿后部、小腿及足的肌肉和皮肤。骶丛的主要分支如下。

1.臀上神经　臀上神经（图8-67）伴随臀上动脉和静脉走行，经梨状肌上孔出骨盆腔，支配臀中肌和臀小肌。

2.臀下神经　臀下神经（图8-67）伴随臀下动脉和静脉走行，经梨状肌下孔出骨盆腔，支配臀大肌。

3.阴部神经　阴部神经（图8-68）伴随阴部内动脉和静脉走行，经梨状肌下孔出骨盆腔，绕过坐骨棘，经坐骨小孔进入坐骨肛门窝。阴部神经的肌支支配会阴肌和肛门外括约肌；皮支分布于会阴部、肛门和外生殖器的皮肤。

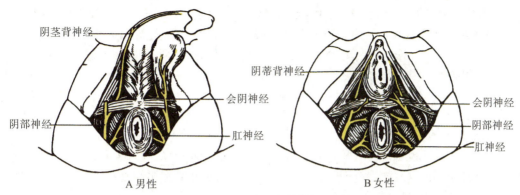

图 8-68 会阴部的神经

4. 坐骨神经　坐骨神经(图 8-67)是人体最粗、最大的神经,经梨状肌下孔出骨盆腔,在臀大肌的深面下行,沿坐骨结节和股骨大转子之间下行至大腿的后面,在股二头肌的深面下降至腘窝的上方,分为胫神经和腓总神经。坐骨神经干分布于髋关节和大腿后群肌。

> **知识链接**
>
> **坐骨神经封闭术的护理应用要点**
>
> 坐骨神经与梨状肌关系密切,当梨状肌痉挛、损伤、出血、肿胀时,可压迫坐骨神经而引起腰腿痛,称为"梨状肌损伤综合征"。坐骨神经封闭术的操作应注意以下几点。
> ①部位选择。坐骨神经封闭术的穿刺部位宜选在股骨大转子与坐骨结节连线中点偏内侧 0.5~1 cm 处。
> ②体位。取侧卧位,患肢在上,屈髋 45°,屈膝 90°,健肢伸直。
> ③穿经层次。穿刺针依次经过皮肤、浅筋膜、臀筋膜、臀大肌至坐骨神经周围。
> ④进针技术。宜选用长针头,针头与皮肤垂直,缓慢刺入,深度为 5~8 cm,当患者出现下肢酸胀感时,提示针头已到达坐骨神经,穿刺针稍向后退,回抽无血,即可注射药物。注射时应注意选准部位,避免损伤坐骨神经。

(1)胫神经　胫神经在腘窝正中下行,进入小腿,沿小腿浅层肌和深层肌之间下行,至内踝处分为足底内侧神经和足底外侧神经(图 8-67、图 8-69)。胫神经的肌支支配小腿后群肌及足底肌;皮支分布于小腿后部和足底的皮肤。

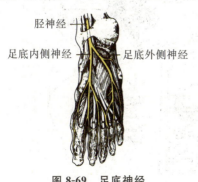

图 8-69 足底神经

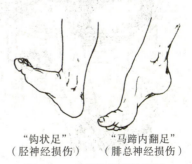

图 8-70 小腿神经损伤足形

胫神经受到损伤时,运动障碍表现为足不能跖屈、不能屈趾、内翻力弱,足呈背屈、外翻、伸趾状态,称"钩状足"或"仰趾足"(图8-70);感觉障碍表现为小腿后面及足底感觉迟钝或丧失。

(2)腓总神经　腓总神经沿着腘窝的上外侧缘下降,绕过腓骨颈的外侧行向前下,分为腓浅神经和腓深神经(图8-66)。

①腓浅神经。腓浅神经沿腓骨长肌和腓骨短肌之间下行,在小腿的中、下1/3交界处穿出,继续下行至足背。腓浅神经的肌支支配小腿的外侧群肌;皮支分布于小腿的外侧面、足背和第2～5趾背的皮肤。

②腓深神经。腓深神经沿胫骨前肌和趾长伸肌之间向下斜行,与胫前动脉伴行,经距小腿关节的前方,到达足背。腓深神经的肌支支配小腿前群肌和足背肌;皮支分布于小腿前面、第1趾和第2趾间隙背面的皮肤。

腓总神经在腓骨颈处的位置表浅,是小腿神经中最容易损伤的神经。当腓骨颈骨折时,很可能损伤到腓总神经。腓总神经损伤后,运动障碍表现为足不能背屈、外翻,不能伸趾,足呈下垂、内翻、屈趾状态,称"马蹄内翻足"(图8-70);感觉障碍表现为小腿外侧、足背及趾背皮肤感觉迟钝或丧失。

二、脑神经

脑神经是指与脑相连的神经,共12对。脑神经的顺序和名称为:Ⅰ嗅神经、Ⅱ视神经、Ⅲ动眼神经、Ⅳ滑车神经、Ⅴ三叉神经、Ⅵ展神经、Ⅶ面神经、Ⅷ前庭蜗神经、Ⅸ舌咽神经、Ⅹ迷走神经、Ⅺ副神经、Ⅻ舌下神经(图8-71)。

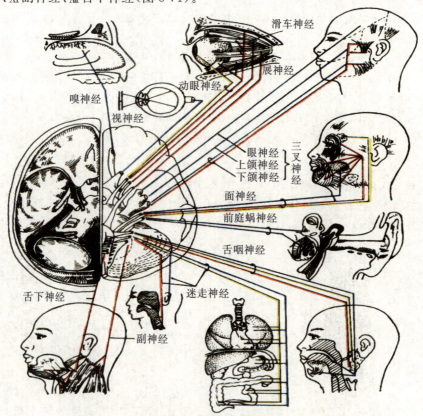

图8-71　脑神经示意图

脑神经的纤维成分有以下4种：躯体运动纤维、躯体感觉纤维、内脏运动纤维和内脏感觉纤维。根据脑神经中所含纤维成分的不同，将脑神经分为以下3类：感觉性脑神经，包括Ⅰ嗅神经、Ⅱ视神经、Ⅷ前庭蜗神经；运动性脑神经，包括Ⅲ动眼神经、Ⅳ滑车神经、Ⅵ展神经、Ⅺ副神经、Ⅻ舌下神经；混合性脑神经，包括Ⅴ三叉神经、Ⅶ面神经、Ⅸ舌咽神经、Ⅹ迷走神经。

（一）嗅神经

嗅神经（图8-71）为感觉性脑神经，起自鼻腔嗅黏膜内的嗅细胞，向上穿过筛板进入颅腔，末端终止于嗅球，传导嗅觉冲动。嗅神经损伤后表现为嗅觉障碍。

（二）视神经

视神经（图8-71、图8-72）为感觉性脑神经，由视网膜的节细胞的轴突组成，在视网膜的后部汇集成视神经盘，然后穿过巩膜形成视神经。视神经离开眼球后，向眼眶内走行，经视神经管进入颅腔，在蝶鞍的上方形成视交叉。视交叉以后的神经纤维称为"视束"，视束终止于外侧膝状体，传导视觉冲动。视神经损伤会出现视觉障碍。

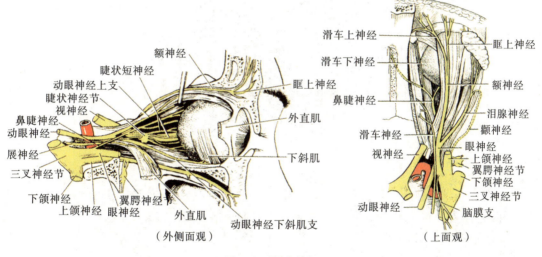

图8-72 眶内神经

（三）动眼神经

动眼神经（图8-71、图8-72）为运动性脑神经。动眼神经起自中脑的动眼神经核及动眼神经副核，由脚间窝出脑，经眶上裂进入眼眶。动眼神经含有2种纤维：躯体运动纤维，支配上睑提肌、上直肌、下直肌、内直肌和下斜肌；内脏运动纤维，分布于瞳孔括约肌和睫状肌。

一侧动眼神经受到损伤时，会出现同侧除外直肌、上斜肌以外的5块眼球外肌瘫痪，可引起上睑下垂、眼向外下斜视、瞳孔散大和瞳孔对光反射消失等症状。

（四）滑车神经

滑车神经（图8-71、图8-72）为运动性脑神经。滑车神经起自中脑的滑车神经核，从中脑下丘的下方出脑，穿眶上裂进入眼眶，支配上斜肌。一侧滑车神经受到损伤时，表现为眼不能向外下斜视。

（五）三叉神经

三叉神经（图8-71、图8-73）为混合性脑神经，是最大的脑神经。三叉神经含有躯体运动纤维和躯体感觉纤维，躯体感觉纤维的神经元胞体位于三叉神经节内。三叉神经节的中枢突组成感觉根，经小脑中脚入脑，终止于三叉神经的脑桥核和脊束核，周围突组成了眼神经、上颌神经和下颌神经，分支分布于头部和面部的皮肤。躯体运动纤维起自三叉神经运动核，其轴突组成三叉神经运动根，参与组成下颌神经，支配咀嚼肌。因此，下颌神经是混合性神经。

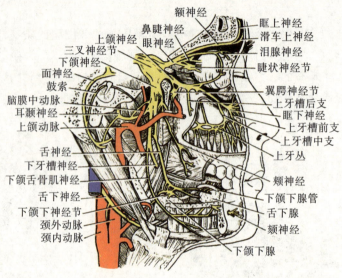

图8-73 三叉神经

1. 眼神经 眼神经（图8-72、图8-73、图8-74）为感觉性神经，向前穿过海绵窦，经眶上裂进入眼眶，分支分布于泪腺、眼球、结膜、睑裂以上额顶部和鼻背的皮肤。

2. 上颌神经 上颌神经（图8-73、图8-74）为感觉性神经，向前穿过海绵窦，经圆孔出颅腔，经眶下裂进入眼眶，延伸为眶下神经。上颌神经分支分布于上颌窦、鼻腔和口腔顶部的黏膜、睑裂与口裂之间的皮肤、上颌诸牙和牙龈。

3. 下颌神经 下颌神经（图8-73、图8-74）为混合性神经，经卵圆孔出颅腔后，立即分为数支。其躯体运动纤维支配咀嚼肌；躯体感觉纤维分布于颞部、耳前、口裂以下的皮肤、口腔底和舌前2/3的黏膜、下颌诸牙及牙龈。

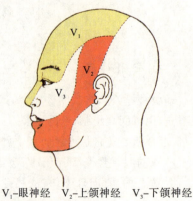

V_1-眼神经　V_2-上颌神经　V_3-下颌神经

图8-74 三叉神经皮支分布示意图

一侧三叉神经受到损伤时，表现为同侧咀嚼肌瘫痪，张口时下颌偏向同侧；同侧头部和面部的皮肤感觉障碍，口腔和鼻腔黏膜的感觉障碍。

> **知识链接**
>
> 三叉神经痛的解剖学基础
>
> 　　三叉神经痛是指三叉神经分布区域内阵发性剧烈疼痛,包括前额、头皮、眼、鼻、唇、脸颊、上颌、下颌在内的面部神经痛。患者面部某个区域可能特别敏感,稍加触碰即引起疼痛,如上唇、下唇、鼻背外侧、舌侧缘等,这些区域称为"触发点"。此外,三叉神经痛可以波及三叉神经全部分支或某一分支,疼痛部位与三大分支的皮肤分布区完全一致,而且压迫眶上孔、眶下孔或颏孔时,可诱发患支分布区的疼痛,有助于诊断。临床上对症状严重、药物控制无效的患者,可考虑施行三叉神经阻断术。

(六)展神经

　　展神经(图 8-72)为运动性脑神经。展神经起自脑桥的展神经核,向前穿过海绵窦,经眶上裂进入眼眶,支配外直肌。一侧展神经受到损伤时,表现为眼内斜视。

(七)面神经

　　面神经(图 8-73、图 8-75)为混合性脑神经,含有躯体运动纤维、内脏运动纤维和内脏感觉纤维。面神经在展神经的外侧出脑,经内耳门进入面神经管,再经面神经管穿茎乳孔出颅腔。面神经的躯体运动纤维起自面神经核,支配面肌;内脏运动纤维起自上泌涎核,管理泪腺、舌下腺和下颌下腺的分泌;内脏感觉纤维终止于孤束核,分布于舌前 2/3 味蕾。

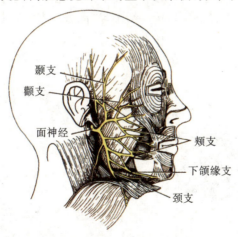

图 8-75　面神经在面部的分支

　　面神经损伤是常见病,不同部位损伤,会出现不同的表现:如损伤部位在颅外,由于只伤到躯体运动纤维,所以表现为同侧的面肌瘫痪,患者会出现同侧额纹消失、不能闭眼、鼻唇沟变浅、口角歪向对侧等;如损伤部位在面神经管内,患者除有上述表现外,还会出现同侧泪腺、下颌下腺、舌下腺的分泌障碍,同侧舌前 2/3 的味觉障碍等。

(八)前庭蜗神经

　　前庭蜗神经(图 8-76)为感觉性脑神经,分为前庭神经和蜗神经。
1.前庭神经　前庭神经分布于壶腹嵴、椭圆囊斑和球囊斑,由位于内耳道底部的前庭神经节细胞的中枢突组成,经内耳门进入颅腔,终止于前庭神经核,传导位置觉冲动。

2.蜗神经　蜗神经分布于螺旋器,由位于蜗轴内的蜗神经节细胞的中枢突组成,经内耳门进入颅腔,终止于蜗神经核,传导听觉冲动。

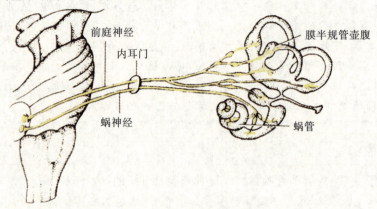

图 8-76　前庭蜗神经

一侧前庭蜗神经受到损伤时,患者会出现眩晕、眼球震颤、听力障碍等症状。

（九）舌咽神经

舌咽神经（图 8-77、图 8-78）为混合性脑神经,含有躯体运动纤维、躯体感觉纤维、内脏运动纤维和内脏感觉纤维。舌咽神经经颈静脉孔出颅腔,在颈内动脉和静脉之间下行,继而呈弓形向前延伸至舌。舌咽神经的躯体运动纤维起自疑核,支配咽肌;躯体感觉纤维终止于三叉神经脊束核,分布于耳后皮肤;内脏运动纤维起自下泌涎核,管理腮腺的分泌;内脏感觉纤维终止于孤束核,分布于舌后 1/3 的黏膜和味蕾、咽和中耳的黏膜。

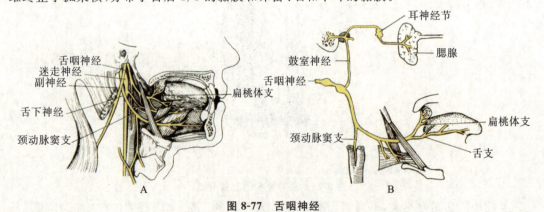

图 8-77　舌咽神经

一侧舌咽神经受到损伤时,患者会出现咽反射消失、腮腺分泌障碍、舌后 1/3 的味觉及一般感觉障碍。

（十）迷走神经

迷走神经（图 8-71、图 8-78、图 8-79）为混合性脑神经,是脑神经中分布最广、行程最长的神经,含有躯体运动纤维、躯体感觉纤维、内脏运动纤维和内脏感觉纤维。躯体运动纤维起自疑核,支配咽喉肌;躯体感觉纤维终止于三叉神经脊束核,分布于硬脑膜、外耳道和耳郭;

内脏运动纤维起自迷走神经背核,管理颈部、胸部和腹部脏器的运动;内脏感觉纤维终止于孤束核,传导颈部、胸部和腹部脏器的感觉。

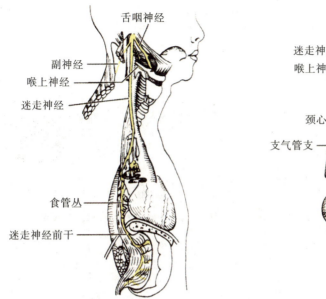

图 8-78　舌咽神经、迷走神经和副神经

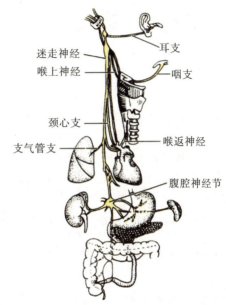

图 8-79　迷走神经的分布

迷走神经于舌咽神经的下方,在延髓的前外侧沟出脑,经颈静脉孔出颅腔,在颈内动脉和静脉之间下行,进入胸腔,走行于肺根的后方,在食管的前面、后面分别形成食管前丛、食管后丛,然后继续下行至食管下端,食管前丛延续为迷走神经前干,食管后丛延续为迷走神经后干。迷走神经前干和后干经膈肌的食管裂孔进入腹腔,分支分布于肝、肾、胰、脾、胃以及结肠左曲以上的肠管。迷走神经在颈部、胸部和腹部的主要分支如下。

1. 喉上神经　喉上神经是迷走神经在颈部最大的分支,在颈内动脉的内侧下行,分为内支和外支,沿着咽壁下行。外支为运动支,支配环甲肌;内支为感觉支,分布于会厌、舌根及声门裂以上的喉黏膜。

2. 颈心支　颈心支有2~3条,沿着颈总动脉进入胸腔,参与心丛的组成,由心丛发出分支,支配心肌。

3. 喉返神经　左喉返神经绕过主动脉弓向上返回,右喉返神经绕过右锁骨下动脉向上返回。左、右喉返神经在气管和食管之间的沟内上行,分支分布于除环甲肌以外的喉肌及声门裂以下的喉黏膜。喉返神经在进入喉之前,与甲状腺下动脉相交叉,因此,在做甲状腺手术时,应注意保护喉返神经,以免引起喉返神经损伤,从而出现喉肌麻痹,导致声音嘶哑和呼吸困难。

迷走神经受到损伤时,患者会出现发音困难、声音嘶哑、吞咽困难、内脏运动障碍、腺体分泌障碍、心率加快、内脏感觉障碍、耳郭和外耳道的皮肤感觉障碍等。

(十一)副神经

副神经(图 8-78)为运动性脑神经,起自疑核和副神经核,经颈静脉孔出颅腔,沿着胸锁乳突肌向后下走行,支配胸锁乳突肌和斜方肌。一侧副神经受到损伤时,患者会出现头不能向同侧倾斜,面不能转向对侧,不能上提同侧肩胛骨。

（十二）舌下神经

舌下神经（图 8-77、图 8-80）为运动性脑神经,起自舌下神经核,经舌下神经管出颅腔,支配舌肌。一侧舌下神经受到损伤时,患者会出现同侧舌肌运动障碍,由于同侧颏舌肌瘫痪,故伸舌时,舌尖偏向同侧。

12 对脑神经的名称、性质、连脑部位、出入颅部位、分布范围及损伤后的主要表现见表 8-2。

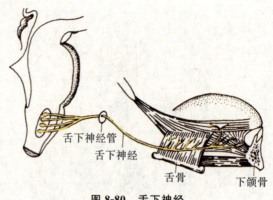

图 8-80 舌下神经

表 8-2　12 对脑神经的名称、性质、连脑部位、出入颅部位、分布范围及损伤后的主要表现

顺序和名称	性质	连脑部位	出入颅部位	分布范围	损伤后的主要表现
Ⅰ 嗅神经	感觉	端脑	筛孔	鼻腔嗅黏膜	嗅觉障碍
Ⅱ 视神经	感觉	间脑	视神经孔	眼球视网膜	视觉障碍
Ⅲ 动眼神经	运动	中脑	眶上裂	上、下、内直肌,下斜肌,上睑提肌、瞳孔括约肌和睫状肌	眼外下斜视,上睑下垂,对光反射消失
Ⅳ 滑车神经	运动	中脑	眶上裂	上斜肌	极少单独出现损伤
Ⅴ 三叉神经	混合	脑桥	眶上裂（眼神经）圆孔（上颌神经）卵圆孔（下颌神经）	额、顶和颜面部皮肤,眼球及眶内结构,口、鼻腔黏膜、舌前 2/3 黏膜,牙、牙龈和咀嚼肌	头面部皮肤,口、鼻腔黏膜感觉障碍,角膜反射消失,咀嚼肌瘫痪,张口时下颌偏向患侧
Ⅵ 展神经	运动	脑桥	眶上裂	外直肌	眼内斜视
Ⅶ 面神经	混合	脑桥	内耳门—茎乳孔	面肌、颈阔肌、泪腺、下颌下腺、舌下腺、鼻腔及腭黏膜腺、舌前 2/3 味蕾	面肌瘫痪,额纹消失、眼睑不能闭合,口角歪向健侧,分泌障碍,角膜干燥,舌前 2/3 味觉障碍
Ⅷ 前庭蜗神经	感觉	脑桥	内耳门	壶腹嵴,球囊斑及椭圆囊斑,螺旋器	眩晕,眼球震颤,听力障碍
Ⅸ 舌咽神经	混合	延髓	颈静脉孔	咽肌、腮腺、咽壁、鼓室黏膜、颈动脉窦、颈动脉小球、舌后部 1/3 黏膜及味蕾,耳后皮肤	咽反射消失,分泌障碍,咽、舌后部 1/3 味觉障碍,一般感觉障碍
Ⅹ 迷走神经	混合	延髓	颈静脉孔	喉肌、胸腔和腹腔脏器的平滑肌、腺体、心肌、胸腔和腹腔脏器及咽、喉黏膜、硬脑膜、耳郭及外耳道皮肤	发音困难,声音嘶哑,吞咽困难,内脏运动障碍,腺体分泌障碍,心率加快,内脏感觉障碍,耳郭、外耳道皮肤感觉障碍
Ⅺ 副神经	运动	延髓	颈静脉孔	胸锁乳突肌、斜方肌	面不能转向健侧,不能上提患侧肩胛骨
Ⅻ 舌下神经	运动	延髓	舌下神经管	舌肌	舌肌瘫痪、萎缩,伸舌时舌尖偏向患侧

三、内脏神经

内脏神经是指分布于内脏、心血管、腺体和平滑肌的神经,分为内脏运动神经和内脏感觉神经。

(一)内脏运动神经

内脏运动神经(图 8-81)支配内脏、心血管、平滑肌和腺体的分泌,不受意识支配,因此,又可称为"植物性神经"或"自主神经"。内脏运动神经与躯体运动神经相比,在形态结构和功能上有很大区别,主要表现在以下几个方面。

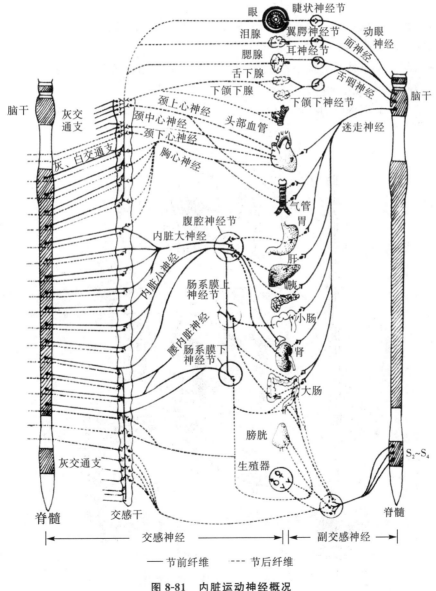

图 8-81 内脏运动神经概况

①躯体运动神经支配骨骼肌,受意识支配;内脏运动神经支配内脏、心血管、平滑肌和腺体,在一定程度上不受意识支配。

②躯体运动神经只有躯体运动纤维1种纤维成分,并且以神经干的形式分布;内脏运动神经有2种纤维成分,包括交感和副交感成分,其节后纤维交织形成内脏丛,再分支分布到所支配的器官。

③躯体运动神经的低级中枢是指位于脊髓灰质的前角和脑干的躯体运动核;内脏运动神经的低级中枢是指位于脊髓灰质的侧角、骶副交感核和脑干的内脏运动核。

④躯体运动神经从低级中枢到效应器只有1个神经元;而内脏运动神经从低级中枢到效应器,则必须在自主神经节内交换神经元,即需要2个神经元,第一个神经元称为"节前神经元",第二个神经元称为"节后神经元"。

内脏运动神经根据其形态结构、生理功能的不同,可分为交感神经和副交感神经。

1.交感神经　交感神经分为中枢部和周围部。

(1)中枢部　交感神经的低级中枢位于脊髓灰质的侧角。侧角内的神经元为交感神经元,即节前神经元,其发出的纤维为节前纤维。

(2)周围部　交感神经周围部由交感神经节、节前纤维和节后纤维组成(图8-82)。

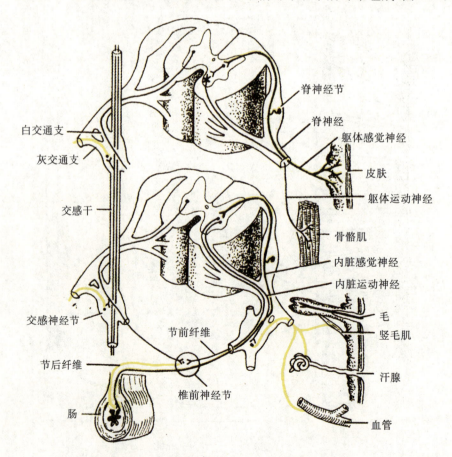

图8-82　交感神经节前和节后纤维行程模式图

①交感神经节。根据所在部位的不同,交感神经节可分为椎旁节和椎前节。交感神经节为节后神经元胞体所在的位置,其发出的纤维称"节后纤维"。

a.椎旁节。椎旁节位于脊柱的两侧,共有22～24对(图8-84)。椎旁节自上而下可分为颈、胸、腰、骶4个部分。每侧的椎旁节借节间支互相连接,形成串珠状的结构,称"交感干"。交感干上端可达颅底,下端可达尾骨,在尾骨的前面,两侧的交感干合并,终止于奇神经节。

b.椎前节。椎前节位于脊柱的前方,其中,比较重要的椎前节有主动脉神经节、腹腔神经节、肠系膜上神经节和肠系膜下神经节(图8-82、图8-84、图8-85)。

②节前纤维。节前纤维由脊髓灰质的侧角发出后,沿着脊神经前根和脊神经走行于脊柱的两侧,出椎管后,离开脊神经,进入交感干(图8-82、图8-83)。进入交感干的节前纤维有3种不同的去向:终止于相应的椎旁节;在交感干内上升或下降,经过一段距离后,终止于远距离的椎旁节;穿过椎旁节,终止于椎前节。

③节后纤维。由交感神经节发出的节后纤维也有3种不同的去向(图8-82):由椎旁节发出的节后纤维在离开交感干后,通过灰交通支返回脊神经,随着脊神经分布到躯干和四肢的血管、汗腺和竖毛肌;缠绕动脉,构成神经丛,并伴随动脉分布于所支配的器官;独立走行,由交感神经节发出的节后纤维直接到达所支配的器官。

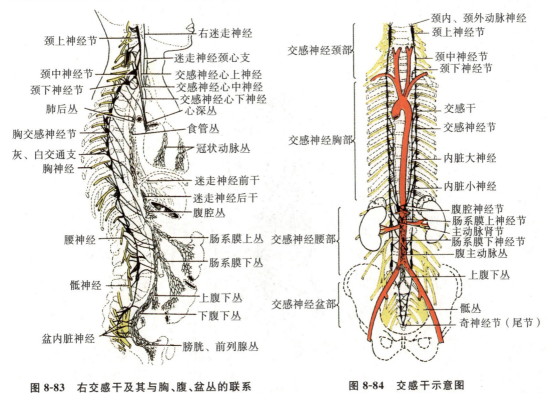

图8-83 右交感干及其与胸、腹、盆丛的联系　　图8-84 交感干示意图

(3)交感神经的分布　交感神经节前和节后纤维分布均有一定规律:来自脊髓胸1～5节段的节前纤维,更换神经元后,其节后纤维支配头、颈、胸腔脏器和上肢的血管、汗腺和竖毛肌;来自脊髓胸5～12节段的节前纤维,更换神经元后,其节后纤维支配肝、脾、肾等腹腔实质性器官和结肠左曲以上的消化管;来自脊髓上腰段的节前纤维,更换神经元后,其节后

纤维支配结肠左曲以下的消化管、盆腔脏器和下肢的血管、汗腺和竖毛肌。

2.副交感神经　副交感神经与交感神经一样分为中枢部和周围部。

(1)中枢部　副交感神经的低级中枢位于脊髓灰质的骶副交感核和脑干的内脏运动核，副交感神经的节前纤维起自这些核内的神经元。

(2)周围部　副交感神经的周围部由副交感神经节、节前纤维和节后纤维组成。副交感神经节是副交感神经的节后神经元所在的位置，多位于所支配器官的附近或器官的壁内，分别称为"器官旁节"和"壁内节"，其发出的纤维称"节后纤维"。

(3)副交感神经的分布　根据副交感神经低级中枢的部位不同，副交感神经可分为颅部副交感神经和骶部副交感神经。

①颅部副交感神经。脑干的内脏运动核所发出的节前纤维，分别加入到第Ⅲ、Ⅶ、Ⅸ、Ⅹ对脑神经中，随着相应的脑神经走行，到达各自所支配器官的器官旁节或壁内节内，交换神经元后，发出节后纤维分布于所支配的器官。

②骶部副交感神经。由脊髓灰质的骶副交感核发出的节前纤维，随骶神经前支出骶前孔，离开骶神经后，组成盆内脏神经。盆内脏神经的纤维到达它所支配器官的器官旁节或壁内节，交换神经元后，发出纤维分布于结肠左曲以下的消化管、外生殖器和盆腔器官。

交感、副交感神经和内脏感觉神经在到达所分布的脏器的过程中，常互相交织在一起，形成内脏神经丛(图8-83、图8-84、图8-85、图8-86)，如心丛、肺丛、腹腔丛、腹主动脉丛和腹下丛等，再由丛分支到所分布的器官。

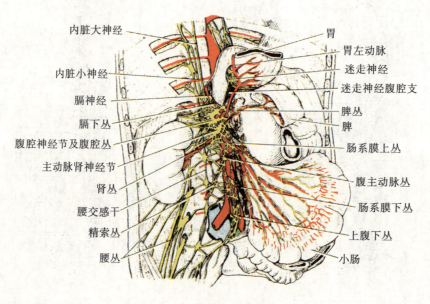

图8-85　腹部内脏神经丛

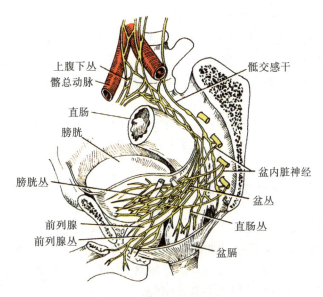

图 8-86 盆部内脏神经丛

3.交感神经和副交感神经的区别 交感、副交感神经都是内脏运动神经,共同支配内脏器官,构成对多数内脏器官的双重支配。两者在形态结构和功能上有着各自的特点(表 8-3)。

表 8-3 交感神经和副交感神经的区别

比较项目	交感神经	副交感神经
低级中枢的位置	脊髓灰质的侧角	脑干的内脏运动核,脊髓灰质的骶副交感核
周围神经节的位置	椎旁节、椎前节	器官旁节、壁内节
节前和节后纤维	节前纤维较短,节后纤维较长	节前纤维较长,节后纤维较短
分布范围	广泛,全身的血管和内脏平滑肌、心肌、汗腺和竖毛肌	不如交感神经广,大部分的血管、汗腺、竖毛肌和肾上腺髓质等无副交感神经分布
对主要器官的影响	可使心率加快,心肌收缩力增强,腹腔内脏及皮肤血管收缩,支气管扩张,瞳孔散大,汗腺分泌,抑制胃肠的运动,冠状动脉扩张	可使心率减慢,心肌收缩力减弱,支气管收缩,胃肠运动增强,瞳孔缩小,消化液分泌增加,冠状动脉轻度收缩

(二)内脏感觉神经

人体的内脏器官除了受交感神经和副交感神经支配外,还分布有内脏感觉神经。内脏感觉神经元的胞体位于脑神经节内和脊神经节内,其周围突随交感神经和副交感神经走行,分布到内脏器官和血管,其中枢突进入脊髓和脑干。内脏感觉神经传入的神经冲动,一部分参与完成内脏反射,另一部分经脑干传至大脑皮质,产生相应的内脏感觉。

1.内脏感觉神经的特点 内脏感觉神经和躯体感觉神经在形态上大致相同,但内脏感觉神经与躯体感觉神经相比具有以下特点。

(1)内脏器官的一般活动不引起感觉,只有较强烈的内脏活动才引起感觉　例如,在饥饿时,胃的收缩可引起饥饿感觉;当内脏痉挛性收缩时,可引起剧烈疼痛等。

(2)内脏神经对牵拉、膨胀、冷热和痉挛等刺激比较敏感,但对切割等刺激不敏感　因此,在临床手术时,切割内脏器官时患者无明显感觉,但当牵拉内脏器官时,患者较难以忍受。

(3)内脏感觉的传入途径比较分散　一个内脏器官的感觉纤维可经多个脊髓节段的神经传入中枢,而1条脊神经又包含了几个内脏器官的感觉纤维,因此,内脏痛是比较模糊的,定位不准确。

2.牵涉性痛　当某些体内器官发生病变时,常在体表的一定区域产生感觉过敏或者疼痛的感觉,这种现象称为"牵涉性痛"。如肝胆疾病时,患者感到右肩疼痛;心绞痛时,患者常在胸前区及左臂内侧皮肤感到疼痛等。牵涉性痛发生的原因到目前为止还不完全清楚,一般认为,发生牵涉性痛的体表部位与病变器官的感觉神经进入同一脊髓节段,因此,从病变器官传导来的神经冲动可扩散到邻近部位的躯体感觉神经元,因而产生牵涉性痛。临床上,可根据牵涉性痛来帮助诊断某些体内器官的疾病。

第四节　神经系统的传导通路

人体在活动过程中,通过反射弧实现各种功能调节。由感受器接受体内、外环境的各种刺激,并将刺激转换成神经冲动,通过传入神经传至大脑皮质,产生相应的感觉,称为"感觉(上行)传导通路";感觉信息经过分析和整合后,发出的神经冲动经传出神经传至效应器,产生相应的反应,称为"运动(下行)传导通路"。

一、感觉传导通路

(一)躯干和四肢本体觉和精细触觉传导通路

本体觉又称"深感觉",指骨骼肌、肌腱、关节的位置觉、震动觉和运动觉,此传导通路还可以传导皮肤的精细触觉(如辨别物体的纹理粗细和两点间的距离等)。这一传导通路由3级神经元组成(图8-87)。

第1级神经元的胞体位于脊神经节内,其周围突分布于骨骼肌、肌腱、关节等处的感受器,其中枢突经脊神经后根进入脊髓同侧的后索,其中,来自第5胸节以下的纤维组成薄束,第4胸节以上的纤维组成楔束,薄束和楔束的纤维上行,分别终止于延髓的薄束核和楔束核。

第2级神经元的胞体位于薄束核和楔束核内,发出的纤维向前绕过中央管的腹侧,并左、右交叉,称为"内侧丘系交叉",交叉后的纤维形成内侧丘系。内侧丘系向上经脑桥、中脑传至背侧丘脑的腹后外侧核。

第3级神经元的胞体位于背侧丘脑的腹后外侧核,其发出的纤维加入丘脑中央辐射(丘脑皮质束),经内囊后肢,投射到大脑皮质中央后回的上2/3和中央旁小叶的后部。

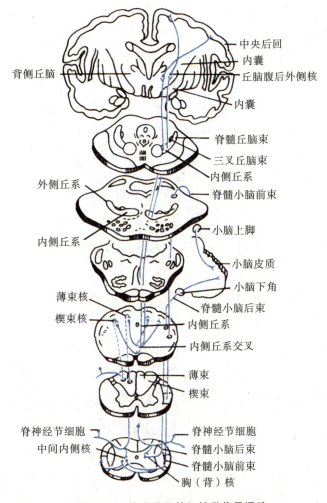

图 8-87 本体感觉和精细触觉传导通路

(二) 躯干和四肢的痛觉、温度觉、压觉和粗触觉传导通路

痛觉、温度觉、压觉和粗触觉又称为"浅感觉",这一传导通路由3级神经元组成(图8-88)。

第1级神经元的胞体位于脊神经节内,其周围突分布于躯干和四肢的感受器,其中枢突组成脊神经后根进入脊髓,传至脊髓灰质后角的固有核。

第2级神经元的胞体位于脊髓后角的固有核内,其发出的纤维经白质前连合交叉至对侧,形成脊髓丘脑束,经脑桥、中脑传至背侧丘脑的腹后外侧核。

第3级神经元的胞体位于背侧丘脑的腹后外侧核,其发出的纤维加入丘脑中央辐射(丘脑皮质束),经内囊后肢,投射到大脑皮质中央后回的上2/3和中央旁小叶的后部。

(三) 头面部的痛觉、温度觉、压觉和粗触觉传导通路

这一传导通路由3级神经元组成(图8-88)。

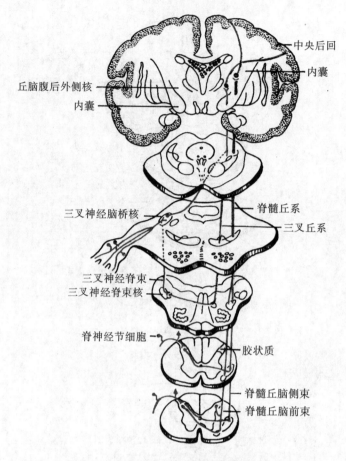

图 8-88 痛觉、温度觉和粗略触觉传导路

第1级神经元的胞体位于三叉神经节内，其周围突分布于头面部的感觉器，其中枢突组成三叉神经感觉根进入脑桥，终止于三叉神经脊束核和脑桥核。

第2级神经元胞体位于三叉神经脊束核和脑桥核内，发出的纤维左、右交叉至对侧，称为"三叉丘系交叉"，交叉后的纤维继续上行，形成三叉丘系。三叉丘系向上经脑桥、中脑传至背侧丘脑的腹后内侧核。

第3级神经元胞体位于背侧丘脑的腹后内侧核，发出的纤维加入到丘脑中央辐射（丘脑皮质束），经内囊后肢投射到大脑皮质中央后回的下1/3。

(四)视觉传导通路和瞳孔对光反射通路

1. 视觉传导通路　该传导通路由3级神经元组成（图8-89）。

第1级神经元的胞体位于视网膜的双级细胞内，树突与视网膜的视锥细胞和视杆细胞形成突触，轴突与视网膜的节细胞形成突触。

第2级神经元的胞体位于视网膜的节细胞内，发出的纤维组成视神经，在视神经管进入颅腔，经视交叉（鼻侧半纤维交叉，颞侧半纤维不交叉）后延续为视束，视束绕过大脑脚，终止于外侧膝状体。

第3级神经元的胞体位于外侧膝状体内，发出的纤维组成视辐射，经内囊后肢投射到大脑皮质的视区（距状沟两侧的皮质）。

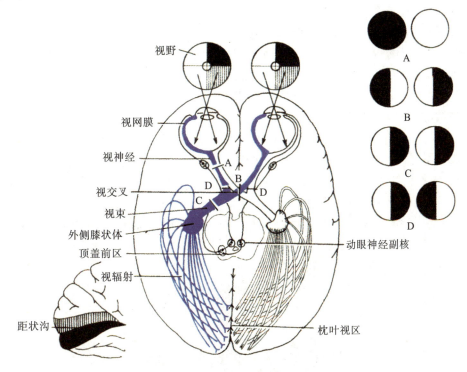

图 8-89　视觉传导路及瞳孔对光反射通路

视觉传导通路的不同部位损伤时，会出现不同的症状。

(1) 当一侧视神经受到损伤时，会出现患侧眼全盲。

(2) 当视交叉受到损伤时，会出现双眼颞侧半视野偏盲。

(3) 当一侧视束受到损伤时，会出现双眼对侧半视野偏盲。

(4) 当一侧视交叉外侧部的未交叉的纤维受到损伤时，会出现患侧眼鼻侧半视野偏盲。

2. 瞳孔对光反射通路

当光照射一侧瞳孔时，引起双眼瞳孔缩小的反射，称为"瞳孔对光反射"。光照侧瞳孔缩小的反应称为"直接对光反射"；未接受光照侧的瞳孔缩小的反应称为"间接对光反射"。

瞳孔对光反射通路为：光照一侧瞳孔，视网膜的感光细胞感受刺激，经视神经、视交叉到视束，视束的部分纤维经上丘臂至中脑顶盖前区的瞳孔对光反射中枢，由顶盖前区发出的纤维与两侧的动眼神经副核的神经元形成突触，经动眼神经分布到瞳孔括约肌，调节瞳孔，使瞳孔缩小（图 8-89）。

当一侧视神经受到损伤时，光照射患侧眼时，两侧瞳孔都不缩小，而当光照射健侧眼时，两眼瞳孔都缩小。

当一侧动眼神经受到损伤时，无论光照射哪一只眼，患侧眼瞳孔都不缩小。

(五) 听觉传导通路

该传导路主要由 3 级神经元组成（图 8-90）。

第1级神经元胞体位于蜗神经节内的双级细胞,周围突分布于内耳蜗管内的螺旋器,中枢突组成蜗神经,终止于脑桥的蜗神经核。

第2级神经元胞体位于脑桥的蜗神经核内,发出的纤维大部分在脑桥内经交叉形成斜方体,折返上行形成外侧丘系,外侧丘系的纤维经中脑被盖的背外侧部终止于下丘,下丘发出的纤维经下丘臂终止于后丘脑的内侧膝状体。

第3级神经元胞体位于后丘脑的内侧膝状体,发出的纤维组成听辐射,经内囊后肢终止于大脑皮质的听区(颞横回)。

少数蜗神经核发出的纤维不交叉,进入同侧的外侧丘系,也有少数外侧丘系的纤维直接终止于内侧膝状体。因此,听觉冲动的传导是双侧传导,若一侧听觉传导通路在外侧丘系以上受到损伤,不会产生明显的症状;若听觉传导通路在蜗神经核以下受到损伤(如蜗神经、内耳和中耳),则将导致同侧听觉障碍。

听觉的反射中枢在下丘,下丘发出纤维至上丘和内侧膝状体。上丘发出的纤维组成顶盖脊髓束,直接或间接终止于脑神经运动核和脊髓前角运动细胞,完成听觉反射,即由声音所引起的转动头、眼及躯体的运动。

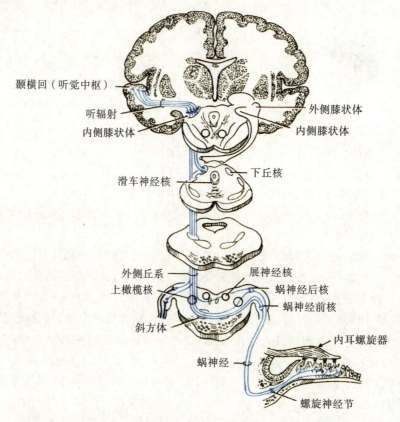

图 8-90 听觉传导通路

二、运动传导通路

运动传导通路管理全身骨骼肌的随意运动,主要包括锥体系和锥体外系2个部分。

(一) 锥体系

锥体系主要管理骨骼肌的随意运动,由上、下 2 级神经元组成。上运动神经元为锥体细胞,胞体位于大脑皮质的中央前回和中央旁小叶前部,轴突组成下行的锥体束。下运动神经元为脊髓前角运动神经元和脑干躯体运动核内的神经元,其中,止于脊髓前角运动神经元的纤维束被称为"皮质脊髓束",止于脑干躯体运动核的纤维束称为"皮质核束"。

1. 皮质脊髓束　大脑皮质中央前回的上 2/3 和中央旁小叶前部的锥体细胞的轴突组成皮质脊髓束,经内囊后肢向下走行,经中脑的大脑脚、脑桥基底部至延髓的锥体。在锥体的下部,绝大多数纤维左、右交叉,称为"锥体交叉"。交叉以后的纤维走行于脊髓对侧的外侧索内,形成皮质脊髓侧束。皮质脊髓侧束的纤维在下行的过程中,终止于同侧的脊髓灰质前角运动细胞,支配四肢肌。在延髓锥体有小部分未发生交叉的纤维在同侧脊髓的前索内下行,形成皮质脊髓前束。皮质脊髓前束中大部分纤维下降到胸节,经白质前连合交叉至对侧,终止于脊髓前角运动细胞,支配躯干和四肢的骨骼肌的随意运动;另一部分纤维始终不交叉,终止于同侧脊髓前角运动细胞,支配躯干肌(图 8-91)。因此,当一侧皮质脊髓束在锥体交叉之前受到损伤时,主要引起对侧肢体运动障碍,而躯干肌则没有受到明显影响;若锥体交叉后受到损伤,主要引起同侧肢体运动障碍。

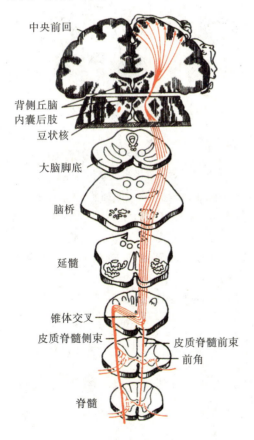

图 8-91　皮质脊髓束

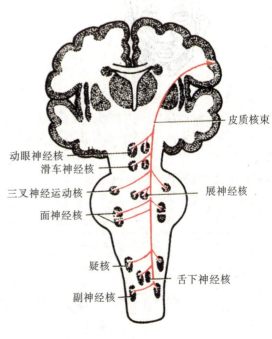

图 8-92　皮质核束

2.皮质核束 大脑皮质中央前回下1/3的锥体细胞的轴突组成皮质核束,经内囊膝、中脑下行,此后,陆续分出纤维:小部分纤维终止于对侧面神经核下部和舌下神经核,支配睑裂以下的面肌和舌肌;大部分纤维终止于两侧脑神经的躯体运动核,支配眼球外肌、咀嚼肌、咽肌、喉肌、胸锁乳突肌、斜方肌、睑裂以上的面肌(图8-92)。

如果皮质核束受损,可使对侧眼裂以下的面肌和对侧舌肌瘫痪,表现为病灶对侧鼻唇沟消失、口角低垂并向病灶侧偏斜、流涎、不能鼓腮露齿,伸舌时舌尖偏向病灶对侧,为核上瘫。一侧面神经核或面神经(下运动神经元)损伤,可致病灶侧所有面肌瘫痪,表现为额横纹消失、眼不能闭、口角下垂、鼻唇沟消失等;一侧舌下神经(下运动神经元)受损,可致病灶侧全部舌肌瘫痪,表现为伸舌时舌尖偏向病灶侧,称"核下瘫"(图8-93、图8-94)。

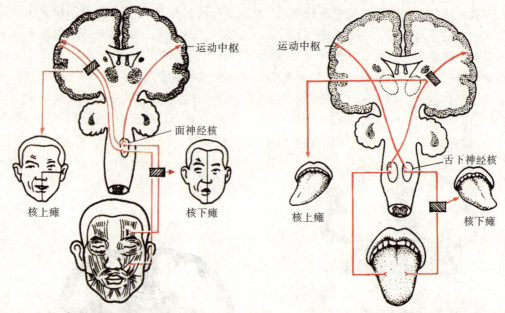

图8-93 面神经核上瘫和下瘫　　　　图8-94 舌下神经核上瘫和下瘫

锥体系的任何部位损伤都可引起其支配区域的骨骼肌的运动障碍,即瘫痪。

上运动神经元损伤(核上瘫)时,表现为随意运动障碍,骨骼肌张力增高,称"痉挛性瘫痪(硬瘫)",深反射亢进,浅反射减弱或消失,出现病理反射等。下运动神经元损伤(核下瘫)时,表现为随意运动障碍,骨骼肌张力降低,又称"迟缓性瘫痪(软瘫)",深反射和浅反射都消失,无病理反射(表8-4)。

表8-4 上运动神经元和下运动神经元损伤后瘫痪表现的区别

	上运动神经元损伤	下运动神经元损伤
瘫痪特点	痉挛性瘫(硬瘫)	弛缓性瘫(软瘫)
肌张力	增高	降低
深反射	亢进	消失
浅反射	减弱或消失	消失
病理反射	有	无
早期肌萎缩	不明显	明显

(二)锥体外系

锥体外系是指锥体系以外的控制骨骼肌运动的纤维束。锥体外系在结构上不是一个简单独立的系统,而是一个复杂的、涉及脑的许多部分和结构的功能系统。这些纤维束起自大脑皮质中央前回和中央旁小叶以外的部分,在下降的过程中,与小脑、纹状体、红核、黑质及脑干的网状结构有广泛的联系。这些结构共同组成了复杂的多级神经元链,最后终止于脊髓前角运动细胞和脑干的躯体运动核,支配全身骨骼肌。锥体外系的主要功能是协调骨骼肌的运动,调节骨骼肌张力,以协助锥体系完成对骨骼肌运动的调节。

附17 神经系统常用反射检查的解剖学基础与护理应用

神经反射是通过反射弧完成的。反射弧包括感受器、传入神经、中枢、传出神经和效应器,并受高级中枢控制。反射弧任何一个环节或高级中枢病变都可影响反射,使其亢进、减弱或消失。当锥体束以上有病变时,反射活动失去抑制,因而出现反射亢进。

一、浅反射

浅反射是指通过刺激皮肤或黏膜而引起肌肉收缩反应的反射。

(一)腹壁反射

1. 解剖学基础　胸腹肋间神经和胸7～12髓节。
2. 护理应用要点　根据刺激部位不同,腹壁反射可分为上腹壁反射(胸7～8髓节)、中腹壁反射(胸9～10髓节)和下腹壁反射(胸11～12髓节)。

嘱患者仰卧,两下肢稍屈曲,使腹壁松弛,评估者用钝头竹签由外向内轻划腹上部、腹中部和腹下部的皮肤,正常反应为受刺激部位腹肌收缩。脊髓不同节段受损时,相应部位的腹壁反射消失;一侧锥体束受损时,同侧腹壁反射减弱或消失;昏迷、急腹症、经产妇、肥胖及老年人等,可因腹壁松弛,致使腹壁反射减弱或消失。

(二)提睾反射

1. 解剖学基础　生殖股神经、髂腹股沟神经和腰1～2髓节。
2. 护理应用要点　嘱患者仰卧,双腿伸直分开,评估者以钝器分别由下向上轻划两侧股内侧上1/3处皮肤,正常反应为同侧提睾肌收缩,睾丸上提。一侧提睾反射减弱或消失见于同侧锥体束受损、腹股沟疝、阴囊水肿及老年人等;腰1～2髓节受损时,双侧提睾反射均减弱或消失。

(三)角膜反射

1. 解剖学基础　其反射弧为:角膜→三叉神经眼支→脑桥三叉神经主核→面神经核→面神经→眼轮匝肌。
2. 护理应用要点　检查时,嘱患者眼睛向内上方注视,评估者将棉签絮捻成细束,用其末端轻触一侧角膜外缘,正常反应为眼睑迅速闭合。其中,被刺激侧的眼睑闭合,称"直接角膜反射";对侧眼睑同时闭合,称"间接角膜反射"。

(1)一侧三叉神经受损,直接和间接角膜反射均消失。

(2)一侧面神经受损,直接角膜反射消失,而间接角膜反射存在。

(3)深昏迷患者双侧角膜反射完全消失。

(四)跖反射

1.解剖学基础　其反射弧为:从足底外侧足跟至小趾再到拇趾→足底外侧和内侧神经→胫神经→坐骨神经→腰5髓节~骶1髓节→坐骨神经→胫神经→足底神经→拇趾及其他四趾。

2.护理应用要点　嘱患者仰卧,双下肢伸直,评估者一只手托其踝部,另一只手持钝头竹签由足跟向小趾划足底外侧缘,至小趾跖关节再转向拇趾侧,正常反应为足趾向跖面屈曲。骶1~2髓节受损时,跖反射消失。

二、深反射

深反射是指通过刺激骨膜、肌腱,经深部感受器完成的反射,也称"腱反射"。

评估时患者要合作,评估者需分散其注意力,以免因紧张而使反射受到限制。使用叩诊锤时,力量要均等适中,注意两侧对比。深反射两侧不对称是神经受损的重要定位体征。深反射减弱或消失,是下运动神经元受损的重要体征,常见于周围神经炎、脊髓前角病变以及麻醉、昏迷等。深反射亢进是上运动神经元受损的重要体征,常见于脑梗死、脑出血、脑瘤等,也可见于甲状腺功能亢进症、神经官能症等。

(一)肱二头肌反射

1.解剖学基础　其反射弧为:肱二头肌腱→肌皮神经→第5~6颈节→肌皮神经→肱二头肌收缩。

2.护理应用要点　检查时,嘱患者前臂屈曲,评估者用左手托住其肘部,将左拇指置于肱二头肌肌腱上,右手持叩诊锤叩击评估者自己的左拇指,正常反应为肱二头肌收缩,前臂呈快速屈曲动作。

(二)肱三头肌反射

1.解剖学基础　其反射弧为:肱三头肌腱→桡神经→第6~8颈节→桡神经→肱三头肌收缩。

2.护理应用要点　检查时,使患者前臂位于半屈半旋前位,评估者用左手托住其肘部,右手持叩诊锤叩击鹰嘴上方的肱三头肌肌腱,正常反应为肱三头肌收缩,前臂有后伸动作。

(三)膝腱反射

1.解剖学基础　其反射弧为:叩击该肌腱→股神经→第2~4腰节→股神经→股四头肌收缩。

2.护理应用要点　检查时,患者取坐位,小腿自然下垂且完全放松。如患者取仰卧位,需评估者用左手托起其膝关节,使髋关节及膝关节稍屈曲。评估者持叩诊锤叩击髌骨下方的股四头肌肌腱,正常反应为小腿有前伸动作。

(四)跟腱反射

1.解剖学基础　其反射弧为:跟腱→胫神经→第5腰节至第1～2骶节→坐骨神经→股神经→胫神经→小腿三头肌(腓肠肌)收缩。

2.护理应用要点　检查时,嘱患者仰卧,髋关节及膝关节稍屈曲,下肢取外旋外展位。评估者一只手将患者足部背屈成直角,另一只手持叩诊锤叩击跟腱,正常反应为腓肠肌收缩,足跖屈(踝反射)。

三、病理反射

病理反射是指因锥体束受损导致大脑失去对脑干和脊髓的抑制作用而出现的异常反射,也称"锥体束征"。

(一)巴宾斯基(Babinski)征

巴宾斯基征是下肢重要的病理反射之一。评估时,嘱患者仰卧,下肢伸直或为略屈曲位,检查者以左手握其踝部或足跟部,用钝器由足跟沿足掌外侧缘向上划至第5脚趾基底部,再向内划向拇趾基底部;或自拇趾基底部开始沿上述相反次序和方向划向足跟部。如拇趾呈缓慢而强直地背屈,其余四趾呈扇形散开,则为阳性,见于锥体束损害。反应强烈者,可伴有下肢各关节的屈曲和尿失禁。

(二)查多克(Chaddock)征

评估时,嘱患者仰卧,双下肢伸直,评估者持钝头竹签由后向前划足背外下缘,至小趾跖关节再转向拇趾侧。其阳性反应同巴宾斯基征。

(三)奥本海姆(Oppenheim)征

评估者用拇指和示指沿患者胫骨前缘自上而下用力推移至踝上方。其阳性反应同巴宾斯基征。

(四)戈登(Gordon)征

评估者用一定力量挤压患者的腓肠肌。其阳性反应同巴宾斯基征。

(五)霍夫曼(Hoffmann)征

霍夫曼征为上肢重要的病理反射之一,检查者以左手握住患者腕部,右手的食指和中指挟住患者的中指末节,并使其背屈,然后以右手拇指迅速地轻弹患者的中指指甲,如果患者拇指出现内收掌屈,其余4指也呈掌屈,则为阳性。霍夫曼征阳性可见于锥体束损伤、腱反射普遍亢进的患者以及15%的正常人,且后两类人员的阳性霍夫曼征多两侧对称性地出现,因此,在临床诊断时需结合其他检查和病情加以鉴别。

四、脑膜刺激征

脑膜刺激征是指因脑膜受刺激而出现的体征,见于脑膜炎、蛛网膜下腔出血、颅内压增高、脑膜转移瘤等。脑膜刺激征最常见于脑膜炎和蛛网膜下腔出血。

(一)颈强直

评估时,患者取去枕仰卧位,双下肢伸直,评估者以右手置于其前胸,左手置于枕后,托起其头部,使下颏向胸骨柄方向做被动屈颈。阳性反应为颈肌抵抗力增强或下颏不能贴近前胸。排除颈部疾病后,即认为患者有脑膜刺激征。

(二)Kernig 征

评估时,嘱患者仰卧,评估者先将患者一侧下肢的髋关节和膝关节屈曲呈直角,再用左手置于膝部固定,用右手抬起小腿(正常可达 135°以上)。阳性反应为在 135°以内伸膝有抵抗感且伴疼痛及屈肌痉挛。

(三)Brudzinski 征

评估时,嘱患者仰卧,双下肢伸直,评估者以右手置于其前胸,左手置于其枕后,托起头部,使头部前屈。阳性反应为双髋关节和膝关节同时反射性屈曲。

练习题

一、名词解释

1.灰质 2.白质 3.神经核 4.神经节 5.纤维束 6.神经 7.基底核 8.内囊 9.硬膜外隙 10.蛛网膜下隙 11.硬脑膜窦 12.大脑动脉环 13.交感干 14.内脏神经

二、单项选择题

1.成人脊髓下端平(　　)。

　　A.第 12 胸椎的下缘　　　　　　　B.第 1 腰椎的下缘

　　C.第 2 腰椎的下缘　　　　　　　D.第 3 腰椎的下缘

　　E.第 4 腰椎的下缘

2.脊髓后角的神经元是(　　)。

　　A.副交感神经元　　B.联络神经元　　C.运动神经元

　　D.交感神经元　　　　　　　　　E.感觉神经元

3.大脑半球的(　　)在脑的表面看不见。

　　A.额叶　　B.顶叶　　C.枕叶　　D.岛叶　　E.颞叶

4.一侧内侧丘系传导(　　)。

　　A.对侧半视野的视觉　　　　　B.两侧身体本体觉和粗细触觉

　　C.两侧身体痛觉、温觉和粗触觉　　D.对侧半身本体觉和精细触觉

E. 对侧半身痛觉、温觉和粗触觉

5. 左侧视束损伤出现(　　)。
　　A. 双眼颞侧半视野偏盲　　　　B. 左眼全盲
　　C. 双眼鼻侧半视野偏盲　　　　D. 左眼颞侧半视野、右眼鼻侧半视野偏盲
　　E. 左眼鼻侧半视野、右眼颞侧半视野偏盲

6. 脊神经根阻滞麻醉是将药物注入(　　)。
　　A. 椎管内　　　　　　B. 终池内　　　　C. 硬膜外隙内
　　D. 蛛网膜下隙内　　　E. 中央管内

7. 不参与组成大脑动脉环的是(　　)。
　　A. 大脑后动脉　B. 大脑前动脉　C. 椎动脉　D. 后交通动脉　E. 颈内动脉

8. 与脑桥相连的脑神经是(　　)。
　　A. 动眼神经　B. 滑车神经　C. 面神经　D. 迷走神经　E. 舌下神经

9. 对脊神经的叙述,错误的是(　　)。
　　A. 共有31对　　　　　　B. 都是混合性神经
　　C. 都是运动性神经　　　　D. 属于周围神经
　　E. 以脊神经根连于脊髓的两侧

10. 支配三角肌的神经是(　　)。
　　A. 腋神经　B. 肌皮神经　C. 尺神经　D. 正中神经　E. 桡神经

11. 肱骨中段骨折后出现腕下垂可能是损伤了(　　)。
　　A. 腋神经　B. 肌皮神经　C. 尺神经　D. 正中神经　E. 桡神经

12. 手掌侧皮肤感觉神经为(　　)。
　　A. 尺神经和肌皮神经　　　B. 正中神经和尺神经
　　C. 正中神经和桡神经　　　D. 尺神经和桡神经
　　E. 桡神经和肌皮神经

13. 手背侧皮肤感觉神经为(　　)。
　　A. 尺神经和肌皮神经　　　B. 正中神经和尺神经
　　C. 正中神经和桡神经　　　D. 尺神经和桡神经
　　E. 桡神经和肌皮神经

14. 肋弓平面的皮肤是(　　)胸神经前支分布区域。
　　A. 第2对　B. 第4对　C. 第6对　D. 第8对　E. 第10对

15. 关于神经支配的叙述,正确的是(　　)。
　　A. 展神经支配上直肌　　　B. 滑车神经支配下斜肌
　　C. 动眼神经支配瞳孔开大肌　D. 迷走神经支配胸锁乳突肌
　　E. 三叉神经支配咀嚼肌

16. 支配表情肌的神经是(　　)。
　　A. 眼神经　B. 上颌神经　C. 展神经　D. 面神经　E. 舌下神经

17. 接受头面部皮肤感觉的神经是(　　)。
　　A. 动眼神经　B. 视神经　C. 三叉神经　D. 展神经　E. 面神经

18. 连于脑干背面的脑神经是(　　)。
    A. 动眼神经　　B. 滑车神经　　C. 三叉神经　　D. 面神经　　E. 副神经
19. 躯体感觉区位于(　　)。
    A. 中央后回和中央旁小叶的后部　　　　B. 距状沟两侧的皮质
    C. 中央前回和中央旁小叶的前部　　　　D. 颞横回
    E. 颞上回后部
20. 躯体运动区位于(　　)。
    A. 中央后回和中央旁小叶的后部　　　　B. 距状沟两侧的皮质
    C. 中央前回和中央旁小叶的前部　　　　D. 颞横回
    E. 颞上回后部

三、简答题

1. 试述神经系统的组成。
2. 试述内囊的位置、分部及通过内囊膝和内囊后肢的主要纤维束；一侧内囊损伤的主要表现。
3. 简述脑脊液的产生及循环途径。
4. 简述营养脑的动脉来源及主要分支和分布范围。
5. 简述臂丛的主要分支和分布范围。
6. 简述舌的运动、味觉及一般感觉神经分布。
7. 简述内脏运动神经与躯体运动神经在形态结构和功能上的不同。

（李友余　杨治河）

第九章 内分泌系统

案例

患者，女，38岁，多汗、脖子粗、怕热、多食、脾气暴躁、心慌、体重逐渐下降半年多，近日劳累后出现发热、心慌加重、呼吸急促、多汗、烦躁、四肢无力等症状。体格检查：患者神态恍惚，全身皮肤湿润，消瘦，突眼，甲状腺肿大、可闻及血管杂音；体温 39℃，脉搏 140 次/分，血压 105/65 mmHg，心律不齐。实验室检查：血清游离三碘甲状腺原氨酸（FT_3）、血清游离甲状腺激素（FT_4）升高，促甲状腺激素（TSH）降低。初步诊断：甲状腺功能亢进症（简称"甲亢"），甲状腺危象。

问题：
1. 简述甲状腺的位置和形态结构。
2. 简述甲状腺分泌的激素和作用。

学习目标

掌握　甲状腺、甲状旁腺、肾上腺、垂体的位置、形态和功能。
熟悉　内分泌系统的组成；垂体的分部。
了解　内分泌系统的功能特点；松果体的位置和形态。

内分泌系统是神经系统以外的一个重要的调节系统，包括固有内分泌系统和弥散神经内分泌系统2个部分，由全身各部在结构上独立存在的内分泌腺和散在其他组织器官内的内分泌组织构成。内分泌腺主要有甲状腺、甲状旁腺、肾上腺、垂体、松果体和胸腺等。内分泌组织是指胰腺内的胰岛、睾丸内的间质细胞、卵巢内的卵泡和黄体等内分泌细胞团（图9-1）。

内分泌腺具有以下特点：无导管，又称"无管腺"；腺细胞常排列成索状、团块状或囊泡状；腺组织内有丰富的毛细血管和毛细淋巴管；内分泌腺的结构与功能活动有显著的年龄变化。内分泌腺的分泌物称"激素"，激素通过毛细血管和毛细淋巴管进入血液或淋巴，作用于靶器官、靶组织和靶细胞。

内分泌系统受神经系统控制和调节，神经系统通过对内分泌腺的作用，间接地调节人体各器官的功能，称为"神经体液调节"。内分泌系统分泌的激素直接对机体的新陈代谢、生长发育和生殖等进行调节,称为"体液调节"。

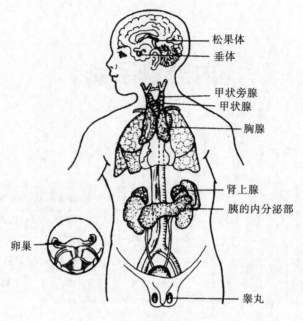

图 9-1　全身主要内分泌器官

第一节　甲状腺

一、形态和位置

甲状腺呈"H"形,分为左、右 2 个侧叶,中间以甲状腺峡相连,有的人在峡部向上延伸出锥状叶。侧叶贴于喉下部和气管上部两侧,上达甲状软骨中部,下至第 6 气管软骨环。甲状腺峡一般位于第 2～4 气管软骨环的前方(图 9-2、图 9-3)。

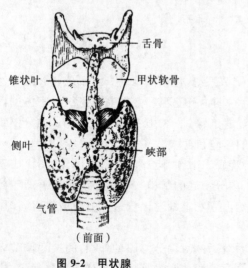

图 9-2　甲状腺　　　　图 9-3　甲状腺和甲状旁腺

二、结构和功能

甲状腺表面包有薄层结缔组织构成的纤维囊,称为"甲状腺被囊",囊外还有颈深筋膜包绕。甲状腺侧叶与环状软骨、气管软骨环之间有相连的甲状腺悬韧带,因此,甲状腺可随吞咽而向上、向下移动,这对颈部肿块是否与甲状腺有关具有重要的鉴别意义。

甲状腺分泌甲状腺素,调节机体的基础代谢并影响机体的生长发育,尤其是对骨骼和神经系统的发育影响较大。

> **知识链接**
>
> 甲状腺功能低下与甲状腺功能亢进的解剖学基础
>
> 当甲状腺功能低下时,甲状腺素分泌过少。婴幼儿若甲状腺功能低下,不仅身材矮小,而且脑发育障碍,智力低下,称"呆小症";成人若甲状腺功能低下,易出现黏液性水肿,皮肤变厚,性功能减退及毛发脱落。当甲状腺功能亢进时,甲状腺素分泌过多,因此,基础代谢率升高,患者常有心跳加速、耗氧量增加和体重减轻,严重时可导致突眼性甲状腺肿。碘对甲状腺的活动有调节作用,缺碘时可引起甲状腺组织增生肿大。

第二节 甲状旁腺

甲状旁腺是2对扁椭圆形小体,呈棕黄色,形状大小似黄豆,表面有光泽,一般有上、下2对:上一对多位于甲状腺侧叶后面的上、中1/3交界处,下一对常位于甲状腺下动脉附近。有时甲状旁腺可埋于甲状腺组织内,使手术时寻找困难(图9-3)。

甲状旁腺分泌甲状旁腺素,能调节机体内钙和磷的代谢,维持血钙平衡。甲状旁腺素分泌不足,或手术时被切除过多,可引起血钙浓度下降,诱发手足抽搐症,甚至死亡;如果甲状旁腺功能亢进,则引起骨质过度吸收,容易发生骨折。甲状腺手术时应注意保留甲状旁腺。

第三节 肾上腺

一、形态和位置

肾上腺位于肾的上内方,左右各一,左侧近似半月形,右侧呈三角形,与肾共同包在肾筋膜内(图9-1)。

二、结构和功能

肾上腺实质可分为皮质和髓质2个部分:皮质在外,呈浅黄色;髓质在内,呈棕色(图9-4)。皮质可分泌调节体内水盐代谢的盐皮质激素、调节碳水化合物代谢的糖皮质激素、影响性行为及副性征

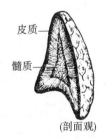

图9-4 肾上腺实质

的性激素。髓质分泌肾上腺素和去甲肾上腺素,能使心跳加快,心肌收缩力增强,小动脉收缩,血压升高,心、脑和骨骼肌内的血流加快。

第四节 垂 体

一、形态和位置

垂体呈椭圆形,色灰红,位于颅底的垂体窝内,上方借漏斗连于下丘脑,重 0.5 g 左右,女性的垂体略大于男性。垂体是机体内最重要和最复杂的内分泌腺,所产生的激素不但与骨骼和软组织的生长有关,还可调控其他许多内分泌腺(图 9-5)。

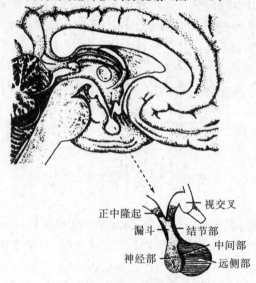

图 9-5 垂体和松果体

二、分部和功能

根据发生和结构特点,垂体分为腺垂体和神经垂体。腺垂体又分为远侧部、结节部和中间部。神经垂体分为神经部和漏斗。腺垂体远侧部和结节部合称"垂体前叶",中间部和神经部合称"垂体后叶"(图 9-6)。

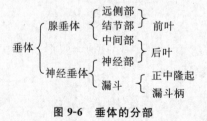

图 9-6 垂体的分部

1.腺垂体

(1)生长激素 腺垂体分泌生长激素(GH),能促进肌肉、内脏的生长及多种代谢过程,尤其是刺激骺软骨生长,促进骨骼增长。在未成年时期生长激素分泌过多,可引起巨人症,分泌过少则可引起侏儒症；成人分泌过多可引起肢端肥大症。

(2) 催乳素　腺垂体分泌催乳激素(PRL)，能促进乳腺发育和乳汁分泌。

(3) 其他促激素　腺垂体分泌多种促激素，促进其他内分泌腺的分泌活动，包括：促甲状腺激素(TSH)，促进甲状腺滤泡上皮细胞合成、分泌甲状腺素；促肾上腺皮质激素(ACTH)，促进肾上腺皮质细胞分泌糖皮质激素；卵泡刺激素(FSH)和黄体生成素(LH)。FSH 在女性促进卵泡发育，男性促进精子发生。LH 在女性促进排卵和黄体形成，在男性促进分泌雄激素。

2. 神经垂体　神经垂体本身无内分泌功能，只储存和释放下丘脑视上核和室旁核所分泌的激素。视上核和室旁核的神经内分泌细胞合成抗利尿激素(ADH)和催产素：ADH 主要促进肾远曲小管和集合管重吸收水，使尿液浓缩，如分泌过量可导致小动脉平滑肌收缩、血压升高，又称"加压素"，若分泌减少，会导致尿崩症；催产素能使子宫平滑肌收缩，并促进乳腺分泌。

第五节　松果体

松果体为一淡红色的椭圆形小体，位于背侧丘脑的后上方，以细柄连于第 3 脑室顶的后部。儿童期松果体较发达，一般 7 岁以后开始退化，成年后不断有钙盐沉着形成钙斑，可在胸片上看到。临床上可以其位置的改变作为诊断颅内病变的参考。松果体合成分泌的褪黑素有抑制性成熟的作用(图 9-1)。

附 18　甲状腺大部切除术后并发症的解剖学基础与护理应用

甲状腺大部切除术是治疗甲亢的一种常用而有效的方法。切除 80%～90% 甲状腺，保留约拇指末节大小的 2 叶腺体，可以满足机体的生理需要。但甲状腺位于血管、神经丰富的颈部，毗邻器官和结构复杂，易出现术后并发症，因此，术后护理应予以特别关注(图 9-7)。

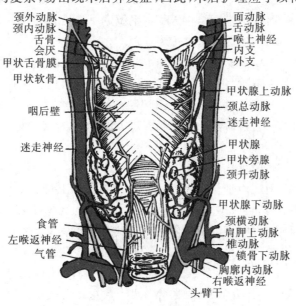

图 9-7　甲状腺的毗邻

(一)解剖学基础

1.甲状腺的毗邻器官　甲状腺前面由浅入深为皮肤、浅筋膜、颈筋膜浅层、舌骨下肌群和气管前筋膜;侧叶的后内侧为喉、气管、咽、食管以及喉返神经;后外侧与颈动脉鞘、甲状旁腺和颈交感干相邻。

2.甲状腺的血管　甲状腺的血供十分丰富,有发自颈外动脉的甲状腺上动脉和来自锁骨下动脉分支的甲状腺下动脉。此外,10%的人还有发自头臂干或主动脉弓的甲状腺最下动脉,此动脉行于气管前方到达甲状腺峡。

3.喉的神经

(1)喉上神经　喉上神经发自迷走神经,在颈内动脉深面分为内、外2支;内支穿过甲状舌骨膜入喉,支配声门裂以上的喉黏膜的感觉;外支伴甲状腺上动脉行向前下方,在甲状腺侧叶上极的上方1 cm处离开动脉,向内下分支支配环甲肌。当结扎甲状腺上动脉时,需注意紧贴腺体结扎,以免因损伤外支而引起环甲肌瘫痪,致使音调降低或呛咳等。

(2)喉返神经　喉返神经发自迷走神经,左侧绕主动脉弓、右侧绕右锁骨下动脉后方,沿气管食管旁沟上行,支配喉内肌和声门裂以下喉黏膜。该神经至甲状腺侧叶内后方时,与甲状腺下动脉分支相互交叉。行甲状腺次全切除术,在结扎甲状腺下动脉时,要特别注意神经、血管相互交织或神经在前的类型,必须远离甲状腺下极结扎甲状腺下动脉,以免因损伤喉返神经而引起一侧喉内肌瘫痪,导致声带麻痹和声音嘶哑。

(二)术后并发症的护理要点

1.术后呼吸困难和窒息　呼吸困难是术后最危急的并发症,多发生在术后48小时内,临床表现为进行性呼吸困难、烦躁、发绀以至窒息。因出血而引起呼吸道堵塞者还有颈部肿胀、引流口渗出鲜血等情况,应立即在床旁拆除缝线,敞开并去除血块,如情况仍无改善,应立即行气管切开,待患者情况好转后,再送手术室做进一步检查处理。其他原因引起的呼吸道堵塞,一般先行气管切开,然后再做进一步处理。

2.喉返神经损伤　单侧喉返神经损伤的主要症状是声音嘶哑,可由健侧代偿;双侧喉返神经损伤的主要症状是失声,严重者可发生呼吸困难,甚至窒息。该损伤多为手术操作直接损伤引起,如切断、误夹或牵拉过度。如完全切断或缝扎神经,损伤为永久性,而误夹、牵拉或血肿压迫所致的损伤多为暂时性,经针刺、理疗等治疗后,神经功能一般可在3～6个月内逐渐恢复。

3.喉上神经损伤　多因结扎或切断甲状腺上动脉和静脉时误伤所致。若损伤喉上神经外支,会使环甲肌瘫痪,引起声带松弛、音调降低;若损伤喉上神经的内支,则喉黏膜感觉丧失,进食时,特别是饮水时,可发生误咽或呛咳。术后进食有呛咳者,应取坐位或半坐位进食,进半流质饮食或干食,吞咽不可匆忙,特别要注意避免饮水时误咽。

4.手足抽搐　手足抽搐为手术时甲状旁腺被挫伤或误切所引起,症状多在手术后24～48小时出现,轻者仅有面部或手足的强直感或麻木感,常伴有心前区重压感;重者发生面肌和手足的搐搦;严重病例还伴有喉和膈肌痉挛,可引起窒息而死亡。对患者应适当限制肉类和蛋类等含磷较高食品的摄入,以免影响钙的吸收;发作时立即静脉推注10%葡萄糖酸钙或氯化钙10~20 ml,或给予口服葡萄糖酸钙或乳酸钙2~4 g,每日3~4次,同时,加用维生素D_3,每日5万~10万单位。

5. 甲状腺功能低下　甲状腺功能低下多因手术切除甲状腺组织过多或腺体缺血所致。患者可有畏寒、乏力、精神萎靡不振、嗜睡、食欲减退等甲状腺素不足的征象,需长期补充甲状腺素,以满足机体需要。

6. 甲状腺危象　甲状腺危象是甲亢的严重并发症之一,多发生在术前准备不充分、甲亢症状未能很好控制者,常发生于术后12~36小时,患者脉搏快而弱(每分钟120次以上),烦躁,谵妄,甚至昏迷,并伴有呕吐和腹泻。如不积极治疗,患者往往迅速死亡。术前充分准备是预防甲状腺危象发生的关键:术前应稳定患者的情绪,进行正确的药物准备工作等。一旦患者出现症状,应给予吸氧,使用碘剂、镇静剂、激素、葡萄糖等药物,应用人工冬眠疗法,以降温和降低患者的耗氧量,保持水、电解质及酸碱平衡。

(三)护理健康教育及指导

1. 康复指导　指导患者自我控制情绪,保持精神愉快;讲解甲状腺术后并发症的表现和预防办法;指导患者早期下床活动,注意保护头颈部;拆线后教会患者练习颈部活动,防止瘢痕挛缩;指导声嘶者发音训练;合理安排休息与饮食,鼓励患者尽可能生活自理,促进早日康复。

2. 用药指导　说明甲亢术后继续用药的重要性,教会患者正确服用碘剂的方法,如将碘剂滴在饼干、面包等固体食物上,一并服下,以保证剂量准确。

3. 复诊指导　嘱咐出院的患者定期到门诊复查,了解甲状腺的功能,一旦出现心悸、手足震颤、抽搐等其他异常情况,应及时就诊。

练习题

一、名词解释

　　1. 激素　2. 内分泌腺　3. 内分泌组织　4. 靶器官

二、单项选择题

　　1. 关于内分泌腺的描述,错误的是(　　)。

　　　A. 不受神经调节　　　B. 含丰富毛细血管　　　C. 其分泌物称"激素"

　　　D. 分泌物无导管排出　　E. 又称为"内分泌器官"

　　2. 下列腺体中,不属于内分泌腺的是(　　)。

　　　A. 甲状腺　　　B. 甲状旁腺　　　C. 胰腺　　　D. 胸腺　　　E. 肾上腺

　　3. 关于甲状旁腺的说法,错误的是(　　)。

　　　A. 一般有上、下2对　　　　　B. 位于甲状腺侧叶的后缘

　　　C. 可分泌甲状旁腺素　　　　　D. 分泌降钙素

　　　E. 与血钙浓度的调节有关

　　4. 关于甲状腺的说法,正确的是(　　)。

　　　A. 甲状腺峡位于喉的前方　　　B. 吞咽时可随喉向上或向下移动

C. 导管注入左静脉角　　　　　D. 可分泌甲状旁腺素

E. 可分泌促甲状腺素

5. 下列腺体中,能影响性腺发育的是(　　)。

A. 甲状腺　　B. 甲状旁腺　　C. 垂体　　D. 松果体　　E. 肾上腺

三、简答题

1. 简述内分泌系统的组成和功能特点。
2. 试述甲状腺、甲状旁腺、垂体的形态、位置和功能。

(丁　丁)

参考文献

[1] 柏树令.系统解剖学,第6版[M].北京:人民卫生出版社,2007.
[2] 彭裕文.局部解剖学,第6版[M].北京:人民卫生出版社,2007.
[3] 海向军,何烨.护理应用解剖学[M].兰州:兰州大学出版社,2012.
[4] 刘桂萍.护理应用解剖学[M].北京:人民卫生出版社,2010.
[5] 林乃祥.护理应用解剖学,第2版[M].北京:人民卫生出版社,2012.
[6] 苏传怀.人体解剖学[M].南京:东南大学出版社,2010.
[7] 金昌洙等.人体解剖[M].南京:江苏凤凰科学技术出版社,2014.
[8] 李小寒等.基础护理学,第4版[M].北京:人民卫生出版社,2006.
[9] 尤黎明等.内科护理学,第4版[M].北京:人民卫生出版社,2006.
[10] 曹伟新等.外科护理学,第4版[M].北京:人民卫生出版社,2006.
[11] 郑修霞.妇产科护理学,第4版[M].北京:人民卫生出版社,2006.
[12] 崔焱.儿科护理学,第4版[M].北京:人民卫生出版社,2006.